Andrea Überall's **Tibetische Hausapotheke**

Erfahrungsmedizin – das Wissen vom freien Leben

Dr. med. Egbert Asshauer, Tibetspezialist
Tibets sanfte Medizin. Heilkunst vom Dach der Welt. Überarbeitete, reich bebilderte Neuausgabe, 4. Auflage. ISBN 3-0350-3013-8

Dr. iur. Gabriele Feyerer, Journalistin und Buchautorin
Original Indian*Essence®. Heilwissen der Indianer für unsere Gesundheit. Neu. ISBN 3-0350-3017-0

Dr. med. Ingfried Hobert, naturheilkundiger Ganzheitsmediziner
Die Medizin der Aborigines. Heilungsgeheimnisse eines magischen Kontinents. ISBN 3-0350-3020-0
Heilung aus dem Ozean. Vitalität, Kraft und Schönheit durch Algen- und Thalassotherapie. ISBN 3-0350-3014-6

Sebastian Kneipp
Pfarrer Kneipps Hausapotheke. Kräuter, Tees, Tinkturen, Öle und Pulver aus des Herrgotts Garten. Neuausgabe Originaltext mit Farbbildern und Zeichnungen, Biographie Kneipps. ISBN 3-0350-5056-2
Pfarrer Kneipps Wasserkur. Körperliche und seelische Regeneration mit der Kneippkur. Neuausgabe mit den Originalzeichnungen, Glossar und einem Bericht über eine Kneippkur heute in Bad Wörishofen. ISBN 3-0350-5055-4

Franz Reichle (Herausgeber), Filmemacher
Das Wissen vom Heilen. Tibetische Medizin. 6., vollständig erneuerte Auflage. Gespräche mit dem Dalai Lama und dessen Leibarzt Dr. Tenzin Choedrak und namhaften westlichen Forschern, Medizinern und Fachleuten. Das Buch zum gleichnamigen Film. ISBN 3-0350-3010-3

Thorre Schlaméus, Physiotherapeut und Kung-Fu-Lehrer
ZEN oder die Kunst, vom Rauchen zu lassen
Der Sieg des Geistes über die Sucht. Neu. ISBN 3-0350-3019-7

Matthias Schramm, Heilpraktiker und Ayurveda-Experte
Ayurveda für Anfänger
Das Wissen vom langen Leben. Eine allgemeinverständliche Einführung. 2. Auflage. ISBN 3-0350-5052-X

Gesundheit geht uns über alles:
Bücher von Oesch und Jopp in Ihrer Buchhandlung
Aktuelle Programm-Informationen unter:
www.joppverlag.ch
www.oeschverlag.ch

Dr. Andrea Überall's

Tibetische Hausapotheke

Die Geheimnisse lebenslanger Gesundheit

Oesch Verlag

Für meinen lieben Mann Florian,
der mich stets treu begleitet.

Fotos: Informationszentrum für Tibetische Medizin, Telfs
Umschlag-Vorderseite: Die Autorin und Tsering Palden Taksham tauschen ihr Wissen über die tibetische Pulsdiagnose aus
Satz: Oesch Verlag
Druck und Bindung: Ebner & Spiegel, Ulm
Printed in Germany

ISBN 3-0350-3018-9

Gern senden wir Ihnen unser Verlagsverzeichnis:
Oesch Verlag, Jungholzstraße 28, 8050 Zürich
E-Mail: info@oeschverlag.ch
Telefax 0041/44 305 70 66 (CH: 044/305 70 66)

Unser Programm finden Sie im Internet unter:
www.oeschverlag.ch

Inhalt

Anhang

Warnung: Die im vorliegenden Buch aufgeführten und erklärten Substanzen, Verfahren und Therapien sind Fachärzten und Fachärztinnen vorbehalten und sind nicht zur Selbstbehandlung geeignet. Herausgeber, Mitautoren, Verlag und Inhaber des Urheberrechtes lehnen deshalb jegliche Haftung für mißbräuchliche oder nicht fachgerechte Anwendung ab.

Vorwort

Viele Menschen waren schon einmal in ärztlicher Behandlung, haben intensive Eingriffe hinter sich gebracht oder sind sogar als ›geheilt‹ entlassen worden. Andere haben somatopsychische Befindlichkeitsstörungen, gekennzeichnet durch diffuse Störbilder, die zwar ihr Wohlsein beeinträchtigen, jedoch keinem bestimmten Krankheitsbild zugeordnet werden können. All diesen Menschen ›fehlt‹ nichts, sie sind scheinbar gesund. Wenn man aber mit ihnen ins Gespräch kommt, so wird rasch klar, daß sie sich um ihre Gesundheit Sorgen machen und deshalb mehr über die inneren Zusammenhänge der Befindlichkeitsstörung erfahren wollen. In solchen Fällen wird meine Beratungs- und Energiearbeit zu einer echten Überlebensstrategie.

In diesem Buch möchte ich mein therapeutisches Wissen und meine Gedanken zu den häufigsten Organstörungen weitergeben. Mit diesem Praxisratgeber kann es gelingen, eine völlige Neubewertung im Umgang mit chronischen Erkrankungen zu erlangen. Nicht der Arzt oder Therapeut steht hier im Mittelpunkt, sondern Sie und Ihre Fähigkeit der Selbstheilung.

Im Weltbild der Tibeter korrespondiert eine körperliche Störung immer mit einer energetischen Grundstörung. Dies ist ein Wertesystem, welches heute in unserem westlichen Medizinverständnis ohne Bedeutung scheint. Aus meiner eigenen Erfahrung möchte ich deshalb die Stärken, aber auch die Grenzen eines solchen Weltbildes vermitteln, in dem der Mensch eins wird mit dem Kosmos. Wenn wir begreifen, daß dieselben Elemente, die den gesamten Kosmos aufbauen, auch die Bausteine unseres Organismus sind, wird schnell klar, daß die Inhaltsstoffe einer Pflanze auch unsere Energiestörungen ausgleichen können. Mein Buch steht nicht im Wettstreit mit den Gedanken und Techniken der modernen Medizin des Westens, sondern versteht sich als ein Ratgeber des Herzens und des Respektes vor vielfältiger Erkenntnis.

Häufig werden im medizinischen Umfeld wissenschaftliche Fakten angesprochen. Diese möchte ich keinesfalls in Zweifel ziehen. Ich möchte nur anmerken, daß Millionen von Menschen aus den ältesten Kulturen einen anderen Zugang zur Krankeit und zu den Methoden der Heilung gefunden haben. Diesen Schatz möchte ich, bezogen auf das Wissen der Tibeter, erklären und in Beziehung zur Denkweise des Westens bringen. In den exakt messenden und wiegenden Wissenschaften mag es die wahre Erkenntnis geben, für den kranken Menschen sind aber vordergründig die exakten Zusammenhänge ohne Bedeutung. Gerade in scheinbar ausweglosen Situationen oder Sackgassen des Lebens nützt es oft, nach einer zweiten oder gar dritten Meinung zu fragen. Für diese Methodenvielfalt möchte dieses Buch einstehen. Erwarten Sie kein Lehrbuch, keine abschließenden Gedanken. Dasselbe Thema wird oft an verschiedenen Stellen im Buch wieder aufgenommen, dies auch, um Zusammenhänge zu betonen und die verschiedenen Möglichkeiten, an ein Problem heranzugehen, klarzumachen.

Dieses Buch soll und kann also den ärzlichen Rat und die sorgfältige Abklärung Ihrer Beschwerden durch die Schulmedizin nicht ersetzen. Es soll aber für all jene Lebenshilfe bieten, die als mündige Menschen Fragen stellen und sich Gedanken zu ihrem Lebensumfeld machen. Für all jene, die bereits einen leidvollen Weg mit einer unheilbaren oder schwer therapierbaren Krankheit gehen, soll das Buch eine Quelle der Hoffnung sein.

Mit dem Gedanken des aktiven Mitgefühls der Tibeter wünsche ich Ihnen Lebensfreude und Mut, und mit den heilsamen Gedanken Ute Latendorfs lade ich Sie ein weiterzulesen.

Ihre Andrea Überall

Leben lernen

Von der Sonne lernen, zu wärmen,
von den Wolken lernen, leicht zu schweben,
von dem Wind lernen, Anstöße zu geben,
von den Vögeln lernen, Höhe zu gewinnen,
von den Bäumen lernen, standhaft zu sein.

Von den Blumen das Leuchten lernen,
von den Steinen das Bleiben lernen,
von den Büschen im Frühling Erneuerung lernen,
von den Blättern im Herbst das Fallenlassen lernen,
vom Sturm die Leidenschaft lernen.

Vom Regen lernen, sich zu verströmen,
von der Erde lernen, mütterlich zu sein,
vom Mond lernen, sich zu verändern,
von den Sternen lernen, einer von vielen zu sein,
von den Jahreszeiten lernen,
daß das Leben
immer von neuem beginnt.

Ute Latendorf, aus *Heimathafen*

Unsere Leber – Herzstück der Gesundheit

Wer kennt nicht den Ausspruch: »Mir ist eine Laus über die Leber gelaufen!« Täglich spüren wir den Druck, der auf unserer Leber lastet, in Form von Streß im Beruf, in der Familie oder auf anderen Ebenen. Ständig werden wir mit Emotionen konfrontiert, die unsere Leber, je nach Veranlagung, besser oder schlechter verarbeiten kann. Als leistungsstärkstes Stoffwechselorgan sammelt sie alle positiven sowie negativen Gefühlsregungen und hat dabei keine Möglichkeit zu selektieren. Wenn der Druck von außen zu stark wird, reagieren wir deshalb nicht selten sauer, verstimmt, schlecht gelaunt, wütend oder versuchen durch angelernte Verdrängungsmuster, wieder Herr unserer Gefühle zu werden.

Die Leber wird ihrerseits unaufhörlich versuchen, einen Ausgleich zwischen der streßbelasteten Umwelt und dem Organismus herzustellen. Dies wird ihr auch ohne größere Anstrengungen gelingen, wenn die Begleitumstände nicht zu gravierend erscheinen. Der 1996 im Alter von 94 Jahren verstorbene Schweizer Naturarzt Dr. h.c. A. Vogel bezeichnete sie denn auch als »Wunderwerk der göttlichen Technik«, da sie nicht nur für unseren emotionalen Ausgleich verantwortlich ist, sondern auch als wichtigstes Organ in unserem Körper bezeichnet werden kann.

Das multifunktionellste Organ unseres Körpers

Schon im alten Babylon, dem Land zwischen Euphrat und Tigris, das einst die Wiege der Menschheit darstellte, sahen die Menschen die Leber als Sitz des Lebens und der Seele an. Wollten die Babylonier ihre Götterwelt besänftigen, so mußte eine Tierleber als ›Liebesgabe‹ geopfert werden. Die Leberschau diente den Orakelpriestern nicht zuletzt für Weissagungen bezüglich der Zukunft ihres Staates. Auch andere wichtige politische Ereignisse konnten anhand der Organbeschaffenheit der Leber vorhergesagt werden.

Weit weniger mystisch wird dieses Organ in unserer Zeit betrachtet. Mittels aufwendiger, medizin-diagnostischer Geräte kann unsere Leber durchleuchtet, abgebildet und biochemisch analysiert werden. Je mehr die Leber allerdings ihrer metaphysischen Geheimnisse beraubt wird, desto größer sollte unser Respekt und unsere Hochachtung vor ihrer immensen Stoffwechselleistung werden. Tagtäglich, unaufhörlich und präzise leistet die Leber lebenswichtige Aufgaben für den gesamten Organismus. Sie ist unter anderem für den Abbau von stoffwechseleigenen und stoffwechselfremden Substanzen im Körper verantwortlich. Daneben sorgt sie für die Verwertung von Nahrungsbestandteilen aus dem Darm. Lebenswichtige Eiweißstoffe können nur mit Hilfe der Leber für unseren Körper bereitgestellt werden. Unser Immunsystem ist auf das Regelwerk dieses multifunktionellen Organs angewiesen. Selbst der Hormonhaushalt unseres Körpers wird durch die unterschiedlichsten physiologischen Leistungen der Leber reguliert. Die größte Bedeutung kommt ihr allerdings in ihrer entgiftenden Wirkung zu.

Die Leber liegt rechts im Oberbauch und reicht mit dem linken Lappen ziemlich weit in die linke Körperseite hinein. Sie hat ein Gewicht von etwa 1500–2000 Gramm; die westliche Medizin spricht von der Leber als größter Drüse des Körpers. Den Blutzustrom erhält sie einerseits von den Blutgefäßen, die nährstoffreiches Blut vom Darm transportieren, um möglichst schnell die Weiterverarbeitung der Nahrungsbestandteile zu erzielen. Zum anderen erhält sie sauerstoffreiches Blut aus den Arterien des großen Kreislaufes (Körperkreislauf). Nach dem Durchströmen der

Leber gelangt das Blut beider zuführender Systeme über das Herz zurück in den großen Kreislauf.

Wir besitzen durchschnittlich nicht weniger als 350 Milliarden Leberzellen. Im Unterschied zu anderen Zellen sind diese an ihrer Oberfläche nicht strukturlos, sondern gerillt. In Verbindung mit den Nachbarzellen bilden diese Rillen feine Kanäle. Diese haarfeinen Kanälchen werden zum Abtransport der Gallenflüssigkeit in den Darm benötigt. Dadurch ist die Leber wesentlich an der Verdauung beteiligt und gibt ihrerseits die Abbauprodukte und Schlacken an den Darm zur Ausscheidung ab. Biochemisch gesehen, wandelt sie wasserunlösliche Stoffe in wasserlösliche Verbindungen um. Diese können anschließend über die Nieren ausgeschieden werden.

Störungen der Leberfunktion

Kurzer Exkurs in die Energielehre der Tibeter

Die Tibetische Medizinlehre geht davon aus, das der Mensch von drei Körperenergien, die in unterschiedlichen Verhältnissen zueinander stehen können, durchströmt wird. Diese drei feinstofflichen Energiequalitäten sind im wesentlichen dafür verantwortlich, ob wir organisch gesund sind oder ob sich die eine oder andere Krankheit manifestiert hat, sei es in der Leber oder in einem anderen Teil des Körpers. Die Energielehre korrespondiert mit der Lehre der fünf Elemente (Feuer-Wasser-Erde-Luft und Äther). Das System der fünf Elemente spiegelt die Harmonie des Mikrokosmos mit dem Makrokosmos wieder und erklärt den Menschen als untrennbaren Teil dieser Elemente.

In allen Organen lebender Kreaturen fließen diese Energien. Einzig und allein die Verteilung der drei Körperenergien bestimmt die jeweilige Veranlagung. Stehen diese drei Prinzipien im harmonischen Gleichgewicht zueinander, spricht die Tibetische Medizin von Gesundheit. Sind sie im Ungleichgewicht, ist der Mensch auf dem Pfad der Krankheit. Die drei Körperenergien regulieren auch unser Gefühlsleben. Deshalb kann eine psychische Störung durch die Wiederherstellung der Energienbalance positiv beeinflußt werden.

Die drei Energien werden als ›rLung‹ (Wind, sprich »lung«), ›mKhrispa‹ (Galle, sprich »tipa«) und ›Badkan‹ (Schleim, sprich »begen«) bezeichnet. Der Tibeter versteht unter ›rLung‹ die Energieform der biologischen Steuerung, der Bewegung und des Antriebs. Sie ist die treibende Kraft zellulärer Bewegungen (Atmung, Blutzirkulation, Peristaltik etc.), aber auch des Bewegens der Zunge, verantwortlich für den Akt des Sprechens und der Lautäußerung. ›mKhrispa‹ ist die Energieform des Auf- und Abbaus biologischer Prozesse, Teil der Leberenergie, versorgt den Verdauungstrakt mit innerer Hitze, verstoffwechselt Kohlenhydrate und Fette, leistet biologische Arbeit, unterhält die Funktion der Zellkraftwerke (Mitochondrien), kontrolliert damit Alterungsprozesse und koordiniert die Entgiftung des Organismus. ›Badkan‹ ist die tragende und stabilisierende Substanz. Sie ist bestimmend für die Regulation aller Körperflüssigkeiten. Blut und Lymphe werden von dieser Energie beherrscht.

Energien der Tibetischen Medizin	**Beziehung**	**Verantwortlich für**
›rLung‹ (»lung«)	Wind	Bewegung und Antrieb des Körpers
›mKhrispa‹ (»tipa«)	Galle	Auf- und Abbau biologischer Prozesse, Wärme des Körpers
›Badkan‹ (»begen«)	Schleim	Regulation aller Körperflüssigkeiten Blut & Lymphe

Dies sind in aller Kürze die Eckpfeiler der tibetischen Energielehre. (Der an weiteren Details interessierte Leser findet in meinem Buch *Spiritualität des Heilens* vertiefte Ausführungen zu diesem Thema.) In meinen Darlegungen möchte ich diese Energiebegriffe weiterentwickeln und zum Medizindenken des Westens in Beziehung setzen.

Das Verdauungsfeuer – eine Entgleisung führt zu schweren Darmerkrankungen

Eines Morgens kam eine flotte Mittfünfzigerin in meine Praxis für Ernährungsberatung und Energieharmonisierung und wollte, daß ich eine Nahrungsanalyse erstelle. Sie hatte von einer Bekannten gehört, daß ich mittels tibetischer Konstitutionstypenlehre Ernährungsprotokolle für meine Klienten anfertige.

Diese Methode nützt das Wissen der Tibetischen Medizin um die ernährungsbedingte Auslenkung des feinstofflichen Energiesystems des Körpers: Falsche oder dem Typ nicht angepaßte Nahrungsmittel führen zu energetischen Feinstoffdefiziten oder Auslenkungen im feinstofflichen Energiesystem. Der Organismus reagiert mit einer Befindlichkeitsstörung. Hält das Energieungleichgewicht über Jahre oder Jahrzehnte an, wird aus dem Ungleichgewicht ein organisches Leiden. Das Medizinsystem der Tibeter gibt uns hier einen wertvollen Schlüssel in die Hand, der das Tor zu nachhaltiger Gesundheit und langem Leben öffnet.

Die besagte Dame war ein typischer ›mKhrispa‹-Typ, mit einem starken Stoffwechsel, der eine allgemeine Überhitzung in den Verdauungsorganen zeigte. Meistens sind diese Menschen wegen ständiger Gewichtsschwankungen mit ihrem Körpergewicht unzufrieden, und wegen unregelmäßigen Essens, welches nicht auf die speziellen Energieprobleme abgestimmt wird, treten **Magen- und Darmprobleme** auf. Zudem klagen sie häufig über **Schlafprobleme** und seelische Labilität, die sie oft mit Medikamenten behandelt haben. Da weder Schlaftabletten noch Beruhigungsmittel eine wesentliche Verbesserung bewirken, werden diese Medikamente im Regelfall von den Betroffenen selbst wieder abgesetzt.

Nach einer Befindlichkeitsabfrage riet ich dieser Klientin zu einer gezielten Nahrungsmittelumstellung. Statt denaturierter Lebensmittel durfte nur noch frische Kost auf den Tisch. Aufgewärmtes oder in der Mikrowelle zubereitetes Essen war ab sofort tabu. Wie für Menschen mit einem ›mKhrispa‹-Typ gefordert, mußten zusätzlich saure und stark gesalzene Nahrungsmittel aus dem Speiseplan gestrichen werden. Um der betreffenden Person den gewohnten Geschmack nicht zur Gänze vorzuenthalten, schlug ich als Würze frische Saisonkräuter vor. Zur Unterstützung der Verdauung riet ich zu Herb- und Bitterstoffen, besonders zu einer Kur mit dem tibetischen Mehrstoffgemisch Padma 28*. Diese tibetische Rezeptur sollte unterstützend zur Abheilung der ständig entzündeten Mundschleimhäute sowie zur allgemeinen Unterstützung und Harmonisierung der Immunabwehr beitragen. Gleichzeitig war dieses Kräuterpräparat hervorragend geeignet, die übermäßige ›mKhrispa‹-Energie zu reduzieren.

Es dauerte keine zwei Wochen, bis mir eine überglückliche Stimme per Telefon eine deutliche Verbesserung ihrer Beschwerden schilderte.

Für mich besonders interessant war der Umstand, daß durch die Einnahme von Padma 28 auch eine Normalisierung des erhöhten **Augendruckes** auftrat. Die Druckerhöhung war von einem Arzt diagnostiziert, leider aber, ohne einen klaren Auslöser zu benennen, nur mit ein paar Augentropfen behandelt worden. Meine Klientin erzählte mir voller Freude, ihr Augendruck habe sich so gebessert, daß Sie wieder normal ihrer Tagesarbeit nachgehen konnte und nicht ständig unter Kopfschmerzen litt. Da sie neben den tibetischen Kräuterrezepturen keinerlei andere Präparate zu sich genommen hatte, schloß sie, daß die Einnahme von Herb-

* Auch bekannt unter dem Namen Padma Basic

und Bitterstoffen ihr Leiden positiv beeinflußt hatte. Da ich schon mehrmals diese Erkenntnis gewonnen hatte, konnte ich meiner Klientin nur zustimmen. Erst nach und nach wurde mir jedoch klar, daß ein Zusammenhang mit einer völlig überbeanspruchten Leber bestand. Da Padma 28 auch regulierend in den Leberstoffwechsel eingreift, wurde die Befindlichkeitsverbesserung therapeutisch verständlich.

Aus westlich-medizinischer Sicht sind diese Zusammenhänge vielleicht etwas gewagt. Dennoch wäre es zum Wohle vieler Betroffener ein guter Ansatz, bestehendes Fachwissen über die Funktion spezieller Organe ganzheitlich abzustimmen und immer den ganzen Menschen in die ärztliche Betrachtungsweise einzubeziehen. Zahlreiche komplementärmedizinische Felder bieten hier ausgewogenene Ansätze. Die Tibetische Medizin ist ein Sonderfall, bei welchem die Vernetzung besonders gut gelingt.

Den Gedanken von Vernetzungen der Betrachtungsweisen kann man auf die energetische Ebene der Organwechselbeziehungen ausdehnen und die spannende Frage stellen: Welche Vernetzung besteht zwischen dem Organ Leber und dem Sinnesorgan Auge?

Die Augen als Indikator der Leberfunktion

Bei näherer Betrachtung läßt sich zwischen einer Leberfunktionsstörung und einem Augenproblem auch aus rein schulmedizinischer Sicht ein Zusammenhang ausmachen. Es ist allgemein bekannt, daß schon die geringste Störung der Leberfunktion zu einer Verschlechterung der gesamten Blutzirkulation führt. Dadurch werden alle Organe, und somit auch die Augen, mangelhaft versorgt – sowohl die Zufuhr notwendiger Nährstoffe als auch der Abtransport von Stoffwechselschlacken wird dadurch immer unzureichender erfolgen. Die Augen können mit Trübungen, erhöhtem Augendruck, Entzündungen oder sogar mit Starbildung reagieren. Bei einer Gelbsucht wird diese Beziehung ›augenscheinlich‹. Die Gelbfärbung der Augen und der Haut wird durch den Rückstau des Körperfarbstoffes Bilirubin verursacht, der von einer Leberfunktionsstörung ausgeht. Die Leber ist nämlich auch für den Abbau des roten Blutfarbstoffes verantwortlich. Beim gesunden Menschen gelangt dieses Bilirubin über das Gallensystem in den Darm und wird mit dem Stuhl ausgeschieden.

Wichtige Filteranlage in der Lebensader des Menschen

Die Leber wird durch zwei zuführende Blutsysteme versorgt: Leberarterie und Pfortader. Über die Pfortader (Vena portae) gelangen alle durch die Verdauungsorgane aufgenommenen Stoffe in unsere Leber. Tausende kleiner Saugapparate oder Äderchen sind mit dem Darm verbunden und führen alle verdauten Stoffe der Leber zur Weiterverarbeitung zu. Sofort nach dem Eintritt in die Leber teilt sich die Pfortader in einen rechten und einen linken Ast. Beide Äste teilen sich noch weiter und bilden den Gefäßbaum der Leber.

75% der gesamten Blutversorgung des Organs werden durch die venöse Versorgung der Pfortader abgedeckt. Die restlichen 25% werden durch das Blut der Leberarterie beigesteuert. Diese Verteilung spiegelt uns deutlich die Wichtigkeit der Leber als Nährstoff- und Entgiftungsfilter im Pfortaderkreislauf wider. Spätestens jetzt sollten wir uns fragen, wie wir diese einmalige Filteranlage schützen und von übermäßiger Belastung befreien können.

Das Angebot an hochwertigen, nicht denaturierten Nahrungsmitteln wird immer kleiner. Demgegenüber nimmt die Beimischung von Konservierungsmitteln, künstlichen Geschmacksverstärkern und chemischen Aromastoffen in unsere Nahrungsmittel beinahe täglich zu. Unsere Supermärkte sind voll von minderwertigen Nahrungsmitteln, und unser Konsumverhalten leistet dieser gesundheitsschädlichen Entwicklung ständig Vorschub. Nehmen Sie sich beim nächsten Einkauf doch einmal die Zeit und lesen Sie die Bestandteile der Nahrungsmittel, die Sie in den Einkaufswagen legen, ganz genau. Ich weiß aus eigener Erfahrung, daß Sie, nachdem Sie dieses Kapitel zur Leber ›verdaut‹ haben, sicherlich alle Nahrungsmittel kritischer hinterfragen werden.

Bei Obst und Gemüse empfiehlt es sich, saisonbezogen zu essen und auf naturnahe Anbauweise Wert zu legen. Wenn wir unsere Gesundheit möglichst lange erhalten möchten, werden wir alle im Hinblick auf unsere Eßgewohnheiten etwas umdenken müssen. Vergessen Sie in diesem Zusammenhang auch nicht die vielen Medikamente und Chemikalien, die wir im Laufe eines Lebens oft unüberlegt schlucken. Sie alle müssen von unserer Leber entgiftet werden, um unserem Organismus nicht zu schaden.

Lesen Sie wieder einmal bewußt und kritisch die Zutatenliste auf der Verpackung der Nahrungsmittel – Ihre Leber dankt es Ihnen, wenn Sie auf künstliche Substanzen und chemische Konservierungsmittel verzichten.

Neben der Pfortader und der Leberarterie gibt es noch einen dritten Gefäßbaum, der dieses Organ durchzieht. Dieser Gefäßbaum hat die Aufgabe, das venöse Blut aus den beiden anderen Systemen zu sammeln und die Weiterleitung an die untere Hohlvene zu veranlassen. In den meisten Fällen kann die Leber ihre Filterarbeit so gezielt verrichten, daß die untere Hohlvene keine Schadstoffe an unser Herz weiterleitet. Ist die Leberfunktion aber gestört, so gelingt dies früher oder später nicht mehr. Dieser unmittelbare Zusammenhang zwischen unserer Leber und dem Herzen wird in der Tibetischen Medizin immer wieder betont. Herzkranke sollten demzufolge stets auf ihre Verdauungsorgane und auf eine gute vollwertige Ernährung achten. Alle Schadstoffe, die über die Nahrung in den Verdauungstrakt gelangen, schädigen in zunehmendem Maße unsere Leber und unser Herz.

> Oft kann eine Herzmuskelentzündung ihre Ursache in verdorbenen oder chemisch veränderten Lebensmitteln haben!

Fabrik lebenswichtiger Eiweißstoffe

Die Leber stellt dem Körper eine Fülle von lebenswichtigen Eiweißstoffen zur Verfügung. Als Beispiel kann hier das Albumin aufgeführt werden, dessen wasserbindende Eigenschaft den flüssigen Anteil des Bluts in unseren Gefäßen zurückhält. Das Albumin ist außerdem eines von vielen Transportproteinen, mit deren Hilfe Substanzen im Körper von einem Ort zum anderen transportiert werden können. Durch eine Lebererkrankung kommt es im Organismus nicht selten zu einem Albuminmangel, der sich durch **Beinödeme** oder das sogenannte Bauchwasser (**Aszites**) abzeichnet. Die Flüssigkeit muß dann jeweils durch eine Punktion aus dem Körperhohlraum entfernt werden. Selbst unsere Hormone benötigen diese wichtigen Transportproteine aus der Leber, um zu den Zielzellen in unserem Körper vorzustoßen. Die beste körpereigene Hormonproduktion wäre nutzlos, wenn das entsprechende Hormon nicht seinen Bestimmungsort erreichen kann, weil der Transporter, sprich das Albumin, fehlt oder nur sehr spärlich produziert wird.

Die Blutgerinnungsfaktoren werden ebenfalls von unserer Leber gebildet. Durch eine mangelhafte Blutgerinnung wird eine häufigere oder längere Blutungsneigung ausgelöst. Diese Dispositionen können natürlich im Falle einer Operation oder eines Unfalles zu einem weiteren Gesundheitsrisiko führen.

Neben den genannten Funktionen ist die Leber ganz eng in die Regulation des Glukose-, Fett- und Eiweißstoffwechsels eingebunden. Damit unser Organismus funktioniert, muß der Blutzuckerspiegel genauestens kontrolliert werden. Die Leber nimmt die Glukose aus dem Darmblut auf und sorgt für eine gezielte Abgabe an den restlichen Körper. Überschüssige Glukose wird gespeichert und erst bei Bedarf abgegeben. Im Hungerzustand kann die Leber die notwendige Glukose sogar aus anderen Nahrungsbestandteilen herstellen. Durch den Eingriff in unseren Hormonhaushalt, der den Blutzucker steuert, kann sie den Blutzuckerspiegel unabhängig von der Nahrungszufuhr konstant halten. Die Eiweißbestandteile aus dem Darmvenenblut dienen der Herstellung von verschiedenen Eiweißkörpern ebenso wie von Grundgerüsten für Hormone oder dem roten Blutfarbstoff.

Neben der Glukose gibt es eine weitere wichtige Energiequelle für unseren Körper: die Fette. Der Fettstoffwechsel wird ebenfalls durch das multifunktionelle Organ Leber gesteuert. Aus dem Abbau von Fetten kann die Leber Energie erzeugen. Zusätzlich dienen Fette wiederum der Produktion von Gerüstmolekülen für Hormone, Gallensäure oder dem wichtigen Membranbestandteil Cholesterin.

Größte Verdauungsdrüse als Vitaminspeicher

Die Leber kann dank ihrer Drüsenfunktion eine ganze Reihe von Hormonen selbst bilden. Daneben ist sie wesentlich an der Aktivierung bestimmter Hormone beteiligt, z. B. der Schilddrüsenhormone. Auf der anderen Seite steuert die Leber regelmäßig den Abbau von Hormonen, die wichtige Körperfunktionen innehaben, so die Wachstumshormone oder die Sexualhormone und das Insulin.

Die Leber ist unser wichtigster Vitaminspeicher. Bei Bedarf werden sofort vitamintransportierende Hormone bereitgestellt, um unseren ganzen Organismus gezielt mit lebensnotwendigen Vitaminen und Spurenelementen zu versorgen. Unsere Nahrung könnte noch so vitaminreich sein, der Körper vermöchte ohne den Verteilermechanismus der Leber nicht gesund zu bleiben.

Helfer der Leber

Die nur in kleinen Mengen im Körper benötigten Spurenelemente Eisen, Kupfer, Zink, Jod und Mangan werden auf die gleiche Art und Weise wie die Vitamine zu ihrem Bestimmungsort ausgeschickt. Sie greifen als notwendige Bestandteile der Enzyme in den Stoffwechsel ein. Erst durch diese Spurenelemente können die Enzyme ihre Funktion für einen ausgeglichenen Stoffwechsel voll entfalten (der zwiespältigen Rolle von Eisen wird später ein ganzes Kapitel gewidmet).

Die Funktion von Enzymen wird durch Schwermetalle, Edelmetalle und Umweltgifte verändert. Positive wie negative Veränderungen sind bekannt. Wenn unphysiologische Metalle wie zum Beispiel Quecksilber (aus Amalgamfüllungen), Palladium, Silber, Gold und Titan, etwa im Rahmen einer zahnmedizinischen Behandlung oder als Umweltgifte, in unseren Körper gelangen, müssen wir damit rechnen, daß sie zu Blockaden im Stoffwechselbereich führen. Deshalb sollte man bei jeder **Zahnsanierung** mit dem Zahnarzt den Nutzen und möglichen Schaden solcher Stoffe abklären. Ein gewissenhafter Zahnarzt wird jedoch selbst auf bereits bestehende Gefahrenquellen aufmerksam machen und gute Alternativen für eine notwendige Zahnfüllung mit Ihnen abklären.

> Das teuerste Material muß für Sie nicht das verträglichste sein, lassen Sie sich austesten.

Gut sanierte Zähne können Ihren Körper vor chronischen Erkrankungen bewahren. Um dem Zahnfleischschwund und dem oft damit verbundenen Knochenschwund im gesamten Kieferbereich erfolgreich vorzubeugen, sollten Sie einerseits eine gute Zahnhygiene einhalten und andererseits den Konsum von weißem Zucker völlig einschränken.

Die denaturierten Kohlenhydrate greifen, aus der Sicht der Tibetischen Medizin, die Nierenenergie an. Die Niere versorgt wiederum die Knochen, die Haare und die Zähne mit Energie. Ist dieses Energieprinzip – die Tibeter sprechen von der ›Badkan‹-Energie – zu träge, kommt es zur Unterversorgung. Mit einer gezielten Einnahme von Herb- und Bitterstoffen schützen wir unsere Zähne dagegen bestens und erzielen eine gesunde Durchblutung im gesamten Organismus.

> Verzichten Sie auf weißen Zucker, ziehen Sie, wenn nötig, braunen Rohzucker vor. Bei Zahnfleischproblemen hilft oft schon eine Nahrungsumstellung von Süß auf Herb und Bitter.

Kräuter dieser Geschmacksrichtungen wirken intensiv auf die Leber, weil sie eine starke antibakterielle Wirkung aufweisen. Da die Leber auch eine Reihe von Abwehrmechanismen gegen Viren und Bakterien besitzt, sollte man sie in dieser oftmals überlebenswichtigen Funktion tatkräftig unterstützen. Selbst das Erkennen und Eliminieren von Tumorzellen gehört zu den Leberfunktionen.

Dauerstreß, emotionale Überlastung, elektromagnetische Felder und falsche Ernährungsmuster setzen der Leber immer mehr zu. Sie kann daher ihren eigentlichen Aufgabenbereich oft nicht genügend abdecken und den Körper im Ernstfall nur unzureichend schützen. Deshalb sollten wir wirklich ernsthaft darüber nachdenken, wie wir unsere Leber pflegen.

Ein Leberregenerationsprogramm

Die Artischocke *(Cynara scolymus)* ist eine der ältesten Heilpflanzen und wurde bereits bei Galen zu Leberstärkung verwendet. Blattextrakte aus dieser Pflanze enthalten neben Bitterstoffen und

Flavonoiden verschiedene Phenolcarbonsäuren (Cynarin). Diese Inhaltsstoffe wirken aufgrund ihrer entgiftenden, regenerationsfördernden und antioxidativen Eigenschaft als Leberschutz. Leberschutzstoffe finden sich auch in den Früchten der Mariendistel *(Silybum marianum)*. Der wirksame Inhaltsstoff Silymarin, ein Komplex verschiedener Flavonolignane, unterstützt die Regeneration und die Funktion der Leber, indem er zerstörte Membranareale der Leberzellen abschirmt und damit das Eindringen von Giftstoffen verhindert. Ein weitere Bitterstoffpflanze ist der Wermut *(Artemisia absinthium)*.

Sowohl Leberschäden wie dyspeptische Beschwerden können mit diesen Pflanzen behandelt werden. Die Bitterstoffe stimulieren die Absonderung von Verdauungssekreten und regen die Darmperistaltik an.

Detoxifikation und Stärkung der Immunfunktion

Unser Organismus wird permanent mit verschiedenen Schadstoffen überschüttet. Diese Stoffe kommen aus der Umwelt, aus Arznei- und Lebensmittelzusätzen. Immer mehr geraten auch zahnmedizinische Metallprodukte unter Verdacht, uns zu vergiften.

Diese Metalle greifen in den Stoffwechsel ein, indem sie mit den vom Organismus benötigten physiologischen Metallen Eisen, Zink, Kupfer, Mangan, Molybdän, Chrom u. a. in Konkurrenz treten. Da Enzyme oftmals metallische Koenzyme gebunden haben, wirken jene unphysiologischen ›falschen‹ Metalle oft als Enzymgifte. Manche erzeugen als Katalysatoren zusätzliche freie Radikale. Hier sind vor allem freies Eisen und Kupfer (**Fenton-Reaktion**) zu nennen. Besonders toxisch ist organisch gebundenes Quecksilber.

Die Schwermetallbelastung läßt Produktion und Ausstoß von Verdauungssäften sinken; Zucker, Eiweiß und Fett können nicht mehr verdaut werden. Es kommt zu Gärungsprozessen, Fäulnis, und die dabei entstehenden Schwefelverbindungen belasten die

Leber. Diese wiederum vermag die im Blut zirkulierenden Schadstoffe (Medikamentenrückstände, Konservierungsmittel etc.) nicht mehr zu eliminieren. Als Zwischenprodukt entstehen hochreaktionsfähige, oxidierte Moleküle, deren Schädlichkeit das Ausgangsprodukt um ein Vielfaches übersteigen kann. Hormone werden nicht mehr abgebaut, was zur Unterfunktion von Nebenniere, Schilddrüse, Hypophyse oder den Langerhansschen Inselzellen im Darm führt.

So gerät der Organismus in Organstreß, kommt völlig aus dem Gleichgewicht.

Die Gifte werden deponiert und verschlacken bevorzugt das Bindegewebe, vor allem fettreiche Gewebe wie Brustdrüse, Prostata, Knochenmark, Nerven, Gehirn. All dies kann zu Unterfunktion, Entzündung und Krebs führen. Eine Ausleitetherapie ist hier angezeigt.

Eine solche Therapie zur Entgiftung des Organismus ist nur über eine verbesserte Durchblutung, zusammen mit Ernährungslenkung und Darmsanierung, wirksam.

Gönnen Sie Ihrem Körper zwischendurch eine Entgiftung. Machen Sie eine Kur mit dem tibetischen Kräutergemisch Padma 28.

Einen wichtigen Beitrag zur Vorbereitung einer solchen Kur kann Padma 28 leisten, da es die Durchblutung fördert, freie Radikale abfängt, Radikalbildung bremst, Elektronen an Enzyme liefert, welche die Immunzellen vor Selbstschäden durch freie Radikale schützen, und giftige Schwermetalle einfängt. Ein verbesserter Abtransport ist die Folge. Als unabdingbare zusätzliche Maßnahmen empfehle ich, den Umgang mit den Schadstoffquellen zu hinterfragen und wenn möglich abzustellen.

Ich und meine Zivilisationskrankheiten

Unsere Gesellschaft ist eine Gesellschaft des Mangels im Überfluß: Ein Überangebot an Konsumgütern steht einem Mangel an Gesundheit und Wohlbefinden diametral gegenüber. Krankheitsbilder, die wir zu sogenannten Zivilisationskrankheiten zusammenfassen, sind die Folge. Selten wird der Überfluß als Ursache allen Leidens betrachtet. Bald sind wir soweit, daß in der Welt anteilsmäßig genauso viele Menschen an Überernährung wie an Unterernährung sterben. Zudem wird unsere Umwelt täglich durch Giftstoffe, Umweltgase und negative Strahlenbelastungen geschädigt. Beinahe alle Lebensmittel sind durch die Anwendung von Spritzmitteln und chemischen Substanzen verfälscht. Dadurch wird der menschliche Organismus von den ursprünglichen Wirkungsweisen der Lebensmittel immer mehr abgeschnitten.

Die chemisch produzierte Nahrung bietet uns keinen natürlichen Schutz mehr gegen Krankheit und Zellstreß, sondern ist vielmehr gerade die Ursache dafür, daß wir an immer mehr Beschwerden leiden. Als Antwort auf massives Übergewicht hat die westliche Welt das Konzept der Diäten entwickelt, die nicht selten zu einem Diät- oder Schlankheitswahn ausarten. Dies hat wenig mit der Erhaltung unserer Gesundheit zu tun, sondern ist viel mehr an kommerzielles Interesse gekoppelt. Wissenschaft und Forschung, die Aushängeschilder für Entwicklung und Fortschritt unserer Gesellschaft, sind ebenfalls häufig an der Absicherung wirtschaftlicher Interessen beteiligt.

Ein Umdenkprozeß ist dringend nötig – wir müssen eigenverantwortlich denken und handeln lernen und gemeinsam auf die möglichen Ursachen von Krankheiten hinweisen.

Die kritiklose Einnahme von Pharma-Tabletten gegen Bagatell-Beschwerden muß hinterfragt werden. Das Pülverchen bei Kopfschmerzen oder Magenverstimmungen kann ernsthafte Folgen haben.

Lesen Sie vor der Einnahme von Medikamenten den Beipackzettel immer genau. Werden Sie sich bewußt, was Sie Ihrem Körper zuführen.

Wer von uns überlegt sich schon, wenn er chemische Medikamente nimmt, wie es dabei seiner Leber geht oder daß chemische Substanzen oftmals gefährliche Gifte sind und zusätzliche Beschwerden auslösen?

Das Burn-out-Syndrom

Vor einem Jahr ist ein Manager einer großen Handelsfirma zu mir gekommen, um gegen sein **Burn-out-Syndrom** (chronischer Erschöpfungszustand) Unterstützung zu bekommen. Er erzählte mir seine Leidensgeschichte: Für seine Firma mußte er ständig Auslandsgeschäfte abwickeln, und privat lag einiges im argen. Oft kam er tagelang zu keiner geregelten Mahlzeit, und von Entspannungspausen konnte er nur noch träumen. Er wollte wirklich alles für seine Firma geben. Die Dinge spitzten sich zu, und eines Tages konnte er im Arbeitsstreß nur in letzter Sekunde einen Autounfall vermeiden. Er hatte plötzlich nur noch Doppelbilder wahrgenommen und dabei das Auto vor ihm beinahe gerammt. Als er den ersten Schock überwunden hatte, rief er seine Frau an, die noch am selben Abend eine Konsultation bei einem Internisten ermöglichte. Der Arzt stellte einen streßbedingten Bluthochdruck fest. Auch die Doppelbilder schienen mit dem Befund im Einklang. Außerdem war von Herzproblemen die Rede.

Daraufhin wurden ihm blutdrucksenkende Medikamente verschrieben, und eine zweiwöchige Erholungsphase war angesagt. Leider verbesserten sich die **Herzbeschwerden** nicht merklich. Unglücklicherweise zeigten die verschriebenen Medikamente starke Nebenwirkungen: Schlaflosigkeit behinderte eine gute Erholung, und Antriebschwäche führte zu leichter psychischer Verstimmung.

Bei einem neuerlichen Arztbesuch wurde eine **depressive Verstimmung** festgestellt und medikamentös behandelt. Seine **Schlafstörungen** konnten mit diesen Medikamenten allerdings nicht behoben werden.

Neue Nebenwirkungen stellten sich ein: Die Beine waren plötzlich ziemlich angeschwollen und schwer wie Blei. Das Vertrauen in die Behandlung schwand. Trotz heftiger Widerstände seitens seines behandelnden Arztes reduzierte der Mann die Dosis der Medikamente und suchte nach Alternativen. Ein Freund riet zu einer homöopathischen Ausleittherapie. Nun begannen die Dinge sich wieder zu normalisieren. Als erstes kehrte der Schlaf zurück und damit auch die körperliche Erholung. Dies war der Augenblick, in dem wir uns kennenlernten.

Laut tibetischer Konstitutionsbestimmung war eine sehr hohe ›mKhrispa‹-Energie festzustellen. Dies bedeutete, daß die Verdauungsorgane, speziell die Leber, stark überlastet waren. Demgegenüber war eine viel zu geringe ›rLung‹-Energie erkennbar. Organisch gesehen kann diese Konstitution sehr leicht zu einem Schlaganfall oder zu einem Herzinfarkt führen, weil das ›rLung‹ viel zu schwach ist, um die heiße ›mKhrispa‹-Energie ausgleichen zu können. Deshalb war klar: der Klient brauchte eine gezielte Ernährungsumstellung, um die ausgelenkten Energien wieder zu harmonisieren. Die Tibetische Medizin spricht davon, daß immer zuerst das energetische Problem gelöst werden muß. Das war hier ganz offenkundig. Dem Konstitutionstyp angepaßt, mußten zu salzige und zu saure Lebensmittel aus dem Essensplan gestrichen werden, da diese Lebensmittel den Anteil der ›rLung‹-Energie noch weiter geschwächt hätten.

Eine Umstellung auf eine zum Typ passende Ernährung kann oft schon sehr viel bewirken. Die Tibetische Medizin gibt hier gute Anhaltspunkte.

Durch die Gabe des tibetischen Mehrstoffgemisches Padma 28 konnte die ›rLung‹-Energie sanft gesteigert werden, was etwa vergleichbar ist mit dem Hochstarten eines stotternden, blockierten Motors. Eine Normalisierung des Blutdruckes war zu erwarten. Die reinigenden Atemübungen besserten die Gemütsschwankungen und führten zu neuer Lebensfreude. Heute ist das Gleichgewicht der Energien meines Klienten wiederhergestellt.

Ist die Verdauung aufgrund von Burn-out und Rekonvaleszenz geschwächt, empfiehlt sich auch das tibetische Verdauungs-Tonikum ›Se bru 5‹ (sprich »Sedu ngaba«). Sollte Ihr Burn-out-Syndrom von Sexualstörungen begleitet sein, dann beachten Sie bitte folgende Zeilen.

Die brasilianische Indianermedizin kultivierte über viele Jahrhunderte ein Natur-Aphrodisiakum, welches auch bei allgemeiner Abgeschlafftheit, Verspannung, Nervosität, Müdigkeit und Abgeschlagenheit gute Dienste tat. Es handelt sich dabei um ein Extrakt aus der Catuabarinde *(Erythroxylum catuaba),* einer Regenwaldpflanze, die erstmals bei den Tupi-Indianern beschrieben wurde. Catuaba normalisiert die Durchblutung des Magens, aber auch der Geschlechtsorgane und findet als Nerven- und Magentonikum Verwendung. Es fördert Potenz und Libido und steuert dem ›Low Sexual Desire‹-Syndrom – kurz LSD – durch seine entspannende und nervenstärkende Wirkung entgegen. Hier ist besonders zu beachten, daß sexuelle Befindlichkeitsstörungen, sofern sie nicht organisch bedingt sind, oft ein Alarmsignal einer durch Reize überforderten Psyche darstellen. Normales sexuelles Verlangen stellt einen eindeutigen Gradmesser für die Gesundheit unseres Organismus dar.

Die Fettleber

Bei einer Fettleber ist, wie der Name sagt, der Fettgehalt der Leberzellen stark erhöht. Als Folge der vermehrten Fetteinlagerung wird das Organ immer größer und schwerer. Selbst die Farbe verändert sich stark, sie wird fettgelb. Die Fettleber zählt bei der Bevölkerung der westlichen Industrienationen zu den häufigsten Veränderungen der Leber überhaupt.

Als Hauptursache muß in erster Linie die Überernährung betrachtet werden, gefolgt vom ständig wachsenden Alkoholkonsum, der leider schon bei sehr jungen Menschen bemerkbar ist. Als weitere Ursache gelten die Zuckerkrankheit (Diabetes mellitus), die ebenfalls mit der Überernährung in Zusammenhang steht. Die Fetteinlagerung in den Leberzellen beruht im allgemeinen auf einem gestörten Gleichgewicht zwischen Fettzufuhr aus dem Leberspeicher – dem Fettgewebe – und der Neubildung von Fett aus der Leber selbst. Hier wird Fett zum einem aus Überschüssen von Nahrungszucker und Nahrungseiweiß (bzw. dessen Bausteinen, den Aminosäuren) aufgebaut. Zum anderen bleibt Fett selbst in der Leber zurück, wenn deren Fähigkeit, es zu verstoffwechseln, geschwächt ist.

Die Leber speichert somit zuviel Fett und ist nicht mehr in der Lage, es an das Blut abzugeben. In einem gesunden Organismus sind alle diese Mechanismen bestens ausgeglichen. Jahrelange Fehlernährung, gepaart mit übermäßiger Einnahme von stoffwechselbelastendem Alkohol oder von Medikamenten, können eine Fettleber hervorrufen, die nicht selten lange Zeit vom Betroffenen unbemerkt bleibt. Die häufigsten Symptome einer Fettleber sind:

- ständiges Völlegefühl
- Druckgefühl in der Lebergegend
- Beschwerden beim Liegen auf der rechten Seite
- Neigung zu Blähungen
- allgemeine körperliche und geistige Antriebsarmut

Denken Sie bei diesen Symptomen immer an eine Leberfunktionsstörung, die von einem Arzt abgeklärt werden muß.

Sie sollten sofort mit einem Leberaufbauprogramm beginnen.

Neben einer herkömmlichen Leberdiät sollten Sie keinen Alkohol mehr trinken. Regelmäßige Saft- und Teetage werden Ihnen zusätzlich helfen, die Leberfunktion zu stärken.

Aus eigener Erfahrung rate ich zum tibetischen Leber-Regulans ›'Bras bu 3 thang‹ (sprich »De bu sum thang«) mit hervorragender Leberreinigung. Dieses bringt den Fluß der ›mKhrispa‹-Energie in Gang und harmonisiert die Körperwärme. Zusätzlich wird eine bessere Verdauung erzielt. Durch die kühlende und ausgleichende Wirkungsweise von ›'Bras bu 3 thang‹ kann sich die Leber rasch erholen, und es kommt dadurch auch zum Abbau vieler gebundener Giftstoffe in anderen Organen. Besonders der gesamte Darmtrakt profitiert davon. Die tibetischen Kräuterrezepturen sind sanft in der Wirkung, nachhaltig in der Stimulation der Selbstheilung und erzeugen keinerlei Gewöhnung oder Abhängigkeit. Der letztgenannte Aspekt macht einen wichtigen Unterschied zu synthetischen Medikamenten.

> Was sanft wirkt, wirkt nicht sofort. Geduld und gute Beobachtung der kleinen Veränderungen sind wichtig. Heilpflanzen, die in Mischungen in geringer pharmakologischer Wirktiefe verabreicht werden, wirken immer langsam, dafür aber nachhaltig und harmonisch.

Nicht die rasche Symptombekämpfung steht in der Tibetischen Medizinlehre im Vordergrund, sondern die gezielte Auflösung der Krankheitsursachen. Zum Heilerfolg müssen neben der Diätmaßnahme und der Pflanzenmedikation auch andere therapeutische Maßnahmen ineinandergreifen. Körper, Geist und Seele müssen gleichermaßen therapiert werden, um den ausgleichenden Energiefluß herzustellen und die Gesundheit dauerhaft zu erhalten.

Die Leberentzündung

Eine gestörte Leberfunktion ist heutzutage sehr oft die Folge einer **Leberentzündung (Hepatitis).** Warum aber kommt es im Westen so gehäuft zu einer Leberentzündung?

Als Übeltäter gelten giftige Stoffe, die im Zusammenhang mit anderen Erkrankungen, wie z. B. Alkoholismus oder einer Autoimmunerkrankung, in unserem Organismus auftreten. Doch auch der Befall durch Bakterien oder Viren kann die Leber infizieren und entzünden. So wurde eine chronische Leberentzündung häufig als Spätfolge des heimtückischen **Pfeifferschen Drüsenfiebers** beschrieben. Es wird in der Schulmedizin diskutiert, daß Epstein-Barr-Viren und menschliche Herpes-Viren Nr. 4 dieses Drüsenfieber auslösen. Die Tatsache, daß eben dieses Virus auch das sogenannte Burkitt-Lymphom auslösen kann, machen den Zusammenhang Virus-Leberschaden-Krebs deutlich. Die Schulmedizin schlägt hier eine hochdosierte Cortisonbehandlung, kombiniert mit Tumortherapeutika, vor. Ich vermute, daß eine lebenslange Leberpflege vor solchen Tumorerkrankungen schützen könnte. Wir sind also angehalten, hier kritisch mitzudenken.

> Symptombekämpfung kann nur eine Notmaßnahme sein, sie ist nie die Lösung. Denken Sie neben der Gesundheit Ihres Körpers auch an die Gesundheit von Geist und Seele. Nur so bleiben Sie auf Dauer gesund.

Wer diese Zusammenhänge kennt und erst nimmt, wird solche viralen Erkrankungen gleichzeitig oder im Anschluß so behandeln, daß die Leber reguliert wird. Auch hier ist Padma 28, eventuell kombiniert mit ›'Bras bu 3 thang‹, angezeigt.

Zu den eigentlichen Leberviren im engeren Sinn zählen jene fünf Virenstämme, die eine Virushepatitis auslösen können. Der Mediziner spricht von einer Hepatitis A, B, C, D oder E. Die

Buchstaben sind willkürlich gewählt, und diese Hepatitisarten haben grundsätzlich nur eine Gemeinsamkeit, nämlich das Einnisten der Viren in unsere Leber. Eine chronische Leberentzündung ist meist unausweichlich.

Besorgniserregend ist der Umstand, daß die Übertragungswege von Hepatitis C nicht vollständig erforscht sind. Praktisch jeder direkte Blutkontakt (Transfusion, offene Wunden) kann dieses Virus verbreiten. Dennoch ist Hepatitis C unter bestimmten Voraussetzungen heilbar. Eine regenerierte Leber ist aber die Grundvoraussetzung für den Heilungsprozeß.

Anbei ein kleines Einmaleins der Hepatitisinfektionen:

Die einzelnen Hepatitisviren unterscheiden sich bezüglich ihrer molekularbiologischen Eigenschaften und ihrer höchst unterschiedlichen Übertragungsweisen.

- Hepatitis A: die klassische ›Muschel-Hepatitis‹. Eine Übertragung erfolgt durch verseuchtes (kontaminiertes) Trinkwasser und verdorbene Lebensmittel. Eine vorbeugende Impfung ist möglich.
- Hepatitis B: Die Übertragung erfolgt durch ungeschützte Sexualkontakte. Eine Impfung ist möglich und wird schon für Kinder und Jugendliche empfohlen.
- Hepatitis C: Die Übertragung erfolgt durch Blutkontakte. Gegen diese Erkrankung gibt es keine Impfung. Das Verwenden von unsterilen Nadeln in der medizinischen Versorgung, beim Tätowieren oder in der Drogenszene gelten als die größten Risikofaktoren.

Die chronische Leberentzündung

So mancher Reisende hat von seinem Urlaub ein unfreiwilliges Souvenir statt im Koffer in seinem Körper mitgebracht. Die Reise-Hepatitis wird durch die Virusstämme A und E ausgelöst und ist meist das Resultat von schlechten hygienischen Bedingungen.

Bald nach der Infektion, noch bevor die ersten richtigen Krankheitssymptome auftreten, werden über mehrere Wochen hinweg große Virusmengen mit dem Stuhl ausgeschieden. Die Infizierten müssen dabei nicht selbst an einer Leberentzündung erkranken. Trotzdem können sie aber viele andere Menschen mit dieser Krankheit anstecken. Die Infektion selbst verläuft meist ohne typische Beschwerden und bleibt daher oft unbemerkt. Dies bedeutet aber nicht, daß nicht mit Spätfolgen gerechnet werden muß, besonders, wenn die Leber vielleicht schon auf Grund anderer Überanstrengungen Funktionseinbußen erlitten hat.

Eine akute Krankheit äußert sich mit unterschiedlichen Symptomen: Müdigkeit, Übelkeit, Erbrechen, Fieber und Dunkelfärbung des Urins. Anschließend tritt die typische Gelbfärbung der Haut auf (daher der volkstümliche Ausdruck ›Gelbsucht‹). In seltenen Fällen kann eine Hepatitis A fulminant verlaufen, das heißt so stark, daß es zu einem Leberausfall kommt, der für den Organismus schlimme Folgen nach sich zieht oder sogar tödlich enden kann. Nicht selten klingt die Entzündung nach der heftig verlaufenden Akutphase nicht vollständig ab, sondern wird chronisch.

Beim unkomplizierten Krankheitsverlauf werden durch das Immunsystem sehr früh Antikörper gebildet, wodurch das Virus zunehmend verschwindet. Als Standardtherapie gerade in der Akutphase werden starke entzündungshemmende und immunmodulierende Medikamente wie Cortison und Interferon eingesetzt.

Den Vorgang des Verschwindens des Virus aus dem Blut nennt man Serokonversion, ein beginnender Heilungserfolg. Dies bedeutet auch eine Verbesserung der Bedingungen für Leberzellen und eine Normalisierung der Leberwerte. Gerade in dieser Phase ist extreme Leberschonung angesagt. Gelingt die Besserung nämlich nicht, wird die Leberentzündung chronisch. Von einer Chronifizierung spricht man, wenn sich die Hepatitis-Antigene noch nach Monaten im Blut befinden, die Entzündung auf niedrigem Niveau weiterbesteht und so die Leber langsam schwächt.

Bei einer chronischen Hepatitis ist das Ziel eine Stabilisierung der Entzündung, unter günstigen Umständen sogar die komplette Ausheilung.

Hier müssen alle antientzündlichen Strategien in den Leberzellen zusammenwirken:

a) die antioxidative Neutralisation von oxidativem Streß
b) das Abfangen freier Radikale
c) das Binden und Ausschleusen freier katalytischer Metallionen
d) das Hemmen von entzündungsfördernden Enzymen

Zusätzlich müssen die Immunfunktionen harmonisert und durch eine verbesserte Durchblutung die geschädigten Zelltrümmer abtransportiert werden.

Zur Stabilisierung und als antientzündliche Maßnahmen kann die Einnahme von Padma 28 empfohlen werden. Mit dieser Formel wurden gerade in Polen, einem Land, das immer stärker mit Hepatitis zu kämpfen hat, bei chronischer Hepatitis B gute Erfolge erzielt. Nehmen Sie zur zusätzlichen Stabilisierung Ihrer Leberfunktion ›'Bras bu 3 thang‹, das Leber-Regulans, und trinken Sie viel Papayasaft, am besten frisch gepreßt mit Mineralwasser ohne Kohlensäure oder einfach als frischen Fruchtgenuß. Beides wird Ihrer Leber gut tun.

Trinken Sie regelmäßig frischen Papayasaft, stärken Sie Ihre Leber mit dem tibetischen Leber-Regulans und verwenden Sie leberspezifische Produkte auf Artischocken-, Mariendistel- und Wermutbasis – so findet Ihre Leber zur Stabilität zurück.

Regelmäßig genommen und zusammen mit der Leberdiät können diese Maßnahmen Ihren Körper unterstützen, die Leberfunktionsstörung nach einer Hepatitis auszuheilen.

Hygienetips für die Fernreise

Eine Hepatitisinfektion ist oft verbunden mit mangelnder Hygiene, daher einige Reisetips aus der Tropenmedizin:

- Gute Vorbereitung und die Einhaltung eines hygienischen Grundstandards während der Reise reduzieren das Risiko einer Erkrankung wesentlich.
- Vertrauen Sie in tropischen oder subtropischen Ländern nicht den öffentlichen Trinkwasserleitungen und trinken Sie nur hygienisch einwandfreies, gefiltertes Wasser.

Vorsicht bei Eiswürfeln in Getränken und bei Speiseeis, da diese oft aus ungereinigtem Wasser hergestellt werden. Verzichten Sie auf Salate, rohes Gemüse, ungeschälte Früchte. Rohes Fleisch oder Fisch gelten immer als hygienisch bedenklich.

Wasser kann durch ein 10minütiges Abkochen von möglichen Krankheitskeimen befreit werden. Trinken Sie nur Tee oder gekauftes Mineralwasser aus verschlossenen Flaschen. Selbst das Zähneputzen sollte besser mit Mineralwasser aus der Flasche erfolgen.

Die Inkubationszeit (Zeit zwischen der Ansteckung und dem Auftreten einer Krankheit) kann 15–45 Tage betragen. Bitte denken Sie bei den erwähnten Symptomen immer an eine mögliche Leberentzündung. Suchen Sie bei Verdacht sofort einen Arzt auf. Gönnen Sie sich Ruhe, vermeiden Sie den Konsum von Alkohol und machen Sie eine Leberdiät.

Der Magen – Korrespondenzpartner der Leber

Viele **Magenprobleme** deuten auf eine gestörte Leberfunktion hin. Ist dieser Kausalzusammenhang gegeben, kann eine Ernährungsumstellung wahre Wunder wirken.

Saure und fette Speisen sollten dann sofort vom Speisezettel gestrichen werden. Essen Sie einfach zubereiteten Naturreis, um die Lebertätigkeit wieder anzuregen. Der ungeschälte Naturreis ist besonders leicht verdaulich und schmeckt zu jedem Gemüsegericht. Abwechslungsweise können Sie Ihren Diätplan auch mit Hirse, ganzem Roggen oder Weizen abrunden.

> Denken Sie bei Magenproblemen immer auch an eine eventuell gestörte Leberfunktion. Eine Leberdiät kann oft Linderung bringen.

Diese Vollwertküche ist aber nicht nur für kranke Menschen gedacht, sondern sollte uns allen als Vorlage für eine gesunde Ernährung dienen. Essen Sie zusätzlich viel frische Salate. Diese sollten jedoch nicht mit Essig zubereitet werden, weil er für die Diätgrundlage viel zu sauer ist.

Besser verträglich ist eine selbst zubereitete Salatsauce aus frischen Kräutern, naturreinen Ölen und Naturmolke (Molkosan). Das Molkeprodukt ist ein geschmackvoller Essigersatz. Wer es etwas exotischer liebt, kann seinen Salat zwischendurch mit etwas Sojasauce verspeisen.

Bitte genießen Sie Ihren Salat zum Mittagsmahl. Am Abend können sich durch Rohkost leicht Gärgase bilden, die den Magenschleimhäuten schaden. Zugleich belasten die wegen der Nachtruhe übermäßig lange im Darm liegenden Gärprodukte wiederum die Leber, denn auch hier muß Entgiftungsarbeit geleistet werden.

Der tibetische Arzt kennt bei Magenproblemen die heilende

Wirkung der Süßholzwurzel. Deren Inhaltsstoffe Glycyrrhizinsäure und Glycyrrhetinsäure töten sogar Bakterienstämme, die gegen bestimmte Antibiotika resistent geworden sind. Nach Schätzungen von Fachleuten sind in Deutschland etwa 35 Prozent der Bevölkerung mit dem Magenbakterium Helicobacter pylori infiziert; nur bei einem Teil davon kommt es aber zu Magenbeschwerden. Häufig ist jedoch eine Fruktoseaufnahmestörung von einer chronischen Helicobacter-pylori-Besiedelung begleitet und Teil des sogenannten Reizdarm-Syndroms, dazu aber später mehr.

Durch Säure oder Gase überreizte Magenschleimhäute führen zu **Sodbrennen,** wie das Magenbrennen im Volksmund bezeichnet wird. Diesem Thema wird sich später ein ganzes Kapitel widmen.

Rheuma und Arthritis – schmerzhafter Ausdruck einer Leberstörung

Rheuma und Arthritis entstehen durch Ablagerungen von Stoffwechselschlacken in den Gelenken. Wenn unsere Leber ihre entgiftende Wirkung voll entfalten kann, wird unser Organismus von Stoffwechselerkrankungen verschont. Deshalb sollten Sie bei den ersten Anzeichen einer rheumatischen Erkrankung sofort an eine gestörte Leberfunktion denken.

> Eine rheumatische Erkrankung kann auf eine gestörte Leberfunktion hinweisen. Ziehen Sie eine Leberentgiftung in Betracht.

Beginnen Sie sofort ein entsprechendes Leberentgiftungsprogramm. Vermeiden Sie aber die voreilige Einnahme von in Eigenregie gekauften, schweren Rheumamedikamenten, weil sie gerade die Leber zusätzlich belasten. Klären Sie die Vorgehensweise mit einem Arzt Ihres Vertrauens.

Als gesundheitsfördernde Therapien haben sich Mistelanwendungen, Akupunktur, Fangokuren oder Meridianmassagen bewährt. Die Tibetische Medizin kuriert Schwellungen, Rötungen und Schmerzen in den Gelenken und Muskeln mit energieausgleichenden Heilkräutern.

Die Beschwerden treten wegen einer zu hohen ›mKhrispa‹-Energie auf. Eine Störung dieser Energie zeigt immer auch eine Leberstörung an und hat einen Hitzeanstieg in den betroffenen Gelenken und Extremitäten zur Folge.

In der Tibetischen Medizin wird Rheuma als chronisches, verstecktes Fieber angesehen, das z. B. von einer nicht ausgeheilten Infektion stammt, die vielleicht schon Jahre zurückliegt. Die Behandlung wird am besten mit einer zum jeweiligen Leiden passenden Diät kombiniert, was die Heilung beschleunigt. Bei akuten Rheumaphasen sollen Nahrungsmittel und Getränke vermieden werden, die im Körper Hitze produzieren, wie Alkohol, scharfe Gewürze, wärmendes rotes Fleisch (Lamm, Pferd, Kaninchen, Salami, Trockenfleisch), Butter, Öl, Eier, Milch, Schokolade, Kaffee, kohlensäurehaltige Getränke, Essig, Sojasauce, Orangensaft, unreife oder getrocknete Früchte, Apfelwein oder Zitronensaft. Auch wird beim akuten Rheumaschub geraten, das Verhalten zu optimieren: Streß reduzieren, Feuchtigkeit meiden und auch das Waschen mit kaltem oder warmem Wasser so weit wie möglich einschränken.

Hier kann die kühlende, entzündungshemmende tibetische Rezeptur ›sLe tre 5‹ (sprich »Letre ngaba«), auch Rheuma-Akutformel genannt, entgegenwirken. In der Kräutertablette ist die heilende Amlafrucht mit Enzianwurzel, entsteinten Myrobalanenfrüchten, wäßrigen Steinölextrakten und Tinosporastengeln kombiniert.

Wie gut diese Heilkräuter wirken, wenn sie gemeinsam mit einem Diätplan und den tibetischen Atemübungen als integrative Therapie eingesetzt werden, konnte ich erst neulich wieder feststellen. Eine junge Frau kam mit rheumatischen Beschwerden in meine Praxis. Da sie selbst eine medizinische Ausbildung hatte, lehnte sie vorerst chemische Substanzen ab und suchte nach natürlichen Alternativen. Nach der Konstitutionsbestimmung konnten ich eine ›mKhrispa‹-Störung feststellen, die sich in den Gelenken ausdrückte. Danach richteten wir die Diätempfehlung aus. Gemeinsam mit der tibetischen Rheuma-Akutformel ›sLe tre 5‹ konnten die Beschwerden nach und nach gelindert werden.

Auch hier hat sich gezeigt, daß eine zum rechten Zeitpunkt angewendete, ganzheitliche Therapie zum Erfolg führt. Eine medikamentöse Behandlung nach herkömmlichem Muster würde die Leber belasten und wäre kontraproduktiv. Die Ernährungsumstellung braucht Mut, Konsequenz und Zeit. Nur wer sich eigenverantwortlich als Teil der Erkrankung, aber auch des Prozesses der Gesundung sieht, hat Erfolg. Die Tibetische Medizin spricht davon, daß eine Harmoniestörung der Energien im Organismus ganz langsam beginnt, dafür aber lange anhält. Erst im Laufe der Zeit kommt es zu körperlichen Beschwerden; der Grad der Störung ist dann schon weit fortgeschritten. Das Rückführen in den energetischen Ausgleich kostet deshalb Zeit. Der sanfte Weg wird jedoch belohnt.

Eine gesunde Haut geht Hand in Hand mit einer gesunden Leber

Die Erkrankungen unserer Haut, des größten Organs unseres Körpers, werden nicht immer nur von äußerlichen Faktoren, wie ausgedehnten Sonnenbädern und schädlichen Umwelteinflüssen, bestimmt. Viele Hautprobleme werden erst durch eine schwache Leberleistung ermöglicht. Schon sehr oft konnte ich den Beweis meiner Vermutung in natura erleben. Trockene und nässende **Hautausschläge, Akne** und Pickel wurden nach einer Leberkur akut besser oder heilten viel rascher ab. Selbst welke, fahle Haut mit verlorengegangener Spannkraft profitierte sichtlich vom Wissen der Tibetischen Medizin.

Auch hier ist das Leber-Regulans ›'Bras bu 3 thang‹ empfehlenswert. Bei Frauen hat sich besonders die tibetische Zyklusformel ›Zlatsen 'khrugs sel‹ (sprich »Dhat sen trugsel«) bewährt. Diese Formel hilft mit, Schadstoffe in der Haut abzubauen und Schlacken abzutransportieren. Da die Niere das Schwesterorgan der Leber darstellt, hilft diese Kräutermischung bei der Ausleittherapie über die Niere.

Vorbeugend kann jede Frau, aber auch jeder Mann mindestens zweimal im Jahr eine Ausleittherapie der Leber machen, um sich ein jugendliches Aussehen – ohne schönheitschirurgische Eingriffe – zu erhalten.

> Machen Sie zweimal im Jahr eine Ausleitkur mit dem Leber-Regulans aus der Tibetischen Medizin. So bleibt Ihre Haut jung und voller Spannkraft.

Die von Amerika ausgehende Anti-aging-Welle hat schon längst den europäischen Markt erobert. Doch eine gestraffte Haut ist nur oberflächliche Politur. Für eine echte Verjüngungskur darf man nicht vergessen, daß unsere Organe in die Jahre gekommen sind und eine Art Organ-Lifting benötigen. Hier muß der ganze Organismus runderneuert werden. Um geistige und körperliche Schlacken loszuwerden, rate ich, regelmäßig ausgewählte tibetische Atemübungen zu praktizieren. Dadurch werden alle Energieblockaden im Körper gelöst und die Organe mit frischem Sauerstoff versorgt. Wer noch regelmäßig seine Leber und Niere pflegt, mit gezielter Ernährung, richtigem Einsetzen von Heilkräutern und ausreichendem Trinken, kann den Körper lange gesund und schön erhalten. Das ist sehr effektiv und kostet kein Vermögen.

Und noch etwas scheinbar Banales, aber leicht Einzuhaltendes: Bringen Sie sich und Ihre Umwelt jeden Tag mindestens zwanzigmal herzhaft zum Lachen. Durch das Lachen wird Ihr Immunsystem gestärkt und die innere Harmonie wiederhergestellt. Lachen kommt von Herzen und stärkt alle Körperfunktionen. Schon Buddha wußte um dieses Geheimnis.

> Wer täglich ausgiebig lacht, beeinflußt über die positiven Rückkopplungsreize alle Körperenergien.

Leberschmerzen werden häufig zu Kopfschmerzen und Migräneanfällen

Wenn Sie sich jetzt kopfschüttelnd die Frage stellen, wie ein **Migräneanfall** mit der Leber in Zusammenhang gebracht werden kann, dann lesen Sie aufmerksam die nächsten Zeilen.

Als Vorzeichen eines Schmerzanfalles stellt der Betroffene oft einen erhöhten schmerzhaften Augendruck fest. In den meisten Fällen beginnt dieser Schmerz im rechten Auge. Wahrscheinlich ist die Ursache dafür in einer nervlichen Fehlsteuerung zu suchen. Die Begleiterscheinungen, wie Übelkeit, Untertemperatur und das Erbrechen von Gallenflüssigkeit, gehen aber immer mit einer Beeinträchtigung der Leberfunktion einher. Für die Mitbeteiligung der Leber an der Migräne sprechen auch die häufig von den Betroffenen angeführten Auslöser: Ärger und Streß, schlechte oder fette Nahrung, Alkoholkonsum, Überanstrengung und Föhneinbrüche.

Wenn ich Migräneattacken charakterisiere, spreche ich aus eigener Erfahrung: Ich litt selbst jahrelang unter heftigen Migräneausbrüchen und war diesbezüglich immer auf konventionelle medizinische Therapien angewiesen, bis ich mein Wissen mit Hilfe der Tibetischen Medizin auf einen anderen Stand bringen konnte.

Das Wissen vom Heilen, ein Film von Franz Reichle und das gleichnamige Buch dazu (Oesch Verlag), beflügelte mich, neue

Wege zu gehen. Obwohl ich vorerst nicht die Leber im Verdacht hatte, machte ich einen Eigenversuch mit ›'Bras bu 3 thang‹, dem Leber-Regulans. Seit dieser Zeit kenne ich Migräne nur noch aus Erzählungen meiner Klienten. Dank meiner eigenen Erfahrung konnte ich schon viele Hilfesuchende von ihren Kopfschmerzen und Migräneanfällen befreien. Natürlich kommt es auch hier wieder auf das Kennen des Konstitutionstyps an. Gezieltes Weglassen von bestimmten Nahrungsmitteln ist gerade bei Migränepatienten sehr wichtig. Zusätzlich muß regelmäßig die geistige Anspannung meditativ verarbeitet werden. Die tibetische Atemübung ist dabei sehr hilfreich. Mindestens dreimal täglich angewandt, bringt diese Atemübung den gesamten Organismus wieder in Harmonie. Ergänzend dazu ist die Einnahme von zusätzlichen Herb- und Bitterstoffen besonders ratsam. Diese Stoffe fördern die gesunde Durchblutung und aktivieren die Selbstheilungskräfte im ganzen Körper. Darüber hinaus wird gerade die geschwächte Entgiftungsfunktion der Leber gestärkt.

Grippeviren und unsere Leber

Beinahe jedes Jahr, pünktlich zur kalten Jahreszeit, treten in Europa neue Grippeviren in Erscheinung. Diese neuen Stämme sind oft gefährlicher als die Stämme des Vorjahres, insbesondere wenn keinerlei vorbeugende Impfseren existieren. Es ist doch einigermaßen besorgniserregend, daß neuerdings in der Grippeviren-Küche der Welt in Südostasien normale Viren der Hühnervögel sich mit Grippeviren des Menschen paaren und so neuartige und noch gefährlichere Erreger entstehen könnten.

Verschärft wird die jährliche Grippewelle durch den unwirksamen und unangebrachten Einsatz von Antibiotika. Denn Viren lassen sich mit solchen Stoffen, die zur Bekämpfung von Bakterieninfektionen erzeugt wurden, nicht abtöten. Durch den häufigen Einsatz von Breitbandantibiotika ohne genaue Kenntnis der Erreger verschärft sich das Problem der Resistenz. Darüber hinaus ist unsere (Fleisch-)Nahrung häufig mit Antibiotika kontaminiert. All diese Stoffe hinterlassen in unserer Leber Spuren; Abbauprodukte der Medikamente müssen durch die Leber entgiftet werden. Ist gleichzeitig das Immunsystem geschwächt, leidet die Leber doppelt.

Eine fitte Leber ist aber die Voraussetzung für eine effiziente Virenabwehr. Nicht selten bewirkt eine **Virusgrippe** eine Leberinsuffizienz, also eine geschwächte Leberfunktion aufgrund einer erhöhten Durchlässigkeit. Dadurch können die Stoffwechselprodukte der Viren durch die Hohlvenen in das Blut überschwappen, und es kommt zu einer allgemeinen Schädigung des ohnehin schon geschwächten Körpers.

Entzündungsprozesse im Körper gehen fast immer mit einer psychischen Veränderung einher. Die seelische Verfassung der Erkrankten ist angeschlagen, womit ein wichtiger Aktivposten im Kampf gegen Viren versagt.

Aus den genannten Gründen sollte eine Virusgrippe sehr ernst genommen werden. Die beste Art, diese Krankheit auszuheilen, ist, sich wirklich viel Ruhe zu gönnen und eine Leberschondiät einzuhalten. Häufiges Trinken von abgekochtem warmem Wasser unterstützt das Ausschwemmen von Schlacken und abgebautem Zellmaterial. ›'Bras bu 3 thang‹, das Leber-Regulans zur Harmonisierung der Leberfunktion, ist zur Stärkung der reinigenden Funktionen bei Grippe angezeigt. Der Grippe selbst und ihren akuten Schüben kann gut mit der tibetischen Grippe-Formel entgegengewirkt werden.

Alljährlich werden Impfungen zum Schutz gegen Grippeviruserkrankungen angeboten. Über die Sinnhaftigkeit kann man geteilter Meinung sein. Auf jeden Fall sind Impfrisiko und Nutzen der Impfung abzuwägen. Viele ganzheitlich denkende Mediziner lehnen diese Immunisierung ab. Da besonders ältere und geschwächte Menschen durch eine Grippeinfektion ernsthaft erkranken, sollten wir gemeinsam nachdenken, wie wir den Allgemeinzustand und die Fitneß des Immunsystems bei diesen Risikogruppen verbessern können.

Immer häufiger sind auch Kinder und Jugendliche betroffen. Betrachtet man jedoch die Essensgewohnheiten unserer Jugend, so wird der Mangel offenkundig: Ein junger Organismus, der außer Fett und Kohlenhydraten im Überfluß keinerlei Nahrungskomponenten kennt, hat keine Selbstheilungskraft und nur ein mangelhaft arbeitendes Immunsystem.

Ärztlicher Rat ist bei Grippeinfektionen immer einzuholen. Wer sich aber bewußt nicht impfen lassen möchte, den kann die Tibetische Medizin mit ihren Pflanzenrezepturen bestens unterstützen. Denken Sie gerade in der Übergangszeit im Herbst und im Frühjahr an eine intensive Leberpflege. Essen Sie vermehrt Herb- und Bitterstoffe und steigern Sie mit Padma 28, eventuell verstärkt mit ›'Bras bu 3 thang‹, Ihre körpereigenen Abwehrkräfte.

Stärken Sie in der Grippezeit Ihr Immunsystem durch eine intensive Leberpflege mit vermehrter Aufnahme von Herb- und Bitterstoffen und mit einer Padma-28-Kur.

Auch das Durchleben einer an sich banalen Erkältung (nicht mit Grippe zu verwechseln) läßt sich auf die tibetische Art sanft unterstützen. Die tibetische Erkältungsformel ›Nor bu 7 thang‹ energetisiert nicht nur bei Erkältungen, sondern auch bei Rekonvaleszenz, Erschöpfungszuständen, Muskel- und Gliederschmerzen und Burn-out-Problemen.

Ernährungsratschläge zur Stärkung der Leberenergie

Produkte, die aus einer biologischen Landwirtschaft kommen, bieten den Verbrauchern den großen Vorteil, daß sie strengsten Kontrollen unterliegen. Das gilt sowohl im Hinblick auf eine artgerechte Tierhaltung als auch auf den Ausschluß der Gentechnik sowie auf ein striktes Verbot von Kunstdünger, chemisch-synthetischen Schädlingsbekämpfungsmitteln, Lagerschutz- und Nachreifemitteln, Hormonen sowie anderen Wuchsstoffen und vorbeugender Antibiotika-Verabreichung. Zu den weiteren Verboten zählt die Bestrahlung der Lebensmittel zur Haltbarmachung. Wenn wir diese Auflistung, was an den Bioprodukten alles nicht angewandt werden darf, betrachten, erübrigt sich die Frage, wie wohl die konventionelle Verarbeitung von unseren ›Lebensmitteln‹ aussehen mag.

Ob biologisch produzierte Lebensmittel für uns Menschen gesünder sind als herkömmliche Speisen, darüber gibt es noch keine einheitliche wissenschaftliche Erkenntnis, obwohl viele renommierte Ernährungsexperten schon lange auf die gefährliche Veränderung unserer Lebensmittel hinweisen und deren gesundheitsschädigende Auswirkungen auf unseren Organismus unterstreichen. Die Entscheidung bleibt dem Konsumenten überlassen, der leider oft viel zu wenig über die Herstellungsweise seiner Nahrungsmittel erfährt.

Eine sehr interessante Studie zu dieser Thematik liefert das Institut für Lebensmitteltechnologie der Universität Wien. In dieser Studie wurden die Unterschiede zwischen biologischem Getreide und konventionell hergestellten Getreidesorten untersucht. Im Biogetreide ließen sich viel mehr kohlenstoffhaltige Stoffe wie Stärke und Zellulose nachweisen als im konventionellen Getreide, das viele stickstoffhaltige Abbauprodukte beherbergt.

Spricht man über Unverträglichkeit von Weizensorten, meint man häufig das Klebereiweiß oder Gluten. Weizengluten ist in

Pulverform im spezialisierten Handel erhältlich. Das Pulver wird zur Anreicherung herkömmlicher Mehle verwendet, um die Backeigenschaften zu verbessern. Da es in zunehmendem Maße Menschen gibt, die eine Unverträglichkeit (Zöliakie) gegenüber Gluten haben, ist der Einsatz von Glutenpulver nicht unbedenklich und muß hinterfragt werden. Leider muß bei Fertigprodukten das Vorhandensein von Gluten nicht deklariert werden. Zusätzlich erschwerend für den Konsumenten ist der Umstand, daß Zutaten wie Emulgatoren, Stabilisatoren und Bindemittel oft glutenhaltig sind und dies auf der Verpackung nicht sichtbar ist. Ähnliches gilt für Arzneimittel. Wenn Sie auf der Suche nach glutenfreien Lebensmitteln sind, müssen Sie nach reinen Produkten aus Stärke, Soja, Gemüse, Kartoffel, Obst, Milch, Fleisch oder Fisch Ausschau halten. Unter glutenfreien Mehlsorten können Sie Mehle aus Buchweizen, Mais, Reis, Hirse oder Kartoffelmehl aussuchen. In der Regel werden diese Produkte mit dem Aufdruck ›glutenfrei‹ gekennzeichnet. Einige glutenfreie Produkte tragen zur besseren Orientierung ein Zeichen mit einer durchgestrichenen Weizenähre. Auf jeden Fall ist der mündige Konsument angehalten, sich über Art und Ort des Anbaues von Getreide zu informieren.

Pflanzen im ökologischen Anbau müssen sich am Standort selbst vor Fraßfeinden schützen. Dies geschieht durch die Bildung von ›sekundären Pflanzenstoffen‹, deren es mehr als 10 000 verschiedene gibt. Diese Schutzstoffe besitzen auch für uns Menschen sehr positive ernährungsphysiologische Eigenschaften. Sie sind in natürlicher Form als Bestandteile von naturbelassenen Nahrungsmitteln pharmakologisch wirksam. Diese sekundären Pflanzenstoffe, darunter die Herb- und Bitterstoffe, gelten auch in der Tibetischen Medizin als hochwirksame Zellschutzmittel. Flavonoide und Polyphenole stärken das Immunsystem, beugen Entzündungen und Krebs vor und beeinflussen das Herz-Kreislauf-System.

Dieses Wissen um die Inhaltstoffe von Pflanzen und ihre Wirkung auf unseren Organismus wird in der tibetischen Konstitutionslehre einzigartig dargeboten und ist für den modernen Menschen gut anwendbar. Die heilkräftige Ernährung ist ein wichtiger Eckpfeiler jeder Therapie im Falle einer Erkrankung und genauso ausschlaggebend für die Erhaltung unserer Gesundheit. Natürlich müssen alle Nahrungsmittel so unverfälscht wie möglich auf unseren Tisch kommen. Selbst Tiere wählen Produkte, die aus einem ›optimalen biologischen Anbau‹ stammen als Nahrungsfutter, vorausgesetzt, man bietet ihnen die Wahl. In Testreihen mit Hühnern, Ratten und Kaninchen konnte gezeigt werden, daß es eine natürliche Prägung der Tiere gibt, ökologisch einwandfreie Nahrungsmittel zu erkennen. Alle Tiere zogen das Biofutter einem herkömmlichen Futterangebot vor. Die Fütterungsversuche zeigten, daß die biologisch ernährten Tiere weniger Totgeburten aufweisen und Streß besser ertragen als Artgenossen mit verändertem Futter.

Vom richtigen Essen

Das Ziel einer gesunden Ernährung ist das Stärken der Körperenergien und das Entfachen der Selbstheilungskräfte. Einige Punkte sollten Sie dabei beachten: Die Evolution hat uns Wesenszüge mit auf den Weg gegeben, die uns auf die Nahrungsaufname vorbereiten. Essen beginnt bereits mit dem Sehreiz. Dieser visuelle Reiz wird durch den Geruch noch verstärkt. Dann erst landet der Bissen auf der Zunge. Was dann beginnt, ist wohl der bestkontrollierte Prozeß in einem mehrzelligen Organismus.

Früher wurde jedes Mahl durch eine rituelle Handlung bei Tisch gesegnet. Heute wird darauf meist verzichtet. Manchmal wird sogar mit dem Essen begonnen, noch bevor alle Familienmitglieder bei Tisch sitzen. Beginnen Sie statt dessen jede Mahlzeit mit einem guten Gedanken, schaffen Sie sich selbst ein eigenes, kleines Ritual. Nehmen Sie sich Zeit, sich aufrecht hinzusetzen. Die Beine zu verschränken und dadurch die Mitte unseres Körpers einzuzwängen, ist keinesfalls gesund. Wenn Sie gläubig sind, scheuen Sie sich nicht, vor dem Essen ein Tischgebet zu sprechen.

Wer so beginnt, hat sein Lebenstempo etwas verringert. Diese Ruhe schafft die richtige Voraussetzung für ein gesundes Mahl. Schauen Sie immer ganz bewußt auf Ihre Mahlzeit und nehmen Sie den Geruch, die Farbe wahr. Denken Sie daran, Ihre Speichelenzyme beginnen schon zu arbeiten, wenn Sie die Nahrung nur anschauen. Wer sich hier Zeit läßt, begünstigt alle Arbeitsprozesse bei der Verdauung.

Essen Sie maßvoll und bewußt, hören Sie auf Ihren Körper und seine Bedürfnisse. Essen Sie mit Appetit und lassen Sie sich genügend Zeit für Ihre Mahlzeiten. Gutes Kauen fördert die Verdauung. Zu spätes und schweres Essen können wir nicht verdauen.

Freuen Sie sich auf das gesunde Essen, das Ihnen helfen wird, Ihr Wohlbefinden zu steigern und Ihre Gesundheit zu erhalten. Danken Sie der Nahrung für die Kraft, die Sie Ihnen verleihen wird. Wir sollten uns auch darüber Gedanken machen, daß wir in einem Land mit ausgeprägtem Wohlstand leben dürfen, uns satt essen können und nicht wie in ärmeren Ländern hungern müssen.

Außerdem kann man sich bewußt machen, daß ein Stück Fleisch einmal ein Tier war, die Pflanze noch vor kurzem an ihrem Standort lebte. Ein Indianer könnte keinen Bissen hinunterschlukken, ohne sich bei seinen Tiergöttern zu bedanken. Werden Sie zu einem ›Großstadtindianer‹. Das Gefühl des Respekts schafft ein Klima der Wärme. Versuchen Sie es einmal, es wird Ihnen sofort gelingen. Sprechen Sie mit anderen über Ihre Erfahrungen, Sie können Ihren Lieben damit helfen, gesund zu bleiben.

Trinken Sie nur vor und während der Mahlzeiten und dann bevorzugt warme Getränke. Kaltes Bier oder kalte Softdrinks sollten Sie weitgehend meiden. Bestimmt ist das am Anfang etwas ungewohnt, aber schon bald werden Sie die Vorteile, die sich durch diese Gewohnheit ergeben, nicht mehr missen wollen. Sie werden nämlich besser kauen und besser verdauen. Mischen Sie nicht Kaltes mit Warmem. Wenn Sie einen tibetischen Arzt fragen, wieviel Sie essen sollten, zeigt er Ihnen die Menge, die Sie in zwei Händen fassen können. Das ist maximal ein Drittel des Magenvolumens. Allgemeinen wird er Ihnen raten, den Magen zu einem Drittel mit fester, zu einem Drittel mit flüssiger Nahrung zu füllen und ein Drittel für die Vermengung frei zu lassen. Damit relativiert sich Essen auf die tatsächlichen Lebensbedürfnisse. Alles andere ist Sucht und Freßwahn. Die Folgen der Körperfolter unserer Mahlzeiten sind allgemein sichtbar.

> Trinken Sie vor und während des Essens nur warme Getränke, das fördert die Verdauung. Gemäß tibetischer Lehre sollte ein Mahl den Magen zu einem Drittel mit fester Nahrung und zu einem Drittel mit Flüssigkeit füllen. Ein Drittel bleibt leer.

Wer **Gewichtsprobleme** hat, sollte nach dem Essen immer eine Tasse warmes, abgekochtes Wasser trinken. Das regt eine gesunde Verdauung an und baut zugleich überschüssiges Fett im Organismus ab, ohne die Bauchspeicheldrüse zu überlasten, wie das zum Beispiel beim Kaffee oder Alkohol der Fall ist.

Beachten Sie auch alltägliche Fallstricke: Sehr häufig kommen wir in Versuchung, unsere guten Vorsätze zum richtigen maßvollen Essen über Bord zu werfen. Familienfeiern, Kantinenbesuche, Biergartenfeste sowie unser kurzatmiger Tagesablauf halten die Abnehmfallen parat. Überlegen Sie sich höfliche, aber bestimmte Antworten auf die Aufforderung Ihrer Gastgeberin, noch einmal zuzugreifen und doch noch ein Stück Kuchen zu nehmen. Eine passende Antwort wäre etwa: »Vielen Dank, Ihr Essen war köstlich zubereitet, aber ich bin jetzt satt.« Andere häufig gestellte Fragen der Gastgeber sollten Sie auch bereits im Vorfeld durchdenken. Bei Tisch kann es zu spät sein, die passende höfliche Antwort zu finden.

> Meiden Sie gesellschaftliche Verpflichtungen, wenn Sie gerade ein Heilfasten begonnen haben oder eine Trinkkur machen. Gelegenheit macht Diebe. Stärken Sie Ihr Selbstwertgefühl, dann sind Sie weniger anfällig auf gut gemeinte, jedoch ihren Körper belastende Einladungen zum Schlemmern. Essen Sie mit Genuß – auch mal etwas Süßes, aber nur, wenn Sie auch eine klare Motivation haben, es nicht zu übertreiben. Sie müssen sich kontrollieren lernen, dann macht Essen Spaß und hält gesund.

Vorrang für Qualität

Kaufen Sie frische Produkte und wählen Sie bevorzugt Obst und Gemüsesorten, die gerade Saison haben und in Ihrer Gegend wachsen. Im Winter brauchen wir eher wärmende Nahrungsmittel (Fleisch, Suppen mit Gerste usw.); im Sommer können Sie kühlende Nahrungsmittel – Salate und Rohkost – vorziehen.

Wählen Sie Lebensmittel, die keine Zusatzstoffe enthalten. Achten Sie auf die Verpackung, Lagerzeit und Zubereitung. Bei synthetischen Lebensmitteln müssen die meisten Zusatzstoffe angeführt werden. Liest man etwas nach, wird schnell klar, daß kein Konsument sich in diesem Dschungel zurechtfinden kann – vielleicht hat diese Unübersichtlichkeit der E-Nummern sogar System. Anfangs hieß es ja, dieses System diene der besseren Information der Konsumenten. Tatsächlich ist es um vieles schwieriger geworden: Hinter scheinbar gleichlautenden harmlosen E-Nummern verbergen sich wirklich harmlose und einfache natürliche

Substanzen (E300 = Ascorbinsäure = Vitamin C, E307 = α-Tocopherol = Vitamin E, E440 = Pektin, E500 = Natriumcarbonat, E516 = Calciumsulfat, E901 = Bienenwachs, E406 = Agar-Agar) neben hochtechnischen und chemischen Zusatzstoffen (E535 = Natriumferrocyanid, E321 = Butylhydroxytoluol, E171 = Titandioxid, E122 = Azorubin, E249 = Kaliumnitrit). Aus meiner Sicht ist es skandalös, daß harmlose wie gefährliche Substanzen dasselbe Nummernsystem verwenden.

Wenn es schon Nummern sein müssen, könnte das gleichgeschaltete E-System auf zwei Buchstaben ausgeweitet werden: N für Stoffe natürlicher Herkunft und X für chemische und problematische Stoffe. Das wäre auch deswegen wichtig, weil in unserer modernen Welt immer mehr Menschen auf Stoffe gerade aus natürlicher Herkunft allergisch werden, vor allem weil diese aus Fremdeiweißstoffen aufgebaut sind. Diese Personengruppe könnte sich dann leichter zurechtfinden, ohne gleich alles ablehnen zu müssen.

Nehmen Sie zum Kochen immer frische Lebensmittel und keine Fertiggerichte. Diese Produkte enthalten oft Geschmacksverstärker. Chemische Konservierungsmittel, Süßstoffe und Geschmacksverstärker können Kopfschmerzen, Magenschmerzen oder Allergien auslösen. Eine Komponente, das Klebereiweiß, haben wir bereits angesprochen.

Verzichten Sie weitgehend auf Nahrungsmittel, die in Folien eingeschweißt sind. Um die Kunststoffe der Form anpassen zu können, muß man sie erwärmen. Dabei werden für die Gesundheit bedenkliche Dämpfe frei, die sich mit dem Produkt vermengen. Auch das Ausgasen von Verpackungskunststoff sowie das Herauslösen von Weichmachern ist im Kontakt mit Lebensmitteln nicht unbedenklich.

Tiefgefrorene Lebensmittel sind weitgehend leblos geworden, denn alles, was gefroren ist, ist nicht mehr lebendig und enthält keine Energie mehr. Die Zellwände wurden gesprengt, ähnlich wie bei einer Wasserflasche im Tiefkühlfach. Kälte macht langsam und starr, und das ändert sich auch nicht, wenn Sie Tiefgefrorenes wieder erwärmen. Schon gar nicht in der Mikrowelle. Die Kälte des Lebensmittels entzieht Ihrem Körper Wärme, es verlangsamt die Verdauung, und die Nahrung braucht länger, um den Darm zu passieren. Versuchen Sie deshalb, weitgehend auf Tiefgefrorenes zu verzichten, und kochen Sie statt dessen mit frischen Zutaten.

Tütensuppen, Gewürzkräuter und Kaffee gibt es gefriergetrocknet im Regal. Das Schockgefrieren entzieht den Lebensmitteln die Energie ebenfalls, also ist diese Nahrung wertlos für den Organismus. Greifen Sie deshalb bewußt zu schonend behandelten Nahrungsmitteln.

Wenn Sie das Essen in der Mikrowelle wärmen oder garen, zerstören Sie die Zellstruktur der Nahrungsmittel. Dadurch verlieren die Speisen ihre Energie. Diese Kost ist völlig minderwertig für unseren Körper. Der große Hitzeeindrang in die Lebensmittel verändert die Struktur der Zellmembranen und die Qualität des Zellwassers. Dieser Zellstreß wirkt sich in der Summe immer gesundheitsschädlich aus.

Nehmen Sie Saisonobst und frisch belegte Brote mit Kräutern zur Arbeit mit. Dadurch können Sie auf ungesunde Kost in der Kantine verzichten.

Vermeiden Sie gentechnisch veränderte oder nicht ausreichend deklarierte Lebensmittel.

Ernährungstips für Leberkranke und Ernährungsbewußte

Öle und Fette

Nicht selten wird bei einer mangelhaften Lebertätigkeit den Betroffenen zu einer völlig fettfreien Diät geraten. Die Tibetische Medizin neigt allerdings dazu, spezielle Öle als Therapeutikum zu empfehlen. Wir dürfen zum Kochen jedoch keine tierischen Fette wie Butter oder Schweineschmalz verwenden. Nehmen Sie für

Ihre Küche grundsätzlich nur unraffinierte, völlig naturbelassene Öle. Selbst gehärtete Pflanzenfette eignen sich nicht, weil sie hauptsächlich aus gesättigten Fettsäuren bestehen. Am besten sind Öle mit einem hohen Prozentsatz an ungesättigten Fettsäuren. Ein besonders hochwertiges Öl ist das Leinöl. Darauf basieren sogar ganz gezielte Krebsdiäten, z. B. die Krebsdiät nach der Pionierin Dr. Johanna Budwig. Rezepte und Fallbeispiele finden Sie in deren Buch *Krebs – Das Problem und die Lösung.* Die von Dr. Budwig angeführte Diät kann jeder zu Hause durchführen.

Auf alle Fälle muß man immer streng darauf achten, daß alle Öle den fertigen Speisen erst kurz vor dem Servieren zugefügt werden (und daß sie lichtgeschützt aufbewahrt werden). Sie dürfen nämlich nicht mehr erhitzt werden, weil sie nur im kalten Zustand ihre größte Heilkraft entwickeln. Bitte meiden Sie bei einer mangelhaften Leberfunktion alle Speisen, die in Fett herausgebacken oder frittiert werden. Eine schlechte Botschaft für unsere Wiener-Schnitzel- und Pommes-Frites-Gesellschaft. Weitere wichtige Benimmregeln zum richtigen Umgang mit Fetten und Ölen finden Sie weiter hinten.

Eiweiß

Immer das richtige Eiweiß zu verwenden ist gerade für Menschen mit einer gestörten Leberfunktion ein ganz wichtiger Faktor. Eine eingeschränkte Lebertätigkeit geht nämlich beinahe immer mit einer mangelhaften Bauchspeicheldrüsentätigkeit einher. Das gekochte tierische Eiweiß bildet im Falle einer Leberunterfunktion als Zerfallprodukt Problemstoffe, die den gesamten Organismus empfindlich beeinträchtigen. Deshalb müssen leberkranke Personen tierisches Eiweiß (Fisch, Fleisch, Eier, Käse und Milchprodukte) so lange meiden, bis sich eine merkliche Besserung ihres Krankheitszustandes einstellt. Unser Körper bedarf allerdings einer gewisse Menge an Eiweiß, um die Aufrechterhaltung aller Körperfunktionen zu gewährleisten. Dieses notwendige Quantum kann durch pflanzliches Eiweiß und durch Topfen (Quark) zugeführt werden. Das Nußeiweiß von Baumnüssen, Mandeln, Haselnüssen und Pinienkernen ist besonders gut geeignet, um den lebensnotwendigen Bedarf des Körpers abzudecken. Achten Sie immer auf eine frische Ernte, da Nüsse an der Luft sehr schnell ranzig werden. Ebenso ist der Sesam für Leberkranke sehr wertvoll. Als Fett- und Eiweißlieferant gelten alle Ölfrüchte, sie dürfen besonders oft in die Kost integriert werden. Frisch gemahlene Leinsamen sowie Sonnenblumenkerne können unsere Gesundheit wesentlich verbessern und sollten jeden Tag auf unseren Tellern präsent sein. Eine gute Alternative zu Fisch oder Fleisch bieten uns köstliche Sojaprodukte. Leckere Tofugerichte können auch Ihre Familie begeistern, wenn sie zusammen mit Gemüse und ausgewählten Gewürzen serviert werden. Sie sind für die schnelle und gesunde Küche bestens variabel, und mit ein bißchen Phantasie können sie immer wieder eine wahre Gaumenfreude darstellen.

Brot und Backwaren

Abgelagertes Mischbrot oder Vollkornbrot muß bei einer schwachen Leberfunktion dem frischen weißen Brötchen unbedingt vorgezogen werden. Vermeiden Sie alle Backwaren, die aus raffiniertem Mehl hergestellt werden. Hier gilt es leider, einen ernsten Schwachpunkt bei diesem Grundnahrungsmittel aufzuzeigen: Es kann schon als skandalös bezeichnet werden, daß Bäcker und Brotfabriken die dem Getreidemehl zugesetzten Backhilfmittel und -chemikalien nicht offen deklarieren müssen. Nicht einmal die vorher zitierten E-Nummern sind für Brot und Backwaren zu deklarieren. So manches Brot würde im Gestell liegengelassen, wenn klar ersichtlich würde, daß in erheblichem Ausmaß Backchemie verwendet wurde statt Wasser, Salz, Getreide und als Treibmittel Sauerteig oder Hefe.

Ich weiß aus eigener Erfahrung als Hausfrau, daß sich aus dem guten natürlichen Dinkelmehl alle erdenklichen Backwaren herstellen lassen. Selbst Kuchen werden damit noch besser gelingen. Dasselbe gilt für unraffinierten Vollrohrzucker.

Zucker und Gewürze
Im Gegensatz zum weißen gebleichten Zucker schadet der braune Vollrohrzucker weder unserer Leber noch unseren Zähnen. Ein guter naturbelassener Honig ist ebenfalls sehr bekömmlich. Wir würden den Honig wahrscheinlich einer süßen Geschmacksrichtung zuordnen. Die tibetische Ernährungslehre zählt den Honig zu den Herbstoffen. Diese Stoffe benötigt der Körper, um seine Selbstheilungskräfte zu aktivieren. Also essen Sie regelmäßig einen Teelöffel Honig oder süßen Sie damit Ihre Mahlzeiten. Zusätzlich sollten wir täglich Bitterstoffe mit unserer Nahrung aufnehmen, weil auch sie eine hervorragende Heilkraft besitzen. Greifen Sie vermehrt zu Gewürzen wie Kreuzkümmel, Anis, Fenchel, Cumin, Curcuma, Zimt, Kardamom. Eine Messerspitze Kardamom, vor dem Aufbrühen zum Kaffeepulver gegeben, bindet schädliche Stoffe im Kaffee und macht ihn bekömmlicher. Verwenden Sie regelmäßig frische Gartenkräuter und vermeiden Sie bei Leberschwäche essigsaure, scharfe und salzige Speisen.

Obst
Essen oder trinken Sie nur sonnengereiftes unbehandeltes Obst. Sollten Sie in Tirol wohnen, kann ich Ihnen besonders die naturbelassenen Säfte Manju empfehlen. Diese Säfte werden aus sonnengereiftem Obst des Mostviertels zubereitet. Da es sich um alte Baumsorten handelt, die erst nach etwa 45 Jahren zu tragen beginnen, ist die Verwendung von Spritzmittel und künstlichen Düngern nicht notwendig.

Noch nie seit der Entstehung des Menschen war es so wichtig, sich mit gesunden und natürlich erzeugten Nahrungsmitteln auseinanderzusetzen, wie in diesem Jahrhundert. Ein Höchstmaß an lokaler Versorgung hat auch zu einer starken Veränderung bei der

Erzeugung, Haltbarmachung und Lagerung von Grundnahrungsmitteln geführt und chemischen Zusatzstoffen den Weg in die Nahrungsmittelproduktion erleichtert. Durch wissenschaftliche Studien belegt, verbirgt sich hier ein hohes Gesundheitsrisiko für den Konsumenten. Nicht jedes Konservierungsmittel wird gleich gut vertragen, und nicht jeder industrielle Erzeugungsprozeß ist ohne nachhaltige Nebenwirkungen. Der Mensch des 21. Jahrhunderts ist einer völlig neuen Lebenswelt, Lebensplanung und Arbeitsbelastung ausgesetzt, die eine natürliche Selbstheilungskraft als Ausgleich zum alltäglichen Streß benötigt. Der mündige Mensch ist gut beraten, sich mit den Kräften der Natur zu verbinden und natürlich erzeugte Vitamin- und Mineralstoffquellen für sein tägliches Leben zu nutzen. Manju Naturfruchtsäfte stellen hier den idealen Tagesdrink zur Regeneration aller Körperfunktionen dar und leisten einen wertvollen Beitrag für die Verbesserung der Volksgesundheit. Sie sind darüber hinaus auch eine ideale Alternative zu künstlich gesüßten Energie- und Wellnessgetränken und als hochwertiges, natürliches Energiegetränk anzusehen. Besonders zur Vorbeugung von nahrungs- und umweltbedingten Zivilisationserkrankungen sind Naturfruchtsäfte hervorragend geeignet. Um die Wirkung ihrer hochwertigen biologischen Inhaltstoffe zu verbessern, empfehle ich das schonende Erwärmen oder Verdünnen des Saftes mit warmem, abgekochtem Wasser.

Naturfruchtsäfte enthalten neben bekannten Sauerstoffradikalfängern wie dem Vitamin C auch zahlreiche lebenswichtige Mineralstoffe wie Kalzium, Kalium, Magnesium und Eisen sowie Flavonoide, Flavonglykoside und lösliche Ballaststoffe. Besonders die löslichen Ballaststoffe fördern die körpergerechte Verdauung. Sie helfen mit, die Nahrung aufquellen zu lassen, bauen dabei geschädigtes Cholesterin ab und entfernen unerwünschte Nahrungsbestandteile, wie z. B. Fette. Darüber hinaus regulieren Ballaststoffe den Blutzucker und den Wasserhaushalt des Enddarms und sorgen für die richtige Konsistenz des Stuhls. Sie sind lebenswichtige

Komponenten bei der Entgiftung, der Vorbeugung von Krebserkrankungen, Herzinfarkt, Diabetes, chronischen Entzündungserkrankungen des Darms und des Bewegungsapparates und Fettleibigkeit. Pektine verstärken gemäß dem Deutschen Institut für Ernährung die Ausscheidung von Blei und lassen laut einer amerikanischen Studie das Darmkrebsrisiko um 50% sinken. Eine Hauptquelle von Pektin ist der Apfel. Lösliche Ballaststoffe haben hier den Vorteil, in geringeren Mengen als isolierte, unverdauliche Ballaststoffe in den Verdauungsprozeß einzugreifen.

Naturfruchtsäfte stellen auch eine große Kohlenhydratquelle dar und versorgen so den Energiestoffwechsel der jungen wie der älteren Menschen. Da zahlreiche Menschen eine angegriffene bis zerstörte Darmschleimhaut besitzen oder unter Bakterienfehlbesiedelung im Dünndarm leiden, die durch die Unverträglichkeit gegenüber Milchzucker ausgelöst wurde, werden Naturfruchtsäfte häufig besser vertragen als künstlich gesüßte Milchgetränke oder Fruchtnektargetränke. Besonders die Nektargetränke sind hier oftmals eine Quelle von verstecktem Zucker. Da der Fruchtanteil im Nektargetränk meist nur halb so groß ist wie im Naturfruchtsaft, werden Nektarsäfte in der Regel künstlich nachgesüßt. Als Faustregel mag gelten: regelmäßiges Trinken von Naturfruchtsäften in kleinen Mengen ist besser als hastiges Trinken großer Mengen. Da die biologische Verfügbarkeit wichtiger Vitalstoffe durch das Trinken warmer Getränke erhöht wird, gilt auch hier: warm ist besser als kalt.

Ergänzend muß aber darauf hingewiesen werden, daß einige Menschen eine Unverträglichkeit gegenüber Fruchtzucker entwickelt haben. Da diese Unverträglichkeit sich meist mit starken Blähungen äußert, ist eine solche Irritation des Darms leicht selbst feststellbar. Eine kluge Auswahl aus dem großen Angebot der Manju-Naturfruchtsäfte läßt diese Unverträglichkeit leicht umgehen. Auch in diesem Fall gilt, die Säfte nicht hochkonzentriert und kalt, sondern verdünnt und warm zu trinken. Allgemein überwiegen die biologischen, zellphysiologischen Vorteile von Naturfruchtsäften die geringen und nur für eine kleine Gruppe von Konsumenten geltenden Nachteile.

Suchen Sie selbst in Ihrer Umgebung nach einem hochwertigen Angebot. Sonnengereife Äpfel, Birnen und süße Beeren (Erdbeeren, Himbeeren) eignen sich bestens für eine Leberschondiät. Wer ohnehin frisches Obst nicht gut verträgt (siehe dazu auch das Kapitel Fruktoseunverträglichkeit), sollte auf gekochtes Obst ausweichen. Vermeiden Sie Zitrusfrüchte und alle anderen Obstsorten, die besonders viel Obstsäure enthalten. Soll allerdings die Entgiftungsleistung der Leber gesteigert werden, kann die exotische Papayafrucht wertvolle Dienste leisten, hier ist der Verzehr einer Frucht pro Tag anzuraten.

Gemüse und Salate

Essen Sie ausreichend herbe und bittere Gemüse- und Salatsorten: Endivie, Chicoree, Feldsalat, Radicchio, Spargel, Fenchel, Brokkoli, Zucchini etc. Daneben sind Karotten und rote Beete im Winter besonders geeignet, um die Leberfunktion zu unterstützen.

Getreide

Vollreis, Haferflocken, Gerste und Hirse eigenen sich zur abwechslungsreichen Schonkost. Verwenden Sie ausschließlich Vollkornprodukte.

Die Kartoffel ist ein wichtiger Vitamin-C-Spender. Pellkartoffeln versorgen uns mit den besten Vitaminen und sorgen für einen basischen Ausgleich. Daneben wirken sich Pommes frites, Kartoffelsalat mit Mayonnaise und Bratkartoffeln sehr ungünstig auf die Leber aus und begünstigen die Ausbildung von Arteriosklerose. Viele Menschen wissen nicht, daß Mayonnaise, Fertigsaucen und Salatdressings sehr oft Sprühfette enthalten, die im Verdacht stehen, die Arterien zu verstopfen und Arteriosklerose zu begünstigen.

Fleisch

Verzichten Sie im Falle einer Lebererkrankung strikt auf den Genuß von Fleisch und Fleischprodukten. Wer lange gesund bleiben möchte, sollte immer wieder einmal eine längere Fleischkarenz einlegen. Tierische Eiweiße binden auch sehr viel Wasser, da die Verdauung von etwa 1 Gramm tierischem Eiweiß 40 Gramm Wasser benötigt.

Ein Anti-aging-Programm für unsere Leber und den Verdauungsapparat

Die negativen Auswirkungen unserer westlichen Wohlstandsgesellschaft schlagen sich besonders auf unsere Leber und den Verdauungsapparat nieder. Essen und Trinken sind nicht mehr nur zur Aufrechterhaltung unserer einzelnen Körpersysteme gedacht, sondern werden immer ausgeprägter als Ersatzbefriedigung, Zeitvertreib oder Frustrationsbewältigung eingesetzt. Vielen Zivilisationskrankheiten könnte durch gezielte vernünftige Nahrungsaufnahme vorgebeugt werden. Wer bewußt seine Nahrung frisch zubereitet und sich beim Essen ausreichend Zeit läßt, um gut zu kauen, wird sofort die gute Energie wahrnehmen, die solch eine Mahlzeit im Körper verbreitet. Gutes ausgewogenes Essen darf uns kein Völlegefühl, Blähungen oder gar eine schwere Müdigkeit bereiten. Leider ist das bei unserer unausgewogenen Ernährung jedoch häufig der Fall, und Kaffee oder Alkohol sind als sogenannte Verdauungshilfe in unseren Breitengraden schon zum fixen Eßkulturbeitrag geworden. Diese Genußmittel decken aber nur die Symptome zu, denn eine gute Verdauung wird weder durch Alkohol noch durch Kaffeegenuß ausgelöst.

Ein vitalisierender Ratschlag aus der tibetischen Ernährungslehre:

Die Tibetische Medizin rät im Falle von ernährungsbedingten **Blähungen, Völlegefühl** oder eklatanter Müdigkeit nach dem Essen zu einer gezielten Nahrungsumstellung. Diese Anzeichen sind immer als Anfang von chronischen Darm- oder Lebererkrankungen zu werten. Um eine gute Darmarbeit zu fördern, kann die tibetische Kräutermischung Padma Digestin als Verdauungstonikum wahre Wunder wirken. Selbst jahrelange chronische Darmdefizite können mit Hilfe dieser Kräutermischung wieder ins Lot gebracht werden. Natürlich ist die Vermeidung von fettem und allzu üppigem Essen für Menschen mit einer Verdauungsschwäche dringend angesagt. Immer wieder ein Abendessen zu streichen (Dinner-cancelling) hilft nicht nur Ihrer Figur, sondern trägt wesentlich zur Förderung Ihrer Gesundheit bei. Die Nacht sollte dem Organismus zur Erholung zur Verfügung stehen und nicht zur Verdauung einer schweren Mahlzeit vergeudet werden. Dadurch wird der Alterungsprozeß unserer Zellen wesentlich schneller vorangetrieben. Durch das Weglassen der Abendmahlzeit könnten wir unsere Vitalkraft spürbar länger erhalten.

Haben Sie das Bedürfnis nach einer Entschlackung, so kann ich eine dreiwöchige Kur mit der tibetischen Sarsaparilla-Formel empfehlen. Durch gelegentliche Entschlackung können die Körpersysteme von gröberen Blockaden befreit werden und wieder unbeschwert arbeiten.

Als wahrer ›Jungbrunnen‹ der besonderen Art bezeichnen Anhänger des Heilfastens diese Therapie. Heilfastenkuren können Sie mit professioneller Anleitung auch zu Hause sehr erfolgreich durchführen. In der Regel kann ein gesunder Mensch ein- bis zweimal pro Jahr eine Heilfastenkur durchführen. Meiner Meinung nach hat sich auch die wöchentliche Trinkkur bestens bewährt, um sich die Gesundheit und Vitalitätskraft zu erhalten.

Ein wöchentlicher Trinktag kann zu einer erheblichen Verbesserung der gesamten körperlichen Verfassung führen. An diesem Tag werden statt feste Mahlzeiten nur ausgewählte Säfte konsumiert.

Trinken Sie nach dem Aufstehen eine Tasse abgekochtes warmes Wasser. Das Wasser reinigt Ihren Darm und hilft zusätzlich, Schlacken aus dem Körper auszuleiten. Zum Frühstück gibt es ein großes Glas Obst- oder Gemüsesaft. Trinken Sie die Säfte immer nur schluckweise und speicheln Sie jeden einzelnen Schluck gut ein. Geben Sie dem Saft etwas Leinöl zu und trinken Sie Ihre Cocktails nie zu kalt. Als Zwischendurch-Trunk können Sie warmes Wasser mit einem Spritzer Zitronensaft oder mit einem Teelöffel Honig genießen.

Zu Mittag gibt es wieder ein großes Glas Saft, das Sie schluckweise trinken. Zwischendurch erneut eine Tasse abgekochtes warmes Wasser oder Tee, aber bitte ohne Zucker oder künstliche Süßstoffe – diese sollten Sie völlig aus Ihrem Leben verbannen. Am Abend trinken Sie noch ein Glas Saft. Vor dem Zubettgehen nehmen Sie nochmals eine Tasse abgekochtes warmes Wasser.

Trinken Sie wegen der unterschiedlichen enzymatischen und energetischen Eigenschaften nie Obst- und Gemüsesäfte gemeinsam zu einer Mahlzeit. Sie können selbst wählen, ob Sie Obst- oder Gemüsesäfte bevorzugen.

Der Kurtag sollte dazu genützt werden, möglichst früh zu Bett zu gehen, um wirklich ausreichend Schlaf zur allgemeinen Körperregeneration zu finden. Nehmen Sie vorher zur Entspannung ein schönes Vollbad und verwöhnen Sie Ihre Haut mit einer Ganzkörpereinreibung mit warmem Sesamöl. Das Öl wird auf Körpertemperatur erwärmt und sanft am ganzen Körper einmassiert. Beginnen Sie an den Fußsohlen mit der Öleinreibung. In kleinen kreisenden Bewegungen streichen Sie von den Füßen aufwärts. Durch das Massieren der Fußsohlen wird ein guter gesunder Schlaf gefördert. Sie können sich, aber auch Ihren Partner regelmäßig mit dieser Massage verwöhnen. Dadurch erzielen Sie einen wunderschönen Energieausgleich, und die Harmonie in Ihrer Partnerschaft wird unwahrscheinlich gesteigert.

Benimmregeln zum richtigen Umgang mit Fett

Spricht man von einem Bösewicht in der Ernährung, so denkt sicher jeder gleich an Fett. Deswegen versuchen wir, Fett aus unserem Speiseplan zu entfernen, wo es nur geht. Es gibt Null-Fett-Speisen, Fett-Killer-Diätprogramme, die Fett-Absaugung, ja sogar Fett-weg-Pillen, die schwer Übergewichtigen helfen sollen. Auch Cholesterin wird in Verbindung mit Fett oft genannt, und schon die Kinder wissen: zuviel Cholesterin ist nicht gesund. Und trotzdem braucht unser Körper zum Überleben Fett, wie kommt das? Gibt es gesundes Fett? Kann es sogar einen Fettmangel geben? Weshalb haben manche Menschen trotz fettreduzierter Diät überhöhte Cholesterinwerte?

Die wichtigste Antwort gleich vorweg: Neben dem gezielten Einsatz von Fett ist der richtige Umgang damit notwendig. Nur hochwertiges Fett kann die Gesundheit fördern und muß geschützt werden. Doch dazu müssen wir einige Benimmregeln zum richtigen Umgang mit Fett lernen und vielleicht manche Vorurteile über Bord werfen.

Fett ist nicht gleich Fett

Wir Konsumenten wissen zuwenig über Fett. In den Medien wird fast nur über seine negativen Auswirkungen berichtet; über die Qualität des Fetts, das wir unvermeidlich mit der Nahrung aufnehmen müssen, erfahren wir nur wenig. Hier möchte ich Ihnen daher einige Fakten über Fette und Öle nahebringen und so vielleicht zu einem bewußten Umgang beitragen.

Ein kurzer Blick in die Entwicklungsgeschichte des Menschen zeigt uns interessante Zusammenhänge. In grauer Vorzeit war es nicht leicht, zu überleben. Gerade die Frauen, die auch für das Stillen der Kinder zu sorgen hatten, mußten in Notzeiten über Reserven verfügen. Hier hat der Körper vorgesorgt; überschüssige Kalorien werden in Fett umgewandelt und in Körperdepots abgelegt. Nun ist dieser urzeitliche Mechanismus nicht für die Überflußgesellschaft mit energiereicher Ernährung und Bewegungsmangel (wir sitzen zu viel!) gedacht.

Viele Grundnahrungsmittel (insbesondere Fett und Zucker) hatten noch vor ca. 50 Jahren die Aufgabe, der Bevölkerung genügend Nährwert zur Verfügung zu stellen. Dann kam die Ausweitung des Angebots, es wurde auch auf die einfache Zubereitung wert gelegt. Bei der modernen Vermarktung der Nahrungsmittel wird die Qualität der einzelnen Grundstoffe hauptsächlich durch die Kriterien der Nahrungsmittelindustrie, nämlich einfache Verarbeitung und Haltbarkeit, bestimmt. Dies gilt besonders für die preisgünstigen Fette, die es im Supermarkt zu kaufen gibt. Sie sind filtriert, raffiniert, deodoriert, destilliert, gebleicht und gehärtet. Zusätzlich wird Silikonöl zur höheren Erhitzbarkeit beigemengt. Als Ergebnis entstehen gesättigte Fettsäuren. Diese Fette haben neben dem hohen kalorischen Brennwert nicht mehr viel aufzuweisen.

Leider ist unser Geschmackssinn leicht in die Irre zu führen. Solange das Fett keinen intensiven oder ranzigen Geruch und die Speise dic optimale Konsistenz hat, würden wir jede Art von Fett ›genießen‹. So kann uns Fastfood verführen, obwohl bei den Rohstoffen und bei der Herstellung oft weniger auf die Gesundheit geachtet wurde als auf den Preis. Und in vielen Nahrungsmitteln und Fertigprodukten wird gerade dieses minderwertige, technische Fett eingesetzt. Auch bei Süßwaren für Kinder wird oft gespart und eine mindere Rohstoffqualität verwendet.

Gutes Fett ist teuer

Gesunde Fette und Öle sind reich an ungesättigten, essentiellen Fettsäuren (Omega-3- und Omega-6-Fettsäuren). Omega-3-Fettsäuren sind wichtige Bausteine für Zellmembranen und Isolationsmaterial der Nervenbahnen. Die Bezeichnung ›essentiell‹ bedeutet, daß diese Fettsäuren unverzichtbar für das Funktionieren des Körpers sind und von unserem Organismus nicht selbst produziert werden können. Wir müssen sie über eine ausgewogene Ernährung aufnehmen.

Nicht alle Fette und Nahrungsmittel enthalten die maßgeblichen essentiellen Fettsäuren in ausreichender Menge. Die für den menschlichen Organsimus wichtigste essentielle Fettsäure ist die zweifach ungesättigte Linolsäure aus der Gruppe der Omega-6-Fettsäuren. Der höchste Linolsäuregehalt findet sich in Distel-, Oliven-, Sonnenblumen-, Maiskeim-, Sesam-, Soja-, Walnuß-, Traubenkern- und Hanföl sowie in Pflanzenmargarine. Diese Gruppe ist trotz aller Widrigkeiten unserer Konsumgesellschaft noch relativ häufig im normalen Menüplan anzutreffen.

Die Omega-6-Fettsäure liefert auch den Ausgangspunkt für die Bildung der dreifach ungesättigten Gamma-Linolensäure (anzutreffen in Hanf-, Nachtkerzen- und Borretschöl) sowie die vierfach ungesättigte Arachidonsäure (20 C-Atome). Gamma-Linolensäure ist maßgeblich an der Schutzfunktion der Haut beteiligt. Bei Menschen, die nahrungsbedingt unter **Neurodermitis** oder Schuppenflechte leiden, kann die Einnahme von Gamma-Linolensäure wahre Wunder wirken. Auch das Beschwerdebild des **prämenstruellen Syndroms** der Frau wird günstig beeinflußt. Besonders interessant ist die Wirkung auf Enzyme, die bei Krebs zur Metastasebildung beitragen. Hier hemmt die Gamma-Linolensäure eines dieser Emzyme und bremst so das Einwandern von Tumorzellen in Fremdgewebe.

In der heutigen Zeit viel seltener zu finden ist die Omega-3-Alpha-Linolensäure. Sie ist nur in bestimmten Nahrungsmitteln enthalten, nämlich in Leinöl (enthält bis zu 50%), Hanföl (ca. 20%), Sojaöl (5–7%) und Walnußöl (3–11%). Auch Fischöl gehört in diese Kategorie. Die eigentliche Quelle der essentiellen Omega-3-Alpha-Linolsäure sind grüne Blattpflanzen. Man kann mit ziemlicher Sicherheit davon ausgehen, daß trotz allem Fettüberfluß bei einem Teil der Bevölkerung ein Mangel an essentieller Omega-3-Alpha-Linolensäure vorliegt, obwohl gerade diese

Komponente für unsere Gesundheit, besonders für das Heranwachsen von Kindern und sogar für eine erfolgreiche Krebsdiät, von unschätzbarem Wert ist, wie die Diätpionierin Dr. Johanna Budwig gezeigt hat. Eine vegetarische Ernährung bringt also auch eine ausgewogenere Bilanz bei den essentiellen Fettsäuren.

Omega-3-Fettsäuren können helfen, selbst wenn Ihre Blutgefäße Schädigungen aufweisen. Sie verbessern die Fließgeschwindigkeit des Blutes, indem sie Ihre Blutgefässe schmieren wie Motoröl eine laufende Maschine. Darüber hinaus können sich rote Blutkörperchen besser verformen und damit Hindernisse (kleine Gerinsel) besser umschwimmen. Jemand, bei dem **Thrombosegefahr** besteht (z. B. bei Langstreckenflügen), sollte auf jeden Fall Omega-3-Fette in sein Nahrungsprogramm aufnehmen. Diese Fette fördern überdies die Intelligenz und das Sehvermögen. Besonders in der Schwangerschaft und Stillzeit ist die Mutter gut beraten, unbelasteten Seefisch und Meeresfrüchte zu verzehren. Hier liegen z. B. erstaunliche Forschungsergebnisse zur Docosahexaensäure (DHA, Fett mit 22 Kohlenstoffatomen, sechs Doppelbindungen von Seefischen) bei einjährigen Babys vor. Sie hatten im Vergleich zu Babys mit DHA-armer Kost bessere Intelligenztestergebnisse und eine bessere Sehstärke.

> Wenn Sie den Anteil der essentiellen Fettsäuren in Ihrer Nahrung auf 15–18% steigern, können Sie zahlreiche Stoffwechselfunktionen und die Fettverbrennung anregen. So purzeln die Pfunde.

Je weniger gutes, essentielles Fett aufgenommen wird, desto mehr wird sich der Körper bemühen, dieses zu bekommen. Fett transportiert auch verschiedene Vitamine in den Körper. Je weniger fettlösliche Vitamine vorhanden sind, desto mehr wird der Körper versuchen, diese über fetthaltige Nahrung aufzunehmen. Diese lebenserhaltenden Mechanismen sind tief in uns einprogrammiert.

Was die Natur jedoch nicht vorausprogrammieren konnte, ist, daß wir auf eine Welt des Kalorien-Überflusses stoßen, in der ein verarmtes Angebot an essentiellen Fettsäuren (im besonderen Omega-3-Alpha-Linolsäure) und ihren Vitalstoffen herrscht, so daß wir uns weiter auf die Suche nach Fett machen. Ein veritabler Teufelskreis, der so einfach zu durchbrechen wäre, wenn folgende Regel beachtet würde: Nur hochwertiges Fett kann die Gesundheit fördern, und hochwertiges Fett muß geschützt werden. Es kann nämlich durch Licht, Hitze und Sauerstoff besonders leicht zerstört werden.

Sobald Fett erhitzt wird, verändert sich seine chemische Zusammensetzung. Daher sollte für Fett allgemein gelten: möglichst nicht erhitzen! Das gilt bereits für die Herstellung. Hier haben sowohl Butter, die nur pasteurisiert wird, als auch Olivenöl »extra vergine« die beste Qualität. Wirklich kalt gepreßtes Leinöl ist schon schwerer zu finden. Übliche Speiseöle werden beim Preßvorgang auf über 100 Grad erhitzt und haben ihr gesundes Potential eingebüßt, bevor sie zu uns auf den Teller kommen.

Es gibt nur zwei Fetttypen, die als Kompromiß für Erhitzen von Speisen geeignet sind. Zum sanft Anbraten eignen sich Butter und Olivenöl, am besten aus organischer Qualität – weil sich beide nicht so heiß erhitzen lassen. Sie zerfallen und beginnen unangenehm zu riechen. Zum Frittieren und Herausbacken (als Kompromißlösung – wenn es überhaupt einmal sein muß!) empfiehlt sich reines, gehärtetes Kokosfett. Es ist so stabil, daß es sich auch höher erhitzen läßt, ohne aufzubrechen. Nur einmal verwenden!

Die essentiellen Fettsäuren sind auch im Körper vor Angriffen nicht sicher: Es drohen ihnen Gefahr von molekularem Sauerstoff oder Sauerstoffradikalen des Körpers. Hier ist vor allem das Ranzigwerden gefährlich. Die Fette können am besten durch einen antioxidativ wirksamen Cocktail von vornehmlich pflanzlichen

Stoffen geschützt werden. Diese pflanzlichen Schutzstoffe können neben den Vitaminen und Spurenelementen als eine der wichtigsten Gruppen bei der Prävention von Krankheiten eingestuft werden.

Damit die Fettsäuren erhalten bleiben, muß das Fett/Öl aus besten Rohstoffen hergestellt (organische Qualität), schonend kaltgepreßt (Hitze zerstört die Fettmoleküle), gekühlt und lichtgeschützt aufbewahrt (am besten wäre eine dunkle Glasflasche oder gar ein Schutzkarton) und frisch in einem kleinen Gebinde verkauft werden. Billige Qualitäten können all das nicht erreichen. Gleichzeitig ist in den wenigsten Geschäften für die richtige Lagerung gesorgt. Aus diesem Blickwinkel gesehen ist es vielleicht gut, daß es derzeit nicht allzu viele ursprünglich hochwertige Öle im Supermarkt zu kaufen gibt, denn sie wären durch falsche Herstellung und liederliche Verpackung sowieso wertlos oder sogar verdorben!

Wer also wirklich wertvolles Öl sucht, muß sich auf eine detektivische Suche gefaßt machen. Gutes Fett ist ein seltenes, teures Naturprodukt.

Erhitzte Fette

Sicher haben Sie die Diskussion in den Medien verfolgt: Ein neuer Giftstoff in erhitzten Nahrungsmitteln bedroht unsere Gesundheit. Verantwortlich für die Bildung von Acrylamid ist eine chemische Reaktion der Aminosäure Asparagin mit Einfachzuckern bei hoher Temperatur. Unter den Lebensmitteln, die besonders viel Asparagin aufweisen, findet sich die Kartoffel. Das bedeutet, daß alle Produkte aus Kartoffeln, die unter Hitze – z. B. in der Fritteuse – zubereitet werden, acrylamidbelastet sind. Auch nimmt das Risiko zu, wenn lange Lagerzeit zu einer verstärkten Einfachzuckerbildung in der Kartoffel führt.

Vermeiden Sie beim Braten, Rösten, Toasten oder Frittieren Temperaturen über 175 °C. Bei Fertigprodukten erkundigen Sie sich nach dem Zubereitungsvorgang. Achten Sie darauf, daß die Fette nicht überhitzt und Ihre Speisen dunkelbraun werden.

Und wenn es schon sein muß: Pommes Frites sollten besser im Backrohr (Umluftbackrohr) mit einer maximalen Temperatur von 180 °C zubereitet werden. Die Fritteuse sollten Sie meiden.

Wußten Sie, daß in der Gastronomie oftmals Frittierfett mit dem Zusatzstoff Silikon (E900) verwendet wird? Das klingt nach Silikonimplantat in der Schönheitschirurgie ... In diesem Fall dient das Silikon nicht zur Formgebung, sondern als Schaumverhüter und verhindert die Abgabe von Wasserdampf. Damit kann das Fett ultraerhitzt werden. Solche Fette können den Acrylamidgehalt gegenüber silikonfreien Fetten auf das Doppelte ansteigen lassen. Die gute Nachricht für die normale Küche: Haushaltsöle enthalten in der Regel kein Silikon.

Cholesterin

Cholesterin ist eine wachsartige, fettige Substanz, die unser Körper aus anderen Grundbausteinen selbst herstellen kann. Der Körper braucht es, um die Beweglichkeit der Zellmembranen zu kontrollieren, aber auch als Grundstoff für die Herstellung verschiedener Hormone. Wir können auf Cholesterin also nicht verzichten. Cholesterin wird auch über die Nahrung, vor allem zusammen mit tierischen Fetten, aufgenommen. Es ist aber insofern eine besondere Molekülklasse, weil es zwar durch den Körper produziert werden kann, bei einem Zuviel jedoch nur schlecht wieder entsorgt wird. Im Körper sorgt das HDL (gutes Cholesterin) für den Rücktransport von freiem Cholesterin in die Leber. Versagt dieser Mechanismus, sammelt sich Cholesterin als Teilkomponente von oxidiertem Transportlipidprotein LDL (oxLDL, schlechtes Cholesterin) in den Arterien. Freßzellen nehmen das oxLDL auf und werden zu unförmigen Fettklumpen (Schaumzellen). Diese verkleben die Arterien, verkalken und verschließen die Intima. Doch dazu später mehr.

Es ist bekannt, daß verschiedene Faktoren Cholesterin auf natürlichem Weg binden können. Die wichtigsten sind die Ballaststoffe, die Gallensekret und Cholesterin abfangen und ausscheiden helfen. Eine ballaststoffreiche, pflanzliche Ernährung ist der wichtigste Baustein, um das Cholesterindilemma natürlich zu lösen.

Das Immunsystem – Streß und seine Folgen

Chronische Entzündung als ungelöstes Problem

Eine Entzündung ist die Antwort des Immunsystems auf die Beschädigung von Zellen und Gewebe durch mikrobielle Keime, schädliche Chemikalien oder Verletzungen. Obwohl schmerzhaft, ist eine Entzündung normalerweise ein Heilungsprozeß. Der entzündungsfreie Zustand basiert auf einem labilen Gleichgewicht; für den Erhalt dieses Zustandes muß der Körper gezielte, positive Aktivitäten unternehmen, um potentiell entzündliche Reaktionen zu unterdrücken.

In den meisten Fällen klingt eine Entzündung wieder ab und es kommt zur Heilung. Chronische Entzündungen sind jedoch Prozesse, die systematisch fortschreiten und den Organismus schädigen; die Entzündungen sind außer Kontrolle geraten. Oft entwickelt sich ein Krankheitsbild, bei dem nicht mehr zwischen der Schädigung durch die ursprüngliche Ursache und der Schädigung durch die Entzündung unterschieden werden kann.

Das Wort ›ungelöst‹ hat durchaus einen doppelten Wortsinn: Zum einen kann der Organismus bei einer chronischen Entzündung die Kaskade der einander aufschaukelnden, entzündlichen Prozesse nicht stoppen. Die Steuerungsmechanismen des Organismus können diesen Programmfehler alleine nicht mehr beheben. Zum anderen steht als konventionelle Therapie wenig zur Verfügung, um in diesen Prozeß sanft, aber dennoch zielgerichtet einzugreifen. Neben Cortison und antientzündlichen Medikamenten wie Aspirin kann der Arzt zwar weitere stark wirksame Arzneimittel verschreiben, eine sanfte und den Organismus wenig belastende antientzündliche Therapie ist jedoch nicht bekannt.

Da allerdings einer chronischen Entzündung immer ein ineinander verstricktes Entgleisungsmuster zugrunde liegt, müssen wir uns auch über einen ganzheitlichen Ansatz Gedanken machen.

Die von einer Entzündung im Organismus ausgelöste Kettenreaktion ist äußerst kompliziert. Sie beginnt zum Beispiel mit einer Arterienverengung, danach folgen die klassischen, örtlichen Entzündungszeichen (Schmerz, Wärme etc.), das Blutbild verändert sich, eingewanderte Zellen beseitigen den Entzündungsreiz und geschädigte Zellen, spezifische Antikörper gegen den Entzündungsreiz werden gebildet usw. Die angestrebte Zerstörung und die Reparatur des Gewebes müssen genau aufeinander abgestimmt sein. Ist zu einem Zeitpunkt der nächste Schritt blockiert, wird der Prozeß in eine Warteschleife umgeleitet (z. B. Stau von Immunzellen). Aus so einer Blockade kann sich eine ernstere, unerwünschte Gewebeschädigung oder Schlimmeres entwickeln.

Findet man die eigentlich krankmachende Ursache nicht, empfiehlt sich die allgemeine Kontrolle von Entzündungsherden, wie etwa Zahnfleisch, verschiedenen Magen-Darm-Bereichen oder kleinen Verletzungen. Obwohl in letzter Zeit für einige Krankheiten mit vermutetem entzündlichem Ursprung eine Infektion als Ursache gefunden wurde (z. B. Helicobacter pylori beim Magengeschwür), richtet in diesem und vielen anderen Fällen die Entzündung weit größeren Schaden an als die Mikroben.

Zwar geht die Suche nach Infektionen als möglicher Ursache bei Krankheiten wie Multipler Sklerose, Rheuma-Arthritis und Arteriosklerose weiter; die Behandlung der Entzündung an sich bleibt in diesen Fällen aber immer noch eines der primären therapeutischen Ziele.

Entzündliche Krankheitsbilder können in drei Gruppen eingeteilt werden (siehe dazu nebenstehende Tabelle). Je nachdem, welcher Schädigungsmechanismus im Vordergrund steht, müssen entsprechende Maßnahmen ergriffen werden. Komplementäre und ernährungsbasierte Unterstützungsmaßnahmen zeigen ihre Stärke insbesondere im chronischen Verlauf, in der Ausheilung und in der Nachsorge.

Tabelle: Drei Gruppen entzündlicher Krankheiten

a) Krankheiten, bei denen die Entzündung selbst im Vordergrund steht
Alzheimer-Krankheit
Arteriosklerose (Arterienverkalkung)
Asthma
Atopische Dermatitis (Neurodermitis)
Chronisch obstruktive Bronchitis
Entzündung der Dickdarmschleimhaut (Colitis ulcerosa)
Diabetes mellitus (Zuckerkrankheit) Typ I
Gicht
Ischämischer Reperfusionsschaden
Morbus Crohn
Multiple Sklerose
Osteoarthritis
Schuppenflechte (Psoriasis)
Rheumatoide Arthritis
Sarkoidose
Systemischer Lupus erythematodes
(eine Autoimmunerkrankung)
Vaskulitis (Blutgefäßentzündung)

b) Infektionskrankheiten, bei denen die Entzündung genauso zu den Symptomen beiträgt wie die Schädigung durch die Mikroben
Bakterielle Gehirnhautentzündung (Meningitis)
Bakterien-Ruhr

Grippevirus-Lungenentzündung (Pneumonie)
Helicobacter-pylori-Magengeschwür (Gastritis)
Hepatitis C
Post-Streptokokken-Nierenbeckenentzündung
(Glomerulonephritis)
Sepsis (Blutvergiftung)
Tuberkulose
Lungenentzündung

c) *Krankheiten verschiedenen Ursprungs, bei welchen die Ausheilung zu einer Vernarbung (Fibrose) des Gewebes führt, was die Organfunktion beeinträchtigt*
Billharziose
Lungenfibrose
Chronische Abstoßung eines Transplantates
Leberzirrhose

Nun muß man wissen, daß nicht alle Körperteile gleich häufig von Entzündungen betroffen sind. Ganz allgemein ist folgende Verteilung der Häufigkeit von Entzündungen bekannt: Am stärksten betroffen sind Haut und Lunge, gefolgt von Niere, den Gelenken, Dickdarm und Leber, dann Herz und schließlich Bauchspeicheldrüse. Zusätzlich lassen sich folgende Muster erkennen: Körperteile sind weit häufiger von Entzündungen betroffen, wenn sie a) anatomisch groß sind (Haut, Lunge, Dickdarm und Leber), b) als Torwächter fortgesetzt Mikroben ausgesetzt sind (Haut, Lunge, Dünndarm, Dickdarm und Bindehaut) oder c) bei der Ausleitung oder Ablagerung von Immunkomplexen beteiligt sind (Nieren, Gelenke und Haut).

Im Sinne einer ganzheitlichen Risikoanalyse mag es sinnvoll sein, seine Schwachstellen zu kennen und vorbeugend zu schützen sowie bei reinigenden oder ausleitenden Maßnahmen besonders zu berücksichtigen.

Umschalten zwischen Zerstören und Heilen

Die Entscheidung, eine Entzündung zu beenden und damit die antibakteriellen, aber gewebeverletzenden Vorgänge zu stoppen und auf Gewebereparatur und Heilung umzupolen, wird im Verlauf der Entzündung relativ spät getroffen. Das Timing ist dabei sehr entscheidend. Die Wunde muß geschlossen sein, bevor sie weiter infiziert wird und noch mehr Unheil droht.

Die Notwendigkeit jedes dieser Schritte könnte fälschlicherweise zum Gedanken verleiten, daß ein Entzündungsprozeß relativ einfach zu unterbrechen sei. Dem ist jedoch nicht so, unter anderem, da viele Signale doppelt und dreifach gesichert und außerdem sehr kompliziert angelegt sind. Dazu kommt für die moderne Medizin das bekannte Dilemma: Je drastischer ein Medikament eine Entzündung unterdrückt, desto wahrscheinlicher wird sich die Infektion verschlimmern oder treten Nebenwirkungen auf, man denke nur an das Parademittel Cortison.

Es gilt also, nach Auswegen zu suchen. Das kann bedeuten, die Entzündungsreaktion an vielen Stellen zu modulieren, so daß die wichtige Akutreaktion nicht vorzeitig abgebrochen wird, andererseits jedoch beginnende Stoppsignale entsprechend verstärkt werden, so daß die Ausheilungsphase beginnen kann.

Die traditionelle Medizin Asiens kennt hier viele Substanzen und Verfahren, die dieses entzündungshemmende, antioxidative und immunomodulierende Potential in sich tragen.

Das aus der Tibetischen Medizin bekannte und hier oftmals erwähnte pflanzliche Mehrstoffgemisch Padma 28 enthält pflanzliche Schutzstoffe mit zahlreichen immunoregulierenden Informationen. Seine Gerbstoffe (Tannine) sind entzündungshemmend und antioxidativ; die Flavonoide unterstützen die Immunfunktion, sind antimikrobiell, entzündungshemmend und antioxidativ wirksam; und auch die ätherischen Öle wirken antimikrobiell und entzündungshemmend.

Die Vielfalt der Substanzen wirkt synergistisch und kann damit besonders effizient die mehrschichtigen Abläufe bei Einleiten des Stoppsignals einer chronischen Entzündung unterstützen. Ebenso effizient kann es seine unterstützende Wirkung bei arteriosklerotisch bedingten Durchblutungsstörungen zeigen, aber auch bei einer ganzen Reihe von weiteren Krankheitsbildern, die auf entzündlichen Prozessen basieren, wie chronischen Atemwegsinfekten, chronischer Hepatitis, Multipler Sklerose oder Makuladegeneration.

Die tibetischen Rezepturen sind nicht nur auf der energetischen Ebene wirksam, vielmehr kann ihre Wirkkraft durch geeignete wissenschaftliche Methoden auch auf zellulärer und atomarer Ebene bestätigt werden, und dies, obwohl im überlieferten Fundament der Tibetischen Medizin kein Wort von Zellen, Molekülen und Immunfaktoren steht. Die Rezepturen tragen also eine universelle Wirkkraft in sich, die sich auch in den erst durch die moderne Forschung gefundenen zellulären und immunologischen Regelwerken entfalten kann. Diese Universalität der Wirkkraft ist meiner Meinung nach das Besondere an den tibetischen Formeln.

Die Tibetische Medizin ist nicht ein speziell angepaßtes Heilwissen für die Bewohner der Hochtäler des Himalayas. Vielmehr kann jeder Mensch der Erde die Gewißheit haben, daß im System der Tibetischen Medizin auch für seine Beschwerden und seine Lebensumstände Lösungen gefunden werden können.

Eine effektive, komplementäre antientzündliche Unterstützung muß eine ganze Reihe von Maßnahmen umfassen, um den komplexen Abläufen gerecht zu werden. In nebenstehender Tabelle sind diese zusammengefaßt.

Tabelle: Ganzheitliche Maßnahmen bei Entzündungen

1) Den Ernährungsstatus verbessern

- Reduktion von Übergewicht
- Leberschonendes Ernährungsprogramm
- Minimieren des Eisen-Status, um Fenton-Bedingungen (die Oxidation von Eisen begünstigt die Bildung von Hydroxyl-Radikalen) zu verhindern (insbesondere Vermeiden von rotem Fleisch)
- Ausreichende Versorgung mit Omega-3-Fettsäuren (nur höchstwertige Öle mit einem hohen Anteil an Omega-3 verwenden, wie Leinöl). Die vor allem in Fleisch vorhandenen Omega-6-Fettsäuren sollten eher gemieden werden, da sie über Arachidonsäure die Prostaglandinsynthese fördern
- Vermeiden stark erhitzter Fette (frittieren), dies führt zu oxidativer Denaturierung der Fette, bei stärkehaltigen Speisen auch zur Bildung von Acrylamid

2) Das Risikoprofil minimieren

- Umstellen des Lebensstils (weniger rauchen, mehr Bewegung)
- Minderung von Störfaktoren und Störzonen
- Schaffung eines baubiologisch optimierten Raumklimas
- Vermeidung oder Kompensation von Streßbelastungen
- Allergenkarenz

3) Spezielle Supplementierung

- Positiver Antioxidantien-Status (Vitamin A, C, E; Selen, Coenzym Q 10 und ganz wichtig: antioxidative, sekundäre Pflanzenstoffe, etwa Padma 28)
- Zufuhr von entzündungshemmenden Faktoren
- Zufuhr von zellschützenden Faktoren

4) Ausleitung und Sanierung

- Sanierung von Allergenquellen (etwa Herpes, Chlamydien, Dentalplaque, Helicobacter) vor allem via Milieuänderung
- Ausleiten von Schwermetallen
- Darmsanierung
- Stärkung der Ausleitung der Immunkomplexe und der zellulären Abfallprodukte

5) Antientzündliche Mechanismen auslösen

- Meditation, Biofeedback, Kinesiologie
- Akupunktur, Laserpunktur, Reflexpunktbehandlung, Akupunktmassage, Aurikulo-Akupunktur etc.
- Antientzündliche Triggerpunktbehandlung

Nach dem Durchlesen der Tabelle werden sich manche fragen, warum Techniken wie Meditation und Akupressur bei den antientzündlichen Maßnahmen erwähnt werden. Hier kann die moderne Forschung altes Heilwissen bestätigen, und zwar durch das Auffinden und die Beschreibung des sogenannten ›entzündliche Reflexes‹.

Das unbewußt funktionierende (autonome) Nervensystem wird in zwei Hauptteile unterteilt, den parasympathischen und den sympathischen Signalweg. Um die lebenswichtigen Signale sofort zu vermitteln, funktionieren beide mit-, aber auch gegeneinander. Das autonome Nervensystem kontrolliert die Herzschlagfrequenz, den Blutdruck und andere wichtige Körperfunktionen. Das findet normalerweise unbewußt statt. Wichtige grundlegende, autonome Funktionen können jedoch mit geeigneten Techniken (z. B. Biofeedback, Meditation) unter die bewußte Kontrolle des Gehirns gestellt werden. Beispielsweise kann durch Biofeedback die Herzschlagfrequenz gesenkt werden, eine Technik, die auch die Meditationsmeister Tibets oder Indiens seit altersher beherrschen.

Eine Entzündung im Gewebe sendet über die Nerven Signale ans Zwischenhirn (Hypothalamus). Dort können die Nervenzellen Immunfaktoren (Zytokine) produzieren, welche dann wiederum andere Nervenzellen anregen können. Zusätzlich wurde herausgefunden, daß Zellen des Immunsystems auch Botenstoffe produzieren können, die die Nervenzellen anregen (Endorphine und andere Neurotransmitter).

In den letzten Jahren wurde ein wichtiger Mechanismus des Nervensystems im Zusammenhang mit der Regulation von Entzündungen entdeckt, der ›entzündliche Reflex‹. Über einen antiinflammatorischen Signalweg können Nervenzellen des Parasympathikus direkt die Aktivität der im Entzündungsgeschehen beschäftigten Immunzellen hemmen. Entzündliche Reize können nämlich bestimmte Signalwege aktivieren, die wie ein Reflex Informationen ins Gehirn (zum Hypothalamus) weiterleiten, d. h. eine Entzündung vermag damit eine schnelle und unbewußte antientzündliche Antwort auszulösen. Damit läßt sich zum Beispiel das Freisetzen von entzündungsfördernden Botenstoffen in den Blutkreislauf verhindern.

Bisher dachte man, daß diese Vorgänge rein auf körperlicher Ebene angesiedelt sind. Das Wissen vom entzündlichen Reflex und vom antientzündlichen Signalweg eröffnet neue Einblicke in die Vorgänge bei Entzündungen und die Möglichkeit ihrer Beeinflussung durch die Welt der Gedanken und Gefühle. Ganzheitsmedizinisch schon lange bekannt sind der Einsatz von Biofeedback, Meditation, Kinesiologie, Hypnose, Akupunktur, Laserpunktur, Reflexpunktbehandlung, Akupunktmassage oder Aurikulo-Akupunktur. All diese Maßnahmen können die Regulation durch die antientzündliche Antwort des Nervensystems beeinflussen und somit auf der körperlichen Ebene antientzündlich wirken und Immunstreß abbauen.

Multiple Sklerose als Immunstörung

Die Nervenzelle besteht aus dem kompakten Zellkörper, von dem die netzartigen Dendriten und ein langer Hauptfortsatz, das Axon, abzweigen. Die Axone leiten Informationen in Form von elektrischen Impulsen über weite Strecken vom Zellkörper zu anderen Zellen, z. B. den Muskelzellen, weiter. Die Dendriten empfangen die Impulse von den Axonen anderer Nervenzellen und leiten sie zum Nervenzellkörper. Die Signalübertragung von Nervenzellen auf den Muskel erfolgt an bestimmten Übertragungspunkten (Synapsen), indem Botenstoffe (Neurotransmitter wie Serotonin) ausgeschüttet werden und die Informationen übertragen. Das Axon ist von einer aus Fett und Eiweiß bestehenden Isolationsschicht umgeben, der Myelinscheide, deren Zerstörung zu ›Kurzschlüssen‹ und einer erheblichen Herabsetzung der Nervenleitungsgeschwindigkeit führt.

Bei der Multiplen Sklerose (MS), einer Autoimmunreaktion, richtet sich die zerstörerische Kraft des Immunsystems gegen eigenes Gewebe. Es erfolgt eine Zerstörung der Myelinscheide durch eine Entzündungsreaktion, ein Zustand, in dem die Nervenzelle durch Kurzschlüsse nicht mehr richtig funktionieren kann. MS ist die häufigste erworbene entzündlich demyelinisierende Krankheit des Zentralen Nervensystems (ZNS). Als Ursache dieser Erkrankung wird heute eine erbliche (genetische) Veranlagung diskutiert.

Die MS verläuft schubweise mit verschiedenartigen neurologischen Störungen. Sie beginnt meist im frühen Erwachsenenalter und betrifft bevorzugt Frauen. Aber auch ein sich langsam steigernder chronischer Verlauf ist möglich. Anfangs kommt es meistens durch Entzündungen des Sehnervs zu ›Schleier-Sehen‹ oder zu Sensibilitätsstörungen, im fortgeschrittenen Stadium auch zu spastischen Lähmungen mit Blasen- und Darmentleerungsstörungen, die bis zur Invalidität führen können.

Auch hier ist es wichtig, realistisch zu bleiben. Selbst durch den Einsatz modernster Methoden ist heute keine Heilung möglich, die Besserung der Symptome ist oft das einzige, was erreicht werden kann. Dennoch läßt sich mit einem unterstützenden antientzündlich ausgerichteten Ernährungsplan und einem Leber-Entgiftungsprogramm viel für eine gesunderhaltende Lebensweise tun. Zusätzlich werden von ganzheitlichen Experten folgende unterstützende Maßnahmen empfohlen:

Die Zufuhr von mehrfach ungesättigten Fettsäuren beeinflußt die Krankheit günstig. Mehrfach ungesättigte Fettsäuren, speziell die Omega-3-Fettsäure, haben eine entzündungshemmende und immunmodulierende Wirkung. Omega-3-Fettsäure spielt auch eine wichtige Rolle bei der Bildung und Erhaltung des Myelins, daher sollte die Anwendung von hochwertigen pflanzlichen Ölen wie Leinöl ein wichtiger Baustein im Diätplan sein.

Bewiesen ist, daß oxidative Schäden eine Rolle bei der Entstehung der MS spielen. Auf eine ausreichende Versorgung mit den antioxidativen Vitaminen und Spurenelementen A, C, E, Alpha-Liponsäure, Coenzym Q 10 und Selen ist daher zu achten.

Vor einigen Jahren ist Prinz Charles – entgegen seinem sonst so förmlichen Auftreten – damit aufgefallen, daß er für die Freigabe des Einsatzes von Marihuana und Cannabis eingetreten ist. Diese Naturstoffe haben nämlich neben ihrer entspannenden Wirkung die Fähigkeit, über spezifische Rezeptoren auf das Immun- und das Nervensystem einzuwirken. So können offenbar gewisse entzündungshemmende Effekte bei diesem Krankheitsbild unterstützend wirken und einige MS-abhängige Beschwerden (wie etwa Krämpfe) lindern.

Auch die Tibetische Medizin kann bei MS dank der antientzündlichen Wirkung gewisser Kräutermischungen Unterstützung bieten, und andere durch psychischen oder Immun-Streß ausgelöste Krankheiten, wie etwa Fibromyalgie, können gut auf dieses Schutzprogramm aufbauen.

Achtung Frauen: eure Männer verrosten!

Männer sind das starke Geschlecht – soweit das Klischee. Doch blickt man auf die Sterbestatistik, stimmt das überhaupt nicht. Gerade das schwache Geschlecht zeigt meist eine höhere Überlebensrate als die starken Männer; im Mittel oft mehr als acht Jahre.

Die Hauptursache des frühzeitigen Todes bei Männern ist der **Herzinfarkt** als Folge verkalkter Arterien (**Arteriosklerose**). Dazu tragen verschiedene Risikofaktoren bei, die den Körper anfällig machen und der Verkalkung der Arterien Vorschub leisten: fettes Essen, Übergewicht, übermäßig Alkohol, Streß und Rauchen sind wohl die bekanntesten Negativbeispiele, die wir schon im Zusammenhang mit der Leber angesprochen haben. Doch warum sind gerade Männer gefährdet?

Die Eisenstory ist die spannende Geschichte einer Suche nach Zusammenhängen und auch ein Lehrbeispiel, warum etwas Positives in etwas Negatives umschlagen kann.

Eisen in kleinen Mengen ist ohne Zweifel lebensnotwendig – es ist wichtig für den Körper, so lernt man schon in der Schule. Es ist der lebensnotwendige Baustein für den Blutfarbstoff Hämoglobin. Damit Kinder richtig heranwachsen können, sind sie also auf genügend Eisen in der Ernährung angewiesen. Enthalten ist es in verschiedenen Nahrungsbestandteilen: Eisen steckt in Pflanzen, in rotem Fleisch und Innereien. Der Körper kann es aus all diesen Quellen aufnehmen und umsetzen, am besten aus Innereien, Blut- und Leberwürsten.

Es gibt Personengruppen und Krankheiten, bei denen vermehrt Eisen notwendig ist. Neben Kindern sind etwa Extremsportler gefährdet, einen zu geringen Eisengehalt im Blut zu haben. Dieser Zustand wird **Anämie** (Blutarmut) genannt. Er ist gekennzeichnet durch Blässe, Müdigkeit, Kopfweh und Nervosität. Der Arzt kann diesen Zustand sehr einfach feststellen und mit Eisenpräparaten und einer Diätumstellung entgegenwirken. Doch um diese Krankheitsbilder geht es hier nicht, wir wollen uns wieder der Eingangsfrage zuwenden, warum sind gerade die Männer gefährdet, an der Folge von Arteriosklerose früher zu sterben?

In der Pubertät unterscheidet sich die Entwicklung von Frauen und Männern deutlich: Junge Mädchen und Frauen verlieren durch die Monatsblutung jeweils ein Quantum Blut und damit Eisen. Deswegen gelten sie auch von jeher als schwach und anämisch – dabei sollte die Blutarmut der Frauen nur in ernsten Fällen und unter ärztlicher Aufsicht behandelt werden. Die geringen Eisenvorräte der Frauen – ihre sprichwörtliche Blutarmut – könnten vielmehr einen äußerst positiven Effekt haben: Schutz vor Herzinfarkt bewirken. Daraus haben Forscher den Umkehrschluß gezogen, daß Männer zuviel Eisen im Blut haben – man könnte sagen, sie setzen ›Rost‹ an. Und dies gilt um so mehr für Männer, die sich den obengenannten Eisen-Risikofaktoren aussetzen und gerne und viel rotes Fleisch essen.

Warum ist nun zuviel Eisen gefährlich? Dies hat drei wesentliche Gründe:

- Der Körper braucht Eisen; überschüssiges Eisen lagert er als Notration in Eisendepots ein. Dieser Mechanismus war in grauer Urzeit sicher lebensrettend. Heute jedoch, in unserer Überflußgesellschaft, sind bei einer täglichen Fleischmahlzeit bei den meisten Menschen die Eisendepots bereits übervoll.
- Schwimmt Eisen im Blut frei herum (also nicht in die roten Blutkörperchen eingebaut), so kann es eine gefährliche Kettenreaktion starten. Es verstärkt nämlich die Wirkung der Risikofaktoren (fette Nahrung, Rauchen, Umweltgifte etc.), indem es den sogenannten oxidativen Streß und damit die Entzündungsbereitschaft verstärkt. Diese gefährliche Kettenreaktion läuft im Körper normalerweise gebremst ab und wird vor allem durch pflanzliche Schutzstoffe entschärft. Freies Eisen löst je-

doch diese Bremsen. Es wirkt als Katalysator bei der Bildung von Radikalen, und die Streßreaktion beschleunigt sich sogar noch. Gerade jene Muskeln und Gewebe, die viel Sauerstoff benötigen, sind besonders gefährdet, am meisten der Herzmuskel.

- Wenig bekannt ist, daß Bakterien zu ihrem Wachstum freies Eisen benötigen. Daher hat der Körper effiziente Absaugmechanismen aufgebaut, die das Eisen in die Eisendepots verbannen. Bei Streßreaktionen (z. B. psychischem Streß, Entzündungen, Allergien, Umweltstreß) werden die Immunzellen aber veranlaßt, das gespeicherte Eisen wieder freizusetzen. Genau hier können die Bakterien ansetzen, und es kommt durch vermehrtes Wachstum zu einer zusätzlichen Belastung des Immunsystems. Vermehrte Entzündungsanfälligkeit ist die Folge. Dies könnte auch der tiefere Grund sein, warum gerade in der Schwangerschaft der Eisenspiegel gering ist, um Mutter und Kind vor Bakterieninfektionen zu schützen.

Es wird auch vermutet, daß Herzinfarkt eine Folge der Besiedelung der Arterien mit den Chlamydien-Bakterien sei. Aber Bakterien würden ja alle gleich betreffen, Mann und Frau. Also könnte freies Eisen eine Rolle spielen. Denken Sie bitte die Sache selbst zu Ende.

»Verrosten die Männer?« – So fragte schon vor gut 20 Jahren der unermüdliche Forscher der damals noch selbständigen Wander AG in Bern, Felix Kieffer, der in wegweisenden Publikationen seine Erfahrungen über den Eisenstoffwechsel und das daraus entstehende Gesundheitsrisiko darlegte. Seither sind einige Jahre vergangen, die öffentliche Diskussion ist jedoch nicht weiter fortgeschritten, denn noch immer glauben die meisten, daß freies Eisen bedingungslos gesund sei. Der Beitrag von freiem Eisen zu einem pro-entzündlichen Zellstatus wird dabei übersehen.

Seit den Pionierarbeiten von Kieffer sind eigentlich alle wesentlichen Mechanismen bekannt, wie überschüssige Eisenreserven vermieden werden können (siehe dazu die folgenden Tabellen). Als erstes muß man wissen, daß der menschliche Organismus Eisen leichter aus tierischer Herkunft aufnimmt als aus pflanzlichen Quellen. Dieses Wissen ist gerade für die ›starken‹ Männer wichtig, gehört es doch zum Image des starken Mannes, rotes Fleisch zu essen, das viel Eisen enthält. Vielleicht können hier die Frauen ihre Männer zu etwas Maßhalten bewegen?

Klar ist, Männer und Frauen benötigen einen für ihre individuellen Eisen-Bedürfnisse abgestimmten Speiseplan. Gesunde Frauen über 50 und Männer im allgemeinen sollten eisenhaltige Präparate nur auf ärztliche Verordnung einnehmen und den Konsum von rotem Fleisch und insbesondere Leber tief halten. Regelmäßiges Blutspenden reduziert zu hohe Eisenreserven wirksam; Schwitzen beim Sport und in der Sauna hat einen ähnlichen, wenn auch viel bescheideneren Effekt.

Dagegen können bestimmte Kräuterkombinationen einen ausleitenden Effekt haben, da sie in der Lage sind, überschüssiges Eisen zu binden. Hier kann wiederum das tibetische Padma 28 gute Hilfe leisten, denn Forschungsergebnisse konnten bestätigen, daß diese Formel in der Lage ist, Schwermetalle (und damit auch Eisen) zu binden. Dies stellt eine Vorbedingung zur gefahrlosen Ausleitung aus dem Körper dar. Es ist immer wieder erstaunlich, wie die alte tibetische Heilkunde bereits Antworten auf moderne Probleme gefunden hat.

Die folgenden Tabellen helfen Ihnen, eine Übersicht zu gewinnen und Ihre tägliche Entscheidung selbst zu treffen. Denn Sie haben Ihr Eisen-Schicksal selbst in der Hand!

Tabelle: Empfehlenswerte Nahrungsmittel und Produkte, welche die Aufnahme pflanzlichen Eisens im Darm behindern und dadurch bewirken, daß die Eisenreserven niedrig bleiben (nach F. Kieffer)

Nahrungsmittel, Produkte	Wirkungsmechanismus
Schwarztee, grüner Tee, Heilkräutertees, Padma 28, Kakaoprodukte, Kaffee, Rotwein, viele Früchte und Gemüsearten, Olivenöl	Enthalten reichlich pflanzliche Schutzstoffe wie Polyphenole, Flavonoide etc., welche anorganisches Eisen binden und dadurch die Aufnahme von Eisen ins Blut verhindern.
Heidelbeeren, schwarzer Holunder, schwarze Johannisbeeren, Brombeeren, blaue Traubensorten, Rotkohl	Die blauviolett gefärbten Anthocyane binden anorganisches Eisen und verhindern dadurch die Aufnahme von Eisen ins Blut.
Kakao, Schokolade, Rhabarber, Spinat	Enthalten Oxalsäure, die anorganisches Eisen bindet.
Äpfel, Birnen, Bananen, Tomaten, Gurken, Kürbis, Melonen und viele Früchte	Enthalten reichlich unverdauliches Pektin, welches mit dem Eisen hochpolymere Komplexe bildet und daher die Aufnahme hemmt.
Vollkorngetreide, Hafer, Kleie, Sojaprodukte, Nüsse, Kerne, Samen	Das reichlich vorkommende Phytin bildet mit dem Eisen schwer aufnehmbare Komplexe.
Vollmilch, Magermilch, Quark, Kefir, Joghurt, Sauermilch, Käse	Der hohe Gehalt an Calcium und Phosphar führt zur Bildung von schwer löslichen Eisenverbindungen.

Nahrungsmittel, Produkte	**Wirkungsmechanismus**
Joghurt, Bifidus-Joghurt, Sauermilch	Die Joghurtbakterien (am stärksten Bifidus-Stämme) binden anorganisches Eisen an ihrer Oberfläche und verhindern so teilweise dessen Aufnahme in den Körper.
Muttermilch bei gestillten Säuglingen	Durch erste Darmflora des Säuglings wird Eisen so stark gebunden, daß sich gefährliche Keime nicht vermehren können.
Unverdauliche sulfathaltige Produkte wie Agar-Agar, Carrageen, Chondroitinsulfat, Würste mit Knorpel und Sehnen, Taurin, Padma 28, Magnesium-, Natrium- und Kalzium-Sulfat im Überschuß bei bestimmten Mineralwassern	Die Sulfate werden im Dickdarm zu Schwefelwasserstoff, welcher vorerst vom überschüssigen Eisen gebunden wird und dieses immobilisiert.
Verdauliche Nahrungsfasern, Zichorie, Brotrinde und Zwieback	Aus ihnen erzeugt die Darmflora verschiedene Säuren, die wiederum den Schwefelwasserstoff aus dem Blut treibt, was entzündungshemmend wirkt.
Vegetarische Ernährung als Lebensprinzip	Diese Ernährungsform verbindet viele der obengenannten Mechanismen und ist frei von gut aufnehmbarem Eisen aus Fleisch und Blut, was die Eisenreserven tief hält.

Tabelle: Vorsicht bei Nahrungsmitteln und Produkten, welche die Einlagerung von unnötig hohen Eisenreserven begünstigen, gleichzeitig aber für anämische Menschen von Vorteil sind (nach F. Kieffer)

Eisenquellen, Förderer der Eisenverwertung	**Ungünstige Wirkungen**
Alle dunklen Fleischsorten (Rind, Schwein, Schaf, Wild) sowie Blutwürste	Hämoglobin im Blut ist die am leichtesten verwertbare Eisenform. Deren Aufnahme kann durch Vollwerternährung nicht verhindert werden.
Eisenhaltige Multivitamin-Mineralstoff-Supplemente und Geriatrika	Sind nur bei menstruierenden Frauen bis etwa 55 Jahre sinnvoll, nicht für ältere Frauen und Männer (außer bei Ausübung gewisser Sportarten).
Vitamin-C-reiche, vollwertige Mahlzeiten (sie enthalten stets Spuren pflanzlichen Eisens)	Natürliches oder künstliches Vitamin C (schon 100–200 mg zu den Mahlzeiten) erhöht die Aufnahme des pflanzlichen Eisens und von Eisensupplementen um 50–100%. Auf Dauer ist dies unerwünscht, außer bei Anämie. Megadosen Vitamin C (ab 500 mg) mobilisieren Eisen aus den Körperdepots, was den oxidativen Streß verstärkt.
Hoher Zuckerkonsum (auch aus Früchten, Fruchtsäften, Getränken und Honig)	Ihr anerkannt rascher Übergang ins Blut führt kurzfristig zu hoher Milchsäureproduktion in der

Eisenquellen, Förderer der Eisenverwertung	**Ungünstige Wirkungen**
	Darmschleimhaut, diese fördert die Eisenaufnahme und mobilisiert gleichzeitg Eisen aus den Körperdepots.
Kupfer- und Magnesiummangel	Der Körper versucht, diese Elemente verstärkt aus der Nahrung zu gewinnen, und nimmt dabei auch zusätzliches Eisen auf, was die Eisenreserven erhöht.

Elektro-Smog als weiterer Streßfaktor

Wer sich intensiv mit der Gesunderhaltung seines Körpers auseinandersetzen möchte, wird nicht umhin kommen, sich auch mit den zahlreichen Errungenschaften unserer Technik, wie Fernseher, Mobiltelefon (Handy), Mikrowellenofen, Induktionsherden, kabellosem Internet oder einfach Strom, und den damit verbundenen Elektrosmogbelastungen eingehend zu beschäftigen. Immer wieder wird die Frage an mich herangetragen, wie gefährlich elektromagnetische Felder für unseren Körper sind.

Als ich vor Jahren in Hongkong durch die Straßen spazierte, traute ich meinen Augen nicht: Beinahe jeder Passant, dem ich begegnete, hatte ein Handy an seinem Ohr.

Schon damals stellte ich mir die bange Frage: Was löst dieser Schwingungsstreß in unserem Organismus aus? Kommt es zu einer Störung wichtiger Körperfunktionen und zur Beeinträchtigung unserer Zellen?

Heute gleicht das europäische Straßenbild dem asiatischen völlig, und es gibt wenige Orte in Europa, an denen nicht künstliche elektromagnetische Strahlung auf uns einwirkt. Wir senden elektronische Post, informieren, telefonieren und merken gar nicht, daß wir alle Anzeichen von Süchtigen aufweisen. Es gibt beinahe keinen Menschen der entwickelten Welt mehr, der ohne sein Handy auf die Straße geht. Obwohl zahlreiche wissenschaftliche Forschungen belegen, daß Elektrosmog die Gesundheit von Lebewesen verändert, geben wiederum offiziell anerkannte wissenschaftliche Studien diese elektromagnetischen Felder als unbedenklich aus.

Ich glaube, der warnende Forscher hat recht.

Aus der Sicht einer Energietherapeutin ist für mich klar, daß das energetische Feld des Menschen mit diesen elektromagnetischen Feldern Informationen austauscht. Ich rate daher zu extremer Vorsicht beim Umgang mit Geräten, die elektromagnetische Felder aussenden. Wir unterscheiden dabei folgende fünf Feldarten:

- Elektrische Gleichfelder (Elektrostatik von Bildschirmen, Fasern)
- Magnetische Gleichfelder (Magnetostatik, oft auch bei starkem Stromfluß bei Batterien oder Oberleitungen von Straßenbahnen)
- Elektrische Wechselfelder (Niederfrequenz, normales Stromnetz, Oberleitung der Eisenbahn, Hochspannungsleitung, auch wenn kein Strom fließt)
- Magnetische Wechselfelder (Niederfrequenz, Folge von hohem elektrischem Stromfluß beim Betrieb von Motoren, Spulen, etc.)
- Elektromagnetische Wellen (Hochfrequenz, Mobilfunk, Rundfunk, Fernseher)

Niederfrequenz bedeutet wenige Schwingungen pro Sekunde zwischen einem und einigen zehntausend Hertz. Bei Gleichfeldern bleibt, wie der Name schon sagt, die Feldstärke im Zeitverlauf konstant.

Hochfrequenz bedeutet viele Schwingungen pro Sekunde zwischen einigen zehn bis hunderttausend Hertz. Hier spricht man von Kilohertz, Millionen Hertz (Megahertz) oder Millarden Hertz (Gigahertz).

Unbemerkt von der breiten Öffentlichkeit wurde von der Europäischen Union ein Forschungsprogramm begonnen, das zum Ziel hat, eventuelle Risiken, die von niederenergetischen elektromagnetischen Feldern ausgehen, an Zellkulturen zu testen. Die Ergebnisse dieser Reflex-Studie sind besorgniserregend. Die Zellen wurden Feldern ausgesetzt, die dem normalen Stromnetz (Niederfrequenz, 50 Hz, 0.1–2.3 mTesla) sowie dem 1800-MHz- oder GSM-900-Funkband (Hochfrequenz) der Mobiltelefone entsprechen.

In einer Gen-Analyse wurde gefragt, welche Gene in unseren Zellen durch die elektromagnetischen Felder an- oder abgeschaltet werden. Etwa 300 von 900 Genen zeigten eine deutliche Veränderung in ihrer biologischen Funktion. Von den Signalwegen, die diese Gene mit Proteinen versorgen, waren fast alle Zellebenen betroffen. Ein etwas anders Experiment zeigt, daß ein 60-Hz-Feld eine Gruppe von Enzymen aktiviert, die auch beim Tumorgeschehen von großer Bedeutung sind. Das macht unsicher.

Um mein Wissen zu verbessern, holte ich Rat bei einem Elektrotechniker ein und brachte folgendes in Erfahrung: Ein Handy sendet die hochfrequenten Wellen in Pulspaketen und taktet bei der Aufnahme von Signalen, also wenn ich ein Gespräch empfange, aber auch beim Retoursenden werden Pulse zwischen 0.9 GHz und 1.9 GHz ausgesendet. Das heißt im Klartext, Aufnahme und Aussetzen der Impulse wechselt sich in der Sekunde zwischen 900 000 000- und 1 900 000 000mal ab. Diese getakteten Impulse haben Ähnlichkeiten mit menschlichen Nervenzellsignalen.

Nach Auskunft des Fachmannes ist diese gepulste Frequenzmodulation deshalb so gefährlich für den Menschen, weil die Impulse sehr viele Oberwellen erzeugen. In den Oberwellen sind viele Frequenzen enthalten, das heißt, es können durch diese Strahlen sehr viele biologische Strukturen angeregt werden.

Handys in Kinderhand haben den Fußball unter dem Arm abgelöst

Alle Eltern wissen aus eigener Erfahrung, wie schwer es ist, unsere Kinder und Jugendlichen über die möglichen Folgewirkungen der elektromagnetischen Felder, die Handys auslösen können, aufzuklären. Jungen Menschen scheint das Potential ihrer Gesundheit noch unerschöpflich, auch haben sie oft grundsätzlich andere Interessen, als Studien und wissenschaftliche Abhandlungen zu lesen. Dieser jugendlichen Ignoranz stehen wir Erwachsenen jedoch um nichts nach. Außerdem will keiner mehr den Fortschritt der Zeit missen, und die Nützlichkeit des schnellen Kommunizierens mittels Computer oder Handy ist unbestreitbar. Trotzdem sollten wir die Gesundheitsgefährdung, die von diesen Technologien ausgeht, nicht unterschätzen. Ich bin felsenfest davon überzeugt, daß das Problem Elektrosmog mittelfristig gelöst werden kann, ohne daß wir in die Steinzeit zurückkehren müssen. Dies kann jedoch nur gelingen, wenn wir das Stromnetz sowie alle elektromagnetischen Felder auf zellbiologisch verträgliche Frequenzen umzustellen beginnen. Die biologische Störung ist in erster Linie eine Sache der Frequenz und der Pausenmuster, also der biologisch verwertbaren Information, die wir verwenden, und nicht eine Frage der Intensität. Es ist auch wichtig, in der Gesellschaft zu verankern, daß elektromagnetische Felder zellbiologisch aktiv sind, egal, wie schwach sie sind. Zahlreiche internationale Forschungsarbeiten belegen diese Aussage.

Aus biochemisch-pysikalischer Sicht ist ebenfalls wichtig, anzuerkennen, daß die Zellen nicht nur über biochemische Signalmuster verfügen, sondern auch über ultraschwache elektromagnetische Felder miteinander sprechen. Diese Felder werden von Zellbestandteilen (Organellen) selbst erzeugt und tragen Information in Lichtgeschwindigkeit von Zelle zu Zelle.

Im Laufe meiner ganzheitlich orientierten Ausbildung habe ich die Kinesiologie (Lehre von der Bewegung von Energieströmen im Körper) erlernt. Bei kinesiologischen Sitzungen wende ich den Muskeltest an. Anhand dieser Methode ist jede positive oder negative Beeinflussung unseres körpereigenen Energiefeldes spürbar. Im Falle einer Tonusschwäche der Muskulatur (der getestete Muskel gibt spürbar nach) sprechen wir von Stressoren, die unseren Körper und unseren Geist negativ beeinflussen. Unser Körper benötigt, um gesund zu bleiben, ein starkes ausgeglichenes Energiefeld. Alle meine Klienten mußten beim Muskeltest beinahe entsetzt feststellen, daß das Handy, der Computerbildschirm und der Mikrowellenherd ihr körpereigenes Energiefeld negativ beeinflussen.

Sobald der mögliche negative Einfluß bewußt wird, werden wir uns nicht mehr nur auf diverse Aussagen der Unbedenklichkeit seitens Telekombetreiber, Politiker und anderer Fachmänner verlassen, die alle Bedenken in punkto Mobiltelefon in den Wind schlagen oder als geschäftschädigend abtun. Wie bereits berichtet, hat das europäische Forscherteam darauf hingewiesen, daß gewisse elektromagnetische Felder wie etwa der Mobilfunk das menschliche Erbgut verändern, es zeigten sich Brüche in den Chromosomen, den Erbgutträgern. Eine Zusammenfassung von über 100 verschiedenen Studien bietet uns ein Forscherteam aus Neuseeland.

Somit kann es durch elektromagnetische Felder nachweislich zu folgenden Schadensfällen oder Befindlichkeitsstörungen kommen:

- Gedächtnisverlust
- Schlafstörungen
- Verlangsamte motorische Fähigkeiten und Reaktionszeit bei Schulkindern
- Beeinträchtigte Aktivität der weißen Blutkörperchen bei Schulkindern
- Räumliche Desorientierung
- Kopfschmerzen
- Veränderung der Blut-Hirn-Schranke
- Eingeschränkte Aktivität des Nervensystems
- Konzentrationsverlust und »benebeltes« Denken
- Verringerte Immunfunktion
- Verringerte Spermienanzahl und -beweglichkeit
- Erhöhte Pulsrate
- Erhöhter Blutdruck
- Veränderungen in der elektrischen Aktivität des Gehirns
- DNA-Schaden (genetischer Schaden) und Veränderungen der DNA-Reparatur-Kapazität
- Erhöhtes Zellwachstum

Als Therapeutin möchte ich im Wettstreit der Physiker und Wissenschafter zwar nicht urteilen, kann aber auch nicht nur diese Experten über mich entscheiden lassen.

Was ich verstehe, ist, daß Lebendiges mit Lebendigem in Resonanz geraten kann. Wenn ein Stück Fleisch im Mikrowellenherd heiß wird, müssen die noch intakten Zellen des Fleischstücks etwas davon abbekommen. Als Träger der Wärmeübertragung fungiert das Zellwasser. Das Wasser gerät wie eine Stimmgabel in Schwingung, es kommt zu einem Überschreiben der in den Zellen enthaltenen biologischen Information durch die Mikrowellen. Ebenso scheint mir logisch, daß andere Frequenzen auch andere Resonanzbilder erzeugen.

Für eine relevante Beurteilung negativer Einflüsse auf den

Menschen hat das Resonanzprinzip weitreichende Konsequenzen. So mußten zum Beispiel deutsche Rundfunksender ihren Standort wechseln, weil die gepulsten Mikrowellen, die sie aussandten, der Länge der Nadeln der umliegenden Tannenwäldern entsprachen und buchstäblich braune Schneisen in den Forst schnitten. Auch unser Organismus wirkt für viele Wellenlängen als Antennen, und die gesundheitlichen Auswirkungen kommen immer mehr zum Tragen. Wissenschaftsstreit hin oder her, für mich ist eines klar: Nicht nur die abgesicherte wissenschaftliche Erkenntnis sollte die Voraussetzung für eine vernünftige Entscheidungsfindung sein, gerade wenn es sich um ein Thema handelt, das unsere gesamte Lebenswelt betrifft, sondern alle themenbezogenen Daten sollten berücksichtigt werden.

Das wahre Problem ist ja die Summe der Störungen und Einflüsse, welchen der Mensch in einer hochtechnisierten Welt ausgesetzt ist. Da kommen auch schlechte Nahrung und vergiftete Umwelt dazu. Erst bei gleichzeitigem Einwirken verschiedener schädigender Reize auf den Organismus entstehen in der Regel gesundheitliche Schäden. Es ist dann üblicherweise das schwächste Glied in der Kette, das bricht. Das heißt, bei jedem von uns wird sich das Überschreiten der Belastungsgrenze in einem anderen Beschwerdebild zeigen. Deshalb gebietet die Vernunft, alles zu hinterfragen, was stören könnte.

Abhilfe durch Entstörung

Sollten Sie eine Belastung in Ihrem Haus oder an Ihrem Arbeitsplatz vermuten, empfiehlt sich eine sorgfältige baubiologische Abklärung. Außerdem kann der Versuch einer Ausleitung von Schlakken und schädlichen Reizen aus dem Körper etwa mit Hilfe der dreiwöchigen tibetischen Sarsaparilla-Kur weiterhelfen. Bestehen die Probleme nach der Ausleitungskur weiter, ist dies ein starker

Hinweis darauf, daß äußere Störquellen zu dem Beschwerdebild beitragen.

Ich glaube, daß eine eingehende Aufklärung die Verbraucher ermuntern wird, nur noch technische Produkte zu erwerben, deren Strahlungsfrequenz biologisch unbedenklich ist. Gibt es aber überhaupt unbedenkliche Frequenzbänder?

Bei einer gezielten Nachfrage muß sich das Angebot von selbst anpassen. Bis jedoch eine tatsächliche Veränderung einsetzt, müssen wir weiter mit der fast täglich wachsenden Elektrosmogbelastung leben. Kein Wunder, daß da der Markt an Entstörgeräten boomt.

Fachleute vom Institut für Biosensorik und bioenergetische Umweltforschung (IBBU, Linz) erklären die Sachlage wie folgt: »Bestimmte ultraschwache elektromagnetische Felder haben die Eigenschaft, Störfelder zwar nicht zu löschen, aber ihre Auswirkungen auf den Menschen und seine Umwelt zu reduzieren oder ganz aufzuheben, so als würden sie die Regulationsvorgänge im Körper ständig an etwas erinnern, das diese davon abhält zu entgleisen« (*Gesundheit*, 9/2003, Seite 102–104). Auf diesem Prinzip beruhen die meisten am Markt angebotenen Produkte, die gegen Handystrahlen, Mikrowellen und elektrosmogerzeugende Geräte eingebaut werden können. Ich habe mich ausreichend auf dem Markt umgesehen und viele der angebotenen Produkte mit meinen Klienten oder vor Ort getestet. In meinen Versuchen hatten die Produkte der Grazer Firma MUMU 25 den höchsten Wirkungsgrad. Das Ganze ist jedoch ein sich rasch entwickelndes Forschungsgebiet, und es sind noch viele Neuentwicklungen zu erwarten. Das beste Vermeidungsmittel ist nach wie vor, störende Geräte nicht einzuschalten und vom Stromnetz zu trennen. Abstand halten kann ebenso helfen, die Belastung zu verringern. Aufgrund physikalischer Gesetze kann etwa eine Verdoppelung des Abstands die Feldstärke um einen Viertel reduzieren.

Der durch elektromagnetische Störfelder hervorgerufene Zellstreß muß im wesentlichen durch unsere Leber abgebaut werden. Dort und in der Bauchspeicheldrüse sammeln sich alle körpereigenen und körperfremden Schadstoffe. Unglücklicherweise leidet der Mensch aber an weiteren Befindlichkeitsstörungen wie etwa Schlaf-, Seh- oder Gemütsstörungen, Müdigkeit, Antriebslosigkeit bis hin zur allgemeinen Immunschwäche. Nun ist es so, daß jeder weitere Streßfaktor uns an der schwächsten Stelle trifft und die Befindlichkeit weiter verschlechtert. Daher ist die Verminderung von Streß für unseren Körper das wichtigste Prinzip, um die Gesundheit zu erhalten.

Eine Bekannte von mir, die, ohne es zu wissen, eine E-Smog-Befindlichkeitsstörung aufwies, rief mich völlig verunsichert und genervt an und klagte über massive Müdigkeit am Tag und Schlafstörungen in der Nacht. Rasch wurde mir klar, daß sie vermutlich an einem Störsyndrom litt, das etwas mit ihrem privaten oder dienstlichen Umfeld zu tun hatte. Deshalb riet ich meiner Bekannten, den Schlafplatz baubiologisch auf elektromagnetische Störfelder untersuchen zu lassen. Meine Befürchtungen bestätigten sich bereits bei der ersten Begehung: Besonders der Schlafplatz, aber auch das Arbeitszimmer wiesen hohe elektromagnetische Störfelder auf. Ich riet sofort zu einer Behebung durch den Einbau eines E-Smog-Biotransmitters. Darüber hinaus bot ich eine kinesiologische Körperanalyse an und machte meine Bekannte darauf aufmerksam, daß auch geologische Verwerfungen und Wasseradern für die Unpäßlichkeiten verantwortlich sein könnten. Die Analyse bezüglich der geologischen Verwerfungen blieb negativ, ebenso konnten keine Wasserstörzonen entdeckt werden. So blieb nur mehr eine Belastung durch elektromagnetische Störfelder.

Ich riet zu einer Leberausleitung mit ›'Bras bu 3 thang‹, dem Leber-Regulans mit hervorragender Entgiftungskapazität. Bereits nach vierzehn Tagen rief meine Bekannte freudig erregt an. Ihr Allgemeinzustand hatte sich deutlich gebessert; besonders ein neuer, bis dato unbekannter Schlafrhythmus hatte sich eingestellt. Ich war wirklich überwältigt. Solche und ähnliche Fälle haben sich in der Folge noch viele ereignet und geben mir die Sicherheit, auf dem richtigen Weg zu sein, die Leber als Hauptorgan all dieser Sensibilitätsstörungen zu betrachten, das besonders gefördert werden muß.

Krebs – ein Trauma mit Hoffnung

Die Diagnose **Krebs** ist für einen Betroffenen nach wie vor ein Trauma. Nach dem Schock der Diagnose folgt der Leidensweg der Therapie. Mit großer Betroffenheit und Verzweiflung müssen wir dann feststellen, daß dem Patienten nur mehr eine Vergiftungstherapie in Form einer Chemotherapie oder eine Bestrahlungsbehandlung des Tumorareals angeboten werden kann.

Wenn alle diese Maßnahmen versagen, beginnt das schwerwiegendste Trauma, die Suche nach letzter Hilfe. Dies ist die Zeit des Umdenkens.

Die moderne Medizin unterscheidet allgemein zwischen primären und sekundären Tumoren. Der primäre Tumor ist an der Stelle seines Auftretens entstanden. Das Tumorgewebe besteht in diesem Fall aus entarteten Zellen der unmittelbaren Nachbarschaft bzw. des Organs, in dem sich der Tumor befindet. Bei sekundären Tumoren (Metastasen) handelt es sich dagegen um Zellen entfernter Tumorherde, die sich, ausgehend vom Primärtumor, über das Blut- oder Lymphsystem im Körper verbreitet und in ein fremdes Organ eingenistet haben. An der Fähigkeit primärer Tumore, ihren Entstehungsort zu verlassen und sich an anderen Körperstellen niederzulassen, erkennen wir, ob ein Tumor malign (bösartig) oder benign (gutartig) ist. Nur maligne Tumore besitzen die Eigenschaft zu wandern. Nicht alle Tumorerkrankungen führen zu Metastasen.

Ist die Leber von Metastasen befallen, droht höchste Lebensgefahr.

Viele ernstzunehmende Krebsforscher unterstreichen den Zusammenhang zwischen einer gestörten Leber- und Bauchspeicheldrüsentätigkeit und dem Tumorgeschehen. Leider haben wir zu spät erkannt, daß eine überforderte Leber dem Menschen die letzte Selbstheilungskraft raubt und nicht von einem Tag auf den anderen wieder harmonisiert werden kann. Eine starke Leber ist schon deshalb wichtig, da alle traumatischen Erlebnisse in der Leber Spuren hinterlassen.

Spuren der Verwüstung

Nach Tibetischer Medizin gehen seelische Konflikte immer mit einer Leberstörung einher. Diese Erkenntnis kann für die Gesunderhaltung unseres Körpers einen wichtigen Wegweiser darstellen. Innerer Friede und Gelassenheit stehen für organische Ausgewogenheit. Das tibetische Energierad ist in Harmonie. Gesunde Ernährung, richtiges Atmen und ein gezielter mentaler Ausgleich helfen, wieder in die Mitte zu kommen. Nur dadurch ist es dem Körper möglich, die größte Selbstheilungskraft zu aktivieren und in der Not mit jeder Krankheit fertig zu werden, sogar mit Krebs.

Die Tibetische Medizin kennt Krebs nicht als Erkrankung, sondern als Energiestörung. Aus meinen Fallgeschichten weiß ich, daß Krebs immer mit einer hohen ›mKhrispa‹-Energie einhergeht. Dieses Energieprinzip steht mit dem inneren Feuer oder, wie wir sagen würden, dem Stoffwechsel im Hauptorgan Leber in Zusammenhang.

Der wichtige Ratschlag der Tibetischen Medizin ist bei einer vorliegenden ›mKhrispa‹-Störung immer, eine weitere Überlastung der Leber zu vermeiden. Eine gezielte Leberdiät und die Stärkung ihrer Funktionen durch Herb- und Bitterstoffe müssen forciert werden.

Padma 28 oder ›Bras bu 3 thang« gelten hier als Mittel der Wahl. Damit wird das Potential der körpereigenen Selbstheilung gestärkt. Zahlreiche Wirkstoffe in Padma 28 bekämpfen bei Krebszellen häufig auftretende Sauerstoffradikale, stärken die Kraftwerke der Zelle (die Mitochondrien), harmonisieren den bei Krebszellen überhitzten Glukosestoffwechsel und schützen vor Membranschäden.

Die westliche Medizin geht in der Tumorbekämpfung einen völlig anderen Weg. In der Regel versucht man durch eine Kombinationstherapie mit Chemotherapeutika, den Tumor einzuschmelzen, um ihn besser chirurgisch entfernen zu können. Leider sind diese Therapien äußerst belastend, da eine gezielte Abgabe der chemischen Stoffe in Tumornähe meist unmöglich ist. Eine undifferenzierte Chemo-Ganzkörperbehandlung ist die Folge.

Konnte der Tumor chirurgisch entfernt werden, versucht man mittels Bestrahlung oder Chemotherapie, den Menschen vor neuerlichem Krebsbefall zu schützen. Die Resistenz der Tumorzellen ist eine gefürchtete Komplikation bei der Behandlung, wobei die moderne Medizin mit immer ausgefeilteren chemischen Cocktails eine Antwort zu finden versucht. Jede Art der chemischen Behandlung ist für die Leber jedoch problematisch. Was zur Entgiftung bereitstehen muß, leidet besonders unter Vergiftung.

Wissenschafter des McGill-Krebs-Centers in Kanada schickten 118 renommierten Onkologen (Krebsspezialisten) Fragebögen, in denen sie Stellung beziehen konnten, welche der angeführten sechs Chemotherapien sie bei sich selbst anwenden würden. 79 der befragten Ärzte schrieben zurück. Das war ihre Aussage:

64 der Ärzte gaben an, niemals eine Therapie mit dem Hauptwirkstoff einer Chemotherapie (cis-Platin oder Carboplatin) machen zu lassen. Dazu muß man wissen, daß diese Platinverbindungen die Stränge der DNS (Erbsubstanz) so mit einander verschweißen, daß sie sich während der Zellteilung nicht mehr trennen können. Eine solche Zelle kann das genetische Material nicht auf Tochterzellen aufteilen und muß sterben. Ob Krebszelle oder Normalzelle, der Tod ist unausweichlich. Viel schlimmer war je-

doch, daß 58 der 79 Ärzte antworteten, sie würden niemals eine Chemotherapie machen, weil sie nur in Ausnahmefällen hilft (z. B. Hodentumore), viel zu giftig ist und den ganzen Organismus angreift. Wer mehr zu diesem Thema lesen möchte, sei auf das interessante Buch *Chemotherapie heilt Krebs und die Erde ist eine Scheibe* von Lothar Hirneise verwiesen.

Die Überlebensstrategien von Krebszellen

Die Tatsache, daß jeder dritte Mensch im Laufe seines Lebens an Krebs erkrankt, macht betroffen. Glaubt man Vorhersagen erfahrener Onkologen, so kann die Sache zukünftig noch schlimmer kommen. Geht die Entwicklung so rasant weiter, muß man trotz aller neuen Behandlungsmethoden befürchten, daß bereits unsere Kindeskinder alle im Laufe ihres Lebens eine Tumorkrise durchmachen werden. Triste Aussichten.

Ein ca. 70 kg schwerer gesunder Mensch besteht aus etwa 30 Billionen Zellen. Täglich sterben davon einige Milliarden, die entweder verloren bleiben oder ersetzt werden. Etwa 100 g unseres Körpergewichtes macht der tote Zellhaufen aus. Wo aber sterben diese Zellen eigentlich?

Hauptsächlich an verschiedenen Körperoberflächen, wie der Haut oder der Darmoberfläche. Alleine der Verdauungstrakt hat eine Oberfläche von ca. 300 m^2, deren Zellen fast täglich erneuert werden müssen. Auch unsere Blutzellen unterliegen einer ständigen Erneuerung. So leben manche weiße Blutzellen nicht länger als 7 Stunden. Das ist etwa der Zeitraum, den man braucht, um ein saftiges Steak zu verdauen. Gäbe es das Knochenmark nicht, könnten diese Blutzellen nicht erneuert werden.

Rote Blutzellen leben hingegen länger; man schätzt etwa 100–120 Tage. Unser Knochenmark muß im Schnitt etwa jede Minute 150 Millionen Blutzellen – und das unser ganzes Leben lang – erzeugen. Eine gigantische Ursuppe in uns, die Energie benötigt, reguliert wird und erneuert werden muß. Rechnet man den Umsatz der Zellmasse in 80 Jahren aus, so kommen wir auf etwa 2.3–3 Tonnen.

Wer diese Zahlen kennt, der weiß, daß es an ein Wunder grenzt, daß hier nur wenige Fehler passieren. Wäre es anders, müßten wir permanent mit genetischen Erkrankungen und Krebs kämpfen. Eine unglaubliche Präzision und Reparaturarbeit schützt uns vor Krebs. Die Wahrscheinlichkeit, daß die Zellmaschine aus dem Gleichgewicht zwischen Zellteilung und Zellverlust ausbricht, ist extrem gering. Wenn es dennoch passiert, droht die Krise.

Krebszellen entstehen aber nicht in einem Tag. Sie entwickeln sich häufig aus einem kleinen Schaden in der Erbsubstanz. In den meisten Fällen kann die Fehlinformation im Zellkern noch repariert werden. Kommen aber für die Zelle neue Streßfaktoren hinzu, etwa Teerbestandteile des Zigarettenrauchs, verschärft sich die Krise. Problematisch und für die Betroffenen besonders schwerwiegend ist der Umstand, daß Krebszellen, durch diesen genetischen Unfall (Mutation) begünstigt, vieles anders und manches sogar besser machen als Normalzellen. So werden sie unabhängig von den Nachbarzellen, zumindest was die Kontrollfunktionen der Umgebung angeht. Unter normalen Verhältnissen darf eine Zelle nur so groß werden, bis sie die Nachbarzelle berührt. Sobald Zellen aneinander stoßen, kommt es zu einem Wachstumsstopp; die Zellbiologen sprechen von Kontakthemmung.

Tumorzellen haben dieses Signal abgestellt und wachsen einfach übereinander. Da sie dazu Wachstumsstoffe aus dem Blut oder dem umgebenden Gewebe brauchen, stellen sie diese kurzerhand selbst her, sie werden autarke und zugleich egoistische Einsiedler.

Ein weiterer Schutzmechanismus normaler Körperzellen ist die Zellalterung (Seneszenz): Nach einer bestimmten Anzahl von Teilungen stirbt die Zelle ab. Eine weitere Teilung ist nicht mehr möglich. Tumorzellen werden dagegen unsterblich.

Ein weiterer genetischer Faktor begünstigt das Fortschreiten der Krise: Tumorzellen produzieren Enzyme, die Strukturen des Bindegewebes auflösen. Damit können sie in immer neues Gewebe eindringen und dieses besiedeln. Falls die Tumorzellen auch noch zu wandern beginnen, steht ihnen der ganze Körper zur Neubesiedelung zur Verfügung. Lediglich Organe wie das Herz können nicht krebsartig entarten. Auch Nervenzellen, die bereits ausdifferenziert sind, d. h. ihr Endausbaustadium erreicht haben, nehmen nicht an diesem tödlichen Spiel teil. Ein großes Glück für alle unsere Nervenbahnen.

Besonders dramatisch ist der Umstand, daß schadhafte Zellen mit schadhafter Erbsubstanz an die Tochterzellen weitergegeben werden können. Damit steht dem weiteren Krebs-Chaos nichts mehr im Wege. All diese Faktoren rücken die Krebszellen in eine vorteilhafte Position und zeigen, warum es so schwer ist, die einmal entarteten Krebszellen in Schach zu halten.

Bringt neue Forschung den Durchbruch?

Seit Jahrzehnten versprechen Forscher, Pharmafirmen und Politiker den kurz bevorstehenden Durchbruch bei der Krebsbehandlung und rechtfertigen damit immer neue Großprojekte. Stehen wir nun im genetischen Zeitalter an der Schwelle eines neuen Durchbruchs in der Krebsforschung oder doch nicht? Welche Theorien werden von der Tumorbiologie zur Entstehung von Krebs angeboten? Es sind im wesentlichen zwei:

Die erste Theorie ist die Mutationstheorie. Sie geht davon aus, daß giftige Stoffe, hochenergetische Strahlen oder Chemikalien zu Veränderungen der Erbsubstanz führen. Der Schadensfall kann in der Regel von der körpereigenen DNS-Reparatur erkannt und, wenn alles gut geht, repariert werden. Wenn nicht, entsteht ein Erbmaterialschaden. Der kann ganz klein ausfallen, oder es gehen ganze Abschnitte eines Gens verloren. Man kann sich die Sache wie ein Buch mit einigen Druckfehlern vorstellen. Einzelne falsche Buchstaben werden nicht sonderlich stören. Fehlen aber ganze Wörter oder Zeilen, kommt der Sinn in Unordnung. So ergeht es auch unseren Genen. Versagt die Reparatur, stimmt der ganze Bauplan nicht mehr. Wird dieser fehlerhafte Bauplan falsch abgeschrieben und weitergegeben, sind auch alle anderen Baupläne in Zukunft falsch.

Die zweite Theorie, die Mitochondrientheorie, ist etwas für kritisch Denkende, die der ersten Theorie zwar eingeschränkt folgen, in ihr aber doch keine Erklärung für das ganze Ausmaß des Desasters sehen.

Die Mitochondrien sind die Kraftwerke der Zellen, die unter Verbrauch von Kohlenhydraten oder Fetten biologische Energie (ATP) bereitstellen. Die Mitochondrientheorie geht davon aus, daß Krebszellen ihren Stoffwechsel zu stark auf die Bildung der linksdrehenden Milchsäure umgestellt haben.

Zum besseren Verständnis: Die Moleküle der beiden Milchsäuren sind eigentlich gleich veknüpft, jedoch spiegelbildlich (vgl. rechte und linke Hand). Deshalb haben sie eine unterschiedliche physiologische Bedeutung. In Pflanzen und Bakterien kommt die Milchsäure in Form eines Gemisches beider Formen vor, z. B. in Sauerkraut.

Milchsäure ist zwar grundsätzlich nichts Schlechtes. Linksmilchsäure schadet jedoch der Atmungskette in den Mitochondrien, wodurch die Bildung lebenswichtiger Zellenergie unterbleibt.

Bei gesunden Erwachsenen kommt es durch den Verzehr von linksdrehenden Milchsäuren zu keinerlei Gesundheitsschäden. Anders aber bei Kleinkindern oder Krebspatienten: Die Weltgesundheitsorganisation WHO warnt vor der Verwendung von reiner linksdrehender Milchsäure in Babynahrung, und unter Tumorbiologen und Onkologen ist schon lange bekannt, daß Malignome einen hohen Gehalt an linksdrehender Milchsäure aufweisen. Der Gehalt kann bis zu 12% der Tumormasse betragen.

Auch bekannt ist, daß Glukose die sogenannte Zellgärung, ein Krebsfaktor, fördert. Unter anderem begünstigt der Gärprozeß die Veränderung der Membranspannung (Membranpotentialdifferenz) der Zellen. Die Mitochondrien als Kraftwerk des Lebens leiden darunter besonders. Eine niedere Membranspannung spielt aber eine wesentliche Rolle bei einer Tumorbildung. Eine hohe Membranspannung wacht über den Transport von Ionen, Spurenelementen und Mineralstoffen. Sie entscheidet, was in die Zelle hinein- bzw. wieder hinausgeht. Wenn die Mitochondrien ihre Funktionsfähigkeit einbüßen, versagen auch wichtige Kontrollmechanismen zur Begrenzung der Zellpopulation.

Zwei Regulationsebenen sind möglich: a) die Wachstumsrate der Zellen kann reguliert werden oder b) die Rate des Absterbens. Versagt einer oder beide der Mechanismen, können Zellen potentiell unsterblich werden.

Bei der Mitochondrientheorie liegt der Schwerpunkt auf ungewünschten Gärprozessen und einer Fehlregulation des programmierten Sterbens der Zellen. Man muß also nicht die schnellere Zellteilung von Tumorzellen bekämpfen, sondern die Membranspannung der Zellkraftwerke stärken, um damit die energetische Umstellung der Tumorzelle zu verhindern. Das heißt: Durch eine weitgehend glukosefreie Diät könnte diese Umstellung bewirkt werden.

Vermeiden Sie Ihr Leben lang den übermäßigen Konsum von Glukose (Traubenzucker). Wer krebskrank ist, muß in der Ernährung auf Zufuhr von Glukose völlig verzichten.

Die Mitochondrientheorie liefert uns somit einen Denkansatz, wieso das Organ Herz nicht an Krebs erkrankt: Da es, um den Herzschlag ausführen zu können, ständig eine sehr hohe Membranspannung aufbaut und erhalten muß, unterbleibt die Milchsäuregärung. Eine krebsartige Entartung kann sich nicht ausbreiten.

Die Wahrheit liegt, wie so häufig, wahrscheinlich in der Mitte dieser beiden Theorien. Die Mutationstheorie besagt eigentlich nur, daß kaputte oder veränderte Gene im Spiel sind. Daran gibt es nichts zu rütteln.

Offen bleiben jedoch die Fragen, ob wir ausreichend über Krebs als Stoffwechselentgleisung nachdenken und ob vor einem genetischen Defekt nicht ein Energieproblem im Zellstoffwechsel besteht. Für den Krebskranken ist es unerheblich, welche Theorie stimmt. Weit entscheidender ist, daß das Nachdenken über das Wesen der Tumorzellen uns Wege einer alternativen, ganzheitlichen Unterstützung des kranken Organismus während einer Tumorerkrankung aufzeigen kann.

Auch die Tibetische Medizinlehre kann uns einen sehr wichtigen Ansatz bieten, indem sie in ihrer ganzheitlichen Sichtweise immer auf die Ursachen einer Krankheit abzielt und damit Stoffwechselprozesse betont. Zudem kann sie anhand ihrer angewandten Energielehre körperliche Schwachpunkte ansprechen und durch Ernährungsratschläge, die Einnahme von pflanzlichen Mehrstoffgemischen sowie Atemübungen die körpereigenen Abwehrkräfte stimulieren. Wir wissen aus wissenschaftlichen Studien, daß ein kleiner, isolierter Tumor im Körper noch relativ wenige Auswirkungen zeigt. Die Schwierigkeiten beginnen mit dem Tumorwachstum und mit der Absonderung von Tumorzellen in die Blutbahn. Die meisten Tumorzellen werden im Blut zwar durch die Zellen des Immunsystems zerstört; 99,9% der Tumorzellen sterben binnen 3 Stunden, nachdem sie ins Blut eingedrungen sind. Doch es genügt, wenn einige wenige überleben und dadurch eine Neubesiedelung von Tumorzellen in einem anderen Organ beginnt. Um neue Organe zu befallen, heften sich diese Tumorzellen an die Innenseite der Blutgefäße und versuchen, Löcher in die Gefäßwand zu bohren. Tibetische Naturstoffgemische (z. B. Padma 28) enthalten Schutzstoffe, welche die Tumorzellen hemmen, sich an die Gefäßwandzellen (Endothelzellen) anzuheften. Damit kann man erwarten, daß die überlebenden Tumorzellen länger im Blutstrom verbleiben und von der immunologischen Körperpolizei entdeckt und abgetötet werden.

Mit Padma 28 können Sie einen wichtigen Schutzmechanismus gegen die Verbreitung von Tumorzellen in Ihrem Körper stärken.

Schon lange weiß man, daß die Verschleppung der Tumorzellen über die Blutbahnen für die hohe Sterblichkeitsrate verantwortlich ist. Der primäre Tumor kann häufig vollständig operativ entfernt werden, und dennoch kommt es zu einem Rückfall. Hier könnten ausgewählte Tibetische Kräuterformeln den Organismus vor und nach erfolgter Chemo- oder Bestrahlungstherapie energetisch stärken, denn gerade in diesen Phasen sind ein umfassender Zellschutz und eine Leberentgiftung unerläßlich. Da die Chemotherapie einer systematischen Ganzkörpervergiftung entspricht, die Sekundärtumore auslösen kann, ist gerade das Immunsystem stark in Mitleidenschaft gezogen. Naturstoffe können hier durch ihre Vielseitigkeit helfen. Wichtig ist in diesem Zusammenhang, daß derartige unterstützende antiinflammatorische und zellprotektive Impulse zwar sanft, aber an einer Vielzahl von Wirkorten eingreifen müssen, um in einer synergistischen Art eine nebenwirkungsreiche Chemotherapie abzuschwächen. Besonders in der anthroposophischen Medizin aus der Mistel gewonnene Präparate (etwa Iscador von Weleda) sind bei der Krebstherapie wichtige

Stützen, und es sind damit großartige Erfolge erzielt worden. Diese Therapien sind aber nur in der Hand erfahrener ganzheitsmedizinischer Spezialisten anzuwenden.

Leider muß ich feststellen, daß im Regelfall die Schutzwirkungen von Naturstoffen durch die moderne Medizin zuwenig genützt werden. Ebenso scheint mir, daß der Aspekt einer krebsrelevanten Ernährung nicht ausreichend in das Bewußtsein unserer Gesellschaft eingedrungen ist. Natürlich sind nicht alle Naturstoffgemische und Extrakte ausreichend wissenschaftlich erforscht. Für mich als Energetikerin ist es aber völlig klar, daß wir das Verständnis zum Heilen nur aus dem Verständnis der gesamten Körpervorgänge ableiten können.

Erkrankt man an Blutkrebs, spricht die Statistik der Onkologen eine klare Sprache: Nur wer sofort mit einer Kombinationstherapie beginnt, hat eine etwa 50%ige Überlebenschance. In Anbetracht des rasanten Fortschreitens der Erkrankung nimmt man das Risiko der Nebenwirkungen vermutlich zu Recht in Kauf. Es gibt aber auch Fälle, in denen lebensverlängernd leider nicht immer lebenserhaltend bedeutet. Deshalb sind hier mit Mitgefühl und Sorgfalt die dem Grad der Erkrankung angepaßten Therapieformen zu wählen und alle, auch alternative Methoden, zu berücksichtigen. Um diesen schwierigen Weg gehen zu können, ist eine umfassende, ganzheitliche Information über sämtliche Möglichkeiten – Chancen wie Risiken – notwendig.

Krebs als energetische Störung

Bei den Tibetern wird Krebs, wie jede andere Krankheit, als Entgleisung der drei Energieprinzipien ›rLung‹, ›mKhrispa‹ und ›Badkan‹ betrachtet. Die energetische Disharmonie in Körper und Geist aufzulösen steht somit immer im Mittelpunkt einer ganzheitlichen tibetischen Therapie. Dieser Ansatz ist zugleich die beste Erklärung dafür, daß laut tibetischer Heilkunst ein operativer Eingriff zur Tumorentfernung meist zu keiner langanhaltenden Verbesserung der Grundkrankheit beitragen kann. Ebenso wird eine transplantierte Leber in einem energetisch geschwächten Körper nur kurz der ihr übertragenen Aufgabe nachkommen können. Wer so wie tibetische Ärzte denkt, dem wird klar, daß die Grundstörung, die energetische Disharmonie, behandelt werden muß. Alles, was durch eine Energieentgleisung in unserem Körper entstanden ist, kann durch gezielte Energiebehandlung wieder ins Lot gebracht werden. Provokativ könnte man argumentieren, daß auch unsere Gefühle die genetischen sowie stoffbezogenen Ereignisse in unserem Körper beeinflussen.

Dies kann ich aus meiner Praxiserfahrung nur bestätigen. In vielen Fällen von Gebärmutterkrebs oder Zystenbildung lag zugleich ein tiefer partnerschaftlicher Konflikt als Grundmuster vor. Die Harmoniestörung in der Beziehung hatte demnach eine Energiestörung der drei Körperenergien zur Folge.

Wird durch die psychische und emotionale Streßbelastung die ausgleichende Kapazität der Körpersysteme überschritten, antwortet der Körper mit einem Symptom an seiner schwächsten Stelle. Bei den genannten Frauen waren entzündliche Erkrankungen und in weiterer Folge Krebsgeschwüre an der Gebärmutter oder der Brust die körperliche Konsequenz. Auch andere Menschen haben ähnliche Erfahrungen gemacht. Zitiert man Louise L. Hays Buch *Heile Deinen Körper*, so wird klar, daß seelische Konflikte die Ausbildung chronischer Entzündungsprozesse begünstigen, ja häufig sogar die Ursache dafür sind.

Wenn es gelingt, diese energetische Entgleisung aufzulösen, ist eine Grundvoraussetzung für eine spätere Heilung erfüllt.

Diese Sichtweise ist für unsere westliche Medizin neu und meist nicht nachvollziehbar. Viel zu oft gehen wir von der irrigen Meinung aus, wenn ein Tumor aus dem Organismus erfolgreich entfernt wurde, sei auch die Krankheit besiegt. Das Symptom wird in diesem Fall zur Ursache erklärt. Vielerorts führt diese Vorgehensweise auch zu beachtlichen Erfolgen. Der Preis dafür ist aber hoch.

Wir alle haben schon am eigenen Körper erfahren, was es bedeutet, zuwenig oder zuviel Energie zu besitzen. Wenn wir zuwenig Energie zur Verfügung haben, werden sich Antriebslosigkeit, Müdigkeit und Krankheitsanfälligkeit in uns breit machen. Dasselbe Muster läßt sich auf die Verdauung und den Stoffwechsel übertragen. Lange Zeit wird der Organismus versuchen, die unterschiedlichen Defizite auszugleichen. Erst wenn dieser Zustand zu lange andauert, wird eine Erschöpfung oder sogar eine ernsthafte Krankheit den Körper heimsuchen. Die Ursachen für diese Zustände können vielseitiger Natur sein: schlechte Ernährung, Streß, Überanstrengung, Klimawechsel oder intensive und langanhaltende elektromagnetische Feldbelastung (Elektrosmog). Der Körper würde nun eine totale innere Reinigung (Safttag, Heilfasten, Leberausleitung mit anschließender Leberfunktionsunterstützung durch Naturstoffe) brauchen, um die Selbstheilungskräfte wieder anzukurbeln. Der moderne Mensch greift jedoch lieber zu chemischen Tabletten für den Blutdruck, Antidepressiva oder Aufputschmitteln, um möglichst schnell wieder fit zu sein. Dieselbe Methode, nur mit anderen chemischen Mitteln, wird bei Menschen mit zuviel Energie angewandt. Hyperaktive Kinder werden lieber medikamentös ruhiggestellt, z. B. mit Ritalin, als ihnen gezielt, durch Ernährung, Atemtherapien, kinesiologische Streßablösung oder andere unterstützende Maßnahmen zu helfen, mit ihrer ungenützten, überschüssigen Energie umzugehen.

Die Ursache von Leid und Krankheit im ursächlichen Zusammenwirken von Mensch und Kosmos zu erkennen, ist uns leider durch die Sichtweise der modernen Technik verlorengegangen. Wir sehen uns als Maschine und nicht als energiebeladenes, energieerzeugendes, feinstoffliches Wesen mit einer Vernetzung von Gefühlen und Emotionen.

Selbst die Medizin erliegt dem Diktat des technischen Fortschrittes, alles scheint machbar. Unsere Organe werden nach Bedarf ausgetauscht und amputiert. In Amerika hat man auf Verlangen Brüste amputiert, wenn anhand eines Gentests bei einer Frau ein familiär bedingtes erhöhtes Risiko für einen (wohlgemerkt in der Zukunft **vielleicht** auftretenden) Brustkrebs festgestellt wurde. Heute wird diese ›vorbeugende Maßnahme‹ längst auch in Europa angeboten. Unser Körper wird somit zu einem Mechanikerladen degradiert. Diese Haltung hat nichts mit einer ernstgemeinten ganzheitlichen Gesundheitsvorsorge zu tun.

Primärer Lebertumor

Das Leberkarzinom ist der am häufigsten vorkommende bösartige Primärtumor der Leber. In den meisten Fällen entsteht dieser Tumor durch eine Leberzirrhose (Leberverhärtung), die auf zu hohen Alkoholkonsum oder eine Hepatitisinfektion zurückgeht. Eine Leberschädigung führt zu einer markanten Verhärtung und Verkleinerung des Organs; das verbleibende Zellgewebe degeneriert. Grundsätzlich muß jede Leberentzündung sehr ernst genommen werden und vom Arzt abgeklärt werden. Haben Sie das versäumt und ist es zu einem Lebertumor gekommen, müssen Sie verstärkt alle Maßnahmen ergreifen, um Ihre Leber von körpereigenen und fremden Giftstoffen zu befreien.

Das Vorgehen tibetischer Ärzte bei Krebs unterscheidet sich gänzlich vom Vorgehen westlicher Onkologen. Stehen im Westen die Verkleinerung des Tumors durch Chemotherapie und der operative Eingriff im Vordergrund, zielt die Tibetische Medizin auf eine Entgiftung der Leber. Als besonders wichtig erachtet die Tibetische Medizin die Vermeidung von weiteren Schadstoffen in Form von synthetischen Medikamenten, Hormonen und Chemotherapeutika. In Anbetracht der Tatsache, daß Lebertumore durch die starke Durchblutung der Leber begünstigt werden, ist bei der Tibetischen Medizin auch eine Blutreinigung des gesamten Organismus angesagt.

Um Trugbilder zu vermeiden, muß man anmerken, daß auch die Tibetische Medizin nicht über eine Wunderdroge verfügt, um Tumorerkrankungen zu heilen. Dennoch sollten wir den sanften Ansatz über die Energielehre sowie die tibetischen Mehrstoffgemische ernst nehmen, da eine unterstützende Leberreinigung alle notwendigen medizinischen Interventionen besser verträglich macht. Kurz möchte ich zu diesem Thema aus meiner Praxis berichten: Anfang 2003 rief mich eine Bekannte an und erzählte mir unter Tränen, daß ihr Mann an einem primären Lebertumor erkrankt sei. Obwohl er schon eine Chemotherapie hinter sich hatte, die wenig Wirkung gezeigt hatte, setzten die Ärzte eine neuerliche Chemotherapie an. Der allgemeine Gesundheitszustand des Betroffenen war aber zu schlecht für die sofortige Fortsetzung der Chemotherapie, weshalb der Mann nach Hause entlassen wurde. Ich stellte der Familie alle meine Ratschläge aus tibetischer Sicht zur Verfügung. Sorgsam stellten wir gemeinsam den Speiseplan auf eine leberverträgliche Kost um. Täglich bekam der Patient eine frische Papaya zu essen, weil der Saft dieser Frucht eine besonders gute entgiftende Wirkung auf die Leber ausübt. Zusätzlich versuchten wir mit der Einnahme von Padma 28, die notwendigen Selbstheilungskräfte zu aktivieren. Tatsächlich ging es ihm nach einiger Zeit wesentlich besser, er hatte wieder etwas Appetit und konnte sogar zeitweise das Bett verlassen.

Völlig unvorbereitet traf mich dann die Botschaft seines Todes. Was war geschehen? Der Sohn berichtete mir am Telefon, daß sein Vater aufgrund des derart gebesserten Zustandes mit einer neuerlichen Chemotherapie begonnen hatte. Bald darauf bekam er jedoch eine Darmblutung. Sofort wurde eine Notoperation eingeleitet; nach diesem Eingriff war sein Zustand nicht mehr stabil. Eine Erklärung dafür mochte der Streß der Operation sein, insbesondere das Narkosegas war wohl für die angegriffene Leber viel zu belastend.

Deshalb mein Ratschlag zur Rekonvaleszenz zu Hause nach einer Operation: Denken Sie grundsätzlich daran, daß sich nach jeder Operation im Tiefschlaf giftige Bestandteile in der Leber festsetzen. Diese gehören in der Rekonvaleszenzzeit durch eine Leberausleittherapie aus dem Körper verbannt. In Österreich und in Deutschland empfehlen Heilpraktiker und Ärzte zu diesem Zweck ein homöopatisches Mittel mit dem Namen Derivatio H von Pflüger. Auch die dreiwöchige tibetische Sarsaparilla-Kur ist zu empfehlen. Wichtig ist, daß bei einer Entgiftungskur genügend Flüssigkeit, am besten warmes, abgekochtes Wasser, getrunken wird, damit wirklich alle Giftstoffe aus dem Körper ausgeschieden werden können. Derivatio H. eignet sich auch hervorragend zur Ausleitung von Quecksilberspuren (Amalgamspuren) aus dem Organismus nach einer Zahnsanierung. Besprechen Sie sich diesbezüglich aber immer mit Ihrem Zahnarzt!

Schmerzhafte Knoten in der Brust

Ein Knoten in der Brust versetzt jede Frau in Angst und Panik. Doch nicht immer ist er mit Brustkrebs – dem Mammakarzinom – gleichzusetzen. Ein verdächtiger Knoten oder eine Zyste kann auch eine gutartige Erkrankung der Brust darstellen. Allgemein ist bekannt, daß diese gutartigen Veränderungen der Brust (Mastopathien) während der Geschlechtsreife bis zur Menopause auftreten können. Bedenklich werden erst Stadien der Mastopathie mit starker zellulärer Veränderung des Brustgewebes und der Einlagerung von Kalkpartikel. Diese schweren Formen von Brustzysten stellen ein erhöhtes Risiko für Brustkrebs dar, und regelmäßige Überwachung und Kontrolle des Brustgewebes sind von großer Bedeutung.

Welche Faktoren steuern die starke Vergrößerung der Brust bis hin zur zystischen Veränderung? Die Hormone Östrogen und Progesteron werden im Eierstock gebildet und sind für die Entwicklung und das Wachstum der Brustdrüse verantwortlich. Wiederkehrend bis zur Menopause wird die Frau von zyklischen Veränderungen der Brustdrüse begleitet. Ein Sonderfall ist während der Stillzeit gegeben: Hier wird das Wachstum der Brustdrüse unter dem Einfluß des Hormons Prolaktin gefördert. Von besonderer Bedeutung ist der Umstand, daß Prolaktin streßbedingt oder durch die Einnahme von Medikamenten auch außerhalb der Stillzeit ausgeschüttet werden kann. Chronischer Streß, chronischer Wassermangel und die Milchdrüse stimulierende Stoffe aus der Nahrung sind Risikofaktoren für die Ausbildung eines Mammakarzinoms. Zu oft und zu nachhaltig wird der Hormonhaushalt der Frau gestört. Wuchernde Veränderungen der Brust sind die Folge.

Fatalerweise bereitet Brustkrebs in der Regel keine Schmerzen oder andere allgemein gut bekannte Beschwerden. Einzig eine knotige Verdickung in der Brust kann hier als Alarmsignal dienen. Dennoch gibt es einige versteckte Hinweise, die jede Frau kennen sollte. So kann es zu einer Größenveränderung einer Brust kommen, die Brustwarze kann sich einzusenken beginnen, leichte Rötungen und wiederkehrende Entzündungen am Hof um die Brustwarze oder das Austreten von Sekret aus der Brustwarze sind ebenfalls erste Vorboten. Auch eine untypische Vergrößerung der Lymphdrüsen in der Achsel ist beobachtet worden. Wichtig ist, daß Sie Ruhe bewahren. Eines oder mehrere der genannten Symptome sind noch lange kein sicherer Beweis für das Vorliegen von Brustkrebs. Eine Abklärung ist aber dringend angeraten, sie kann – wenn sich der Verdacht erhärtet – Leben retten.

Welche Therapie ist bei Brustkrebs angesagt?

Eine atypisch fortschreitende Zellwucherung der Brust (Mastopathie Grad III) stellt eine ernsthafte Bedrohung für die Gesundheit der Frau dar; eine medikamentöse Therapie sollte unter Berücksichtigung der möglichen Nebenwirkungen erfolgen. Da der Mastopathie ein Ungleichgewicht der Hormone Östrogen und Progesteron zugrunde liegt, zielt die herkömmliche Therapie auf die Harmonisierung der Hormonspiegel ab. Häufig wird versucht, den zu hohen Östrogenspiegel mit der Gabe von Gestagenen auszugleichen. Schwangerschaftsähnliche Symptome, Ausbleiben des Eisprungs sowie Gedeihstörungen und unklare Menstruationsbeschwerden werden hingenommen. Damit scheidet eine Gestagengabe bei jungen Frauen aus.

Die medikamentöse Behandlung mit Stoffen, welche die Funktion der Eierstöcke verändern, ist ebenfalls kritisch zu sehen. Solche Stoffe führen häufig zu wechseljahrähnlichen Zuständen. Da diese Medikamente dem männlichen Geschlechtshormon Testosteron nachgebaut sind, ist mit Vermännlichungsymptomen wie fettiger Haut, Akne, Gewichtszunahme und Bartwuchs als Nebenwirkung zu rechnen. Hemmstoffe, die das brustdrüsenstimulierende Hormon Prolaktin einfangen, scheinen wirkungsvoll und werden häufig verwendet.

Medikamente, die in die Östrogenproduktion der Eierstöcke eingreifen, haben neben günstigen Eigenschaften ebenfalls Symptome der frühen Wechseljahre zur Folge. Häufig wird eine Zunahme der Hitzewallungen, Schweißausbrüche sowie eine trockene Scheide beobachtet. Auch von starken Spannungszuständen der Brust (Mastodynie) wird berichtet.

Dagegen wirken tibetische Mehrstoffgemische, wie etwa Padma 28, sanft. Die gute Verträglichkeit sowie die Antiöstrogenwirkung (Phytoöstrogene binden bevorzugt an den Beta-Östrogenrezeptor) machen hier eine günstige Beeinflussung mastopathischer Symptome (Mastodynie, Sauerstoffradikalbildung, Prolaktinüberschuß) wahrscheinlich. Leider stehen größere Studien an betroffenen Frauen noch aus, bis jetzt gibt es nur Einzelfallberichte, die aber sehr hoffnungsvoll sind.

Der chirurgische Eingriff an der Brust – ein Schnitt in die Seele der Frau

Grundpfeiler der Therapie bei gesicherter Diagnose Brustkrebs ist die vollständige chirurgische Entnahme des Tumors. Darunter versteht man in der Regel eine brusterhaltende Entfernung des Tumorgewebes (BET) mitsamt einem Randsaum an gesundem Gewebe. Die Entfernung einer Sicherheitszone soll gewährleisten, daß bereits aus dem Tumor ausgewandertes Zellmaterial ebenfalls eliminiert wird. Hier jedoch liegt, wie bei allen Tumorentnahmen, das Problem. Wer kennt den Grad einer Auswanderung bösartiger Zellen? Wie kann ich diesen Randsaum eingrenzen, wenn die Brusterhaltung gewünscht ist? Schwerwiegende Entscheidungen für den Operateur und sein Team, der sich hier auf histologische Befunde aus Gewebeproben verlassen muß. Besonders heikel wird eine Entscheidung zur radikalen Entfernung (Mastektomie) der Brust. Mehrere Studien haben nachgewiesen, daß radikale Brustoperationen keinen gesicherten Überlebensvorteil bringen.

Häufig wird eine drohende Operation durch die Gabe von Antiöstrogenen oder Chemotherapeutika eingeleitet. Die Gabe von Antiöstrogenen zielt darauf ab, die Bildung von Östrogen in den Eierstöcken auszuschalten. Chemotherapeutika sollen den Tumor verkleinern, um so das Operationsfeld einzuschränken und den gesunden Zellsaum von Tumorzellen zu befreien. Da sich Einzelsubstanzgaben von Chemotherapeutika nicht bewährt haben, werden diese in der Regel kombiniert. Ein nicht unproblematisches Vorgehen, wenn man in Fachkreisen nicht einmal die genaue Wirkung der Einzelsubstanzen kennt. Alles in allem sind diese chemischen Kampfstoffe eine besorgniserregende Mischung für alle gesunden Zellen. Neuerdings kommen Eibenwirkstoffe, sogenannte Taxane (Taxotere), zur Anwendung und ergänzen schon lange bekannte Vinkaalkaloide (Doxorubicin, Etoposid). Schon vorher habe ich darauf hingewiesen, daß hier mit der Misteltherapie (etwa Iscador) auch natürliche Substanzen zur Verfügung stehen würden, die jedoch bei der konventionellen Krebstherapie oft keine Berücksichtigung finden.

Die genaue Abstimmung der Dosis sowie der Allgemeinzustand entscheiden über Leben und Tod. Ist dieser radikale Eingriff unumgänglich geworden, so ist in der Rekonvaleszenzphase dringend ein Aufbauprogramm angezeigt (siehe dazu Kapitel »Primärer Lebertumor«).

Trinken Sie täglich Ihrem Körpergewicht entsprechend abgekochtes, warmes Wasser. Als Faustregel mag gelten: Das Körpergewicht mal 3, zwei Kommastellen setzen, ergibt die Liter. Bei einem Körpergewicht von 60 kg z. B. 1,80 Liter. Wohlgemerkt Wasser, ohne Kohlensäure und andere Zusätze. Wer seinen Körper vor Wassermangel schützt, schützt ihn vor Krebs.

Was das Feld der richtigen Kombination von Chemotherapeutika anlangt, könnte man auch argumentieren, daß wir sanftere Stoffe oder Stoffgemische suchen müssen, die kombiniert mit etablierten Chemotherapeutika verwendet werden könnten.

Denkbar wäre auch, daß ausgewählte Naturstoffe, welche die Tumormasse verkleinern, vor einer Strahlen- oder Chemotherapie eingesetzt werden. Eine Nachsorge der Strahlen- und Chemotherapeutikerschäden mit Naturstoffen wäre ebenfalls vorstellbar. Dieses Konzept würde auch jenen den Wind aus den Segeln nehmen, die standhaft behaupten, daß Naturstoffe die Chemotherapeutikawirkung unwirksam machen. Richtig ist, daß zahlreiche Naturstoffe dem Organismus helfen, giftige Tumortherapeutika auszuschleusen. In der Schweiz hat der Umstand, daß Johanniskraut Chemotherapeutika aus Tumorzellen auszuschleusen vermag, zu einer Warnhinweispflicht bei Johanniskrautpräparaten geführt. Der zellschädigende Chemotherapie-Cocktail blieb jedoch ohne Warnhinweis. Das oben angesprochene Konzept der Kombination von Tumortherapeutika mit gleich wirkenden, aber ungiftigen Naturstoffen zielt darauf ab, den etablierten giftigen Cocktail mengenmäßig zu reduzieren. Den Prozeß des programmierten Zelluntergangs (Apoptose) kann durchaus ein Pflanzeninhaltsstoff wie z. B. Resveratrol (Hauptwirkstoff des Rotweins) oder Epi-Gallo-Catechin-3-Gallat, der Hauptwirkstoff des grünen Tees, auslösen.

Worüber man in westlichen Medizinkreisen eher selten spricht, ist der Umstand, daß seelische Konfliktbereiche die Ausbildung von Zysten und Brusttumoren begünstigen können. Komplementärmedizinformen sprechen bei Zysten oft von Tränen des Unterleibs, die entstehen, weil ein psychisches Leid nicht nach außen getragen werden kann. Hier scheint mir eine Therapieform angebracht, welche den Leidensweg von Brustkrebskranken sowie andere Entzündungserkrankungen begleiten und möglicherweise vermeiden kann. Ich spreche von emotionaler Streßabbautherapie oder vom Streßmanagement.

Hierbei handelt es sich um eine tiefgreifende Analyse vorkindlicher, kindlicher und lebensbegleitender Traumata, die uns alle fest umklammern und schubweise auftreten. Versagensängste aus der Kindheit begleiten uns in die Partnerschaft und Ehe. Sie verhindern eine gesunde Entwicklung, schwächen unser Immunsystem, verändern die Stoffwechsellagen von Hormonen und Botenstoffen und lassen uns schneller altern. Aus Psycho-Streß wird Immun-Streß. Daher ist klar, daß eine Methode, die Streß abbauen hilft, Krebs vermeiden und Heilung bringen kann.

Ernährungsratschläge für Krebskranke

Die Tibetische Medizin hat seit ihrer Entstehung in der Wichtigkeit der flüssigen wie der festen Nahrungsmittel einen Hauptansatzpunkt zur Heilung definiert. Gerade die Nahrung ist in Abhängigkeit zu den bekannten Energieauslenkungen zu sehen. So ist die erste Maßnahme, die der tibetische Arzt ergreift, eine Nahrungsanleitung zur Stärkung der geschwächten Energiefelder. In der Folge wird er Mehrstoffgemische anraten, welche die Wirkung der Nahrung lenken. Darüber hinaus stärkt er jenes Organ, welches am Stoffwechsel von Kohlenhydraten und Fetten als Regulator beteiligt ist – die Leber.

In erster Linie muß der Tumorkranke daher vor und nach der Therapie alles Erdenkliche unternehmen, um seine Leber und das Immunsystem sinnvoll zu unterstützen. Dazu gehört die Verwendung von natürlich produzierten Nahrungsmitteln, etwa Vollkornbrot statt Toastbrot. Ebenso muß der krebskranke Mensch Glukose sowie denaturierte, chemisch veränderte Kost meiden und großen Wert darauf legen, keiner zu langen schädlichen Strahlenbelastung ausgesetzt zu sein. Gepulste Mikrowellen des Mobiltelefons, Störfelder von Haushaltsgeräten können das Blut und den gesamten Organismus beeinträchtigen. Besonders unsere Leber – als Hauptentgiftungsorgan – leidet unter diesen negativen Einflüssen. Viel abgekochtes, warmes Wasser zu trinken hilft, die Schlacken auszuleiten, und beeinträchtigt die Nieren nicht. Außerdem empfiehlt sich, eine allgemeine Entgiftungskur der Leber zu machen, d. h. eine Blutreinigung und eine pflanzliche Leberausleittherapie. Beides sollte von einem Ernährungsspezialisten oder Arzt begleitet werden, der nach der Entgiftung das Augenmerk auf die Leberfunktionssteigerung mit Naturstoffpräparaten legt. Zur allgemeinen Blutreinigung kennt die Tibetische Medizin ein sehr wirksames Naturprodukt, Sarsaparilla.

Sarsaparilla ist ein kletternder Strauch aus Mexiko und Mittelamerika *(Smilax regelii, Smilacaceae)*. Vor der Entwicklung geeigneter Antibiotika galten Zubereitungen aus der Wurzel von Sarsaparilla als taugliches Mittel gegen Syphilis und andere Geschlechtserkrankungen. In ausgewählte Rezepturen der Tibetischen Medizin fand Sarsaparilla erst viel später Eingang. Die tibetische Sarsaparilla-Kurformel kam ursprünglich zur Behandlung von schlecht abheilenden Hautkrankheiten zum Einsatz. Heute mehren sich Hinweise auf eine merkliche Befindlichkeitsverbesserung bei pubertärer Akne und Schuppenflechte (Psoriasis). Besonders spektakulär sind Berichte über das Ausheilen von Pollenallergien und Linderung und Heilung von Bronchialasthma.

Zur Unterstützung der Leber- und Blutreinigung empfehle ich regelmäßig die tibetischen Atemübungen und einen gezielten mentalen Ausgleich (Heilmeditation, Qi-Gong, Yoga etc.). Zusätzlich können wir unsere Abwehrkraft gegenüber Infekten der Lunge und des oberen Atmungsapparates deutlich steigern, indem wir 19mal pro Tag unsere Thymusdrüse (mittig zwischen den Brustwarzen) und unsere Milz (etwa eine Handbreit unter der linken Brustwarze) mit leicht geballter Faust sanft abklopfen: Klopfen Sie gleichzeitig das Brustbein und den Bereich des unteren Rippenbogens (wo die Rippen sich zur Seite abrunden). Klopfen Sie sanft, aber einigermaßen energisch in einem gleichmäßigen Rhythmus! Unterstützen Sie Ihre Selbstheilungskräfte, indem Sie Herb- und Bitterstoffe zu sich nehmen.

Mit regelmäßigen tibetischen Atemübungen und einem gezielten mentalen Ausgleich (z. B. Heilmeditation) können Sie Ihre Leber- und Blutreinigung unterstützen.

Biologische Rhythmen – Wege zur Harmonie von Körper und Geist

Unser ganzer Kosmos, unser Leben und unsere Seele sind ein schwingender Rhythmus. In allen Lebensformen, den Planeten und Galaxien, der Musik, überall ist Rhythmus. Auch alle Stoffwechselleistungen unseres Körpers weisen ein unverwechselbares Schwingmuster auf, das als Taktgeber fungiert.

Unsere Verblendung, über alles im Universum Kontrolle zu besitzen, löst sich in einer solchen Betrachtungsweise zugunsten einer Weltrhythmik auf. Ausschlagen – zurückkehren – ausschlagen – zurückkehren, dieser Rhythmus, gleich dem Pendel einer Uhr, hat Vorrang über das Handeln aus dem Ego und dem Intellekt.

Chronobiologie gibt den Takt an

Seit dem Erwachen der Menschheit symbolisieren die Sonne und der Mond das immer wiederkehrende Prinzip des Lebens. Unser Organismus ist ohne diesen Rhythmus nicht lebensfähig, da er nach getaner Arbeit Ruhe braucht. In der Tibetischen Medizin wird ein guter Schlaf als wesentliche Voraussetzung für die Gesunderhaltung unseres Körpers angesehen. Überlastung am Arbeitsplatz, aber auch in unseren vier Wänden, ist häufig schuld an Schlafdefizit und **Schlafstörungen**.

Immer mehr Menschen leiden massiv an solchen Schlafstörungen. Befragen wir eine Handvoll Menschen, so wird jeder andere Angaben machen, wann er zu Bett geht und wie lange sein Schlaf andauert. In der Tierwelt finden wir diesbezüglich eine sehr einheitliche Antwort. Bei Sonnenuntergang wird das Verhalten von tagaktiven Tieren auf Entspannung, Ruhe und Schlaf eingestellt. Im Morgengrauen wird der Lebensmotor neuerlich in Gang gesetzt. Geophysikalische Bedingungen sind der Taktstock für die Ruhe und das Erwachen, Sonnenstand und Helligkeit die Feinmechanik zu diesem Verhalten.

Beim Menschen kommt zur geophysikalischen Komponente eine evolutive Ebene hinzu: Synchronisation durch Umweltzeitgeber. In sogenannten Bunkerversuchen konnte Aschoff in den 60er Jahren des letzten Jahrhunderts nachweisen, daß Menschen in abgeschlossener Isolation einen in 25 Stunden getakteten Tag einstellen. Unter normalen Lebensbedingungen versuchen Umweltfaktoren (Sonnenlicht), diese Taktung in den 24-Stunden-Rhythmus zu zwingen, der als zirkadiane Rhythmik bezeichnet wird. Im Menschen scheint es einen zweiten Synchronisationszyklus zu geben, der nicht exakt mit dem Sonne-Mond-Zyklus harmoniert, unter normalen Lebensbedingungen aber rücksynchronisiert wird.

Unbestritten ist, daß verschiedene Körperfunktionen getaktet sind. So kennt man einen Tagesrhythmus der Körpertemperatur, einen Herzrhythmus oder einen Rhythmus der Verdauungsorgane (siehe dazu auch das Kapitel zur Organuhr). Hinzu kommen Rhythmen, die über einen Tag hinausreichen, der Fruchtbarkeitsrhythmus der Frau etwa.

Unsere Körperzellen sind durch diese biologischen Gesetzmäßigkeiten in ihrer Funktion eingeschränkt, was jedoch biologisches Leben erst möglich macht, da dadurch Raubbau verhindert wird.

Wenn die Körperuhr falsch geht

Ein lange anhaltender Verstoß gegen den natürlichen Tag-Nacht-Rhythmus macht sich langfristig mit gesundheitlichen Störungen bemerkbar, es kommt zur Entgleisung der zirkadianen Rhythmik mit nachhaltigen Konsequenzen.

Zwei Faktoren sind verstellt: der Tag-Nacht-Rhythmus und die eigentliche biologische Uhr in unserem Körper, die Organuhr. Der anatomische Ort dieser biologischen Uhr ist der **Nucleus suprachiasmaticus,** eine Gruppe von Nervenzellen im Gehirn, genauer im Hypothalamus.

Vereinfacht dargestellt werden dort vier spezialisierte Gene in einem 25-Stunden-Rhythmus aktiviert und inaktiviert. Der molekulare Regelkreis ist unabhängig vom täglichen Hell-Dunkel-Rhythmus, wird aber durch das Licht synchronisiert. Bestimmt haben Sie bei einer Fernreise schon mal den sogenannten Jetlag erlebt. In diesem Fall ist es durch das rasche Erreichen eines Ortes in einer anderen Zeitzone mittels Flugzeug zu einer Verstellung Ihrer biologischen Uhr gekommen. Die zeitgerechte Synchronisation ist fehlgeschlagen und kann erst über mehrere Stunden, ja Tage wieder erreicht werden. Bis zu diesem Zeitpunkt sind Sie müde, wenn andere munter sind, und könnten arbeiten, wenn andere zu Bett gehen.

Aber nicht nur die Gene der biologischen Uhr vermitteln dieses Konzept der Chronobiologie, auch die Helfermoleküle schwanken zirkadian rhythmisch in ihrer Konzentration. Cortisol, Adrenalin, Noradrenalin, Serotonin, Melatonin, Insulin, Hämoglobin und andere Biomoleküle unterliegen einer zeitlichen Pulsation. Durch zirkadiane Schwankungen kommt es zu einer Veränderung von Herzfrequenz, Blutviskosität, Nierenfunktion oder Körpertemperatur. Blutdruckschwankungen oder Herzkranzgefäß-Tonusschwankungen sind über die zirkadiane Rhythmik programmiert. Auch scheint gesichert, daß etwa bei Menschen mit Diabetes oder mit infolge Bluthochdrucks erweiterten Herzkammern (ventrikuläre Hypertrophie) die natürliche Anpassung an die zirkadianen Rhythmen gestört ist. Viele dieser Rhythmen zeigen einen Höchstwert am Morgen (z. B. Cortisol, Adrenalin, Renin) und begünstigen in dieser Zeit eine Entgleisung. Wenn man diese rhythmisch wiederkehrenden Störbilder kennt, kann man gegensteuern.

Die westliche Medizin versteht darunter die Abgabe eines Beta-Blockers in den Morgenstunden oder vor dem Schlafengehen. Auch in der Tibetischen Medizin wird die zirkadiane Rhythmik beachtet und werden sogar Jahreszeitrhythmen, Mondphasen und Sonnenbewegungen mit einbezogen. Auch alle astrologischen Gesetzmäßigkeiten werden berücksichtigt.

Daraus ergibt sich ein klares Konzept für die Behandlung. Was wir besonders beachten müssen, ist, wieder in den natürlichen biologischen Rhythmus zurückzukehren, das bedeutet regelmäßig zu Bett gehen und regelmäßig aufstehen. Leider ist in unserer Gesellschaft der gegenteilige Trend sichtbar. Wir ignorieren die innere Uhr, wo es nur geht. In allen asiatischen Medizinformen wird dagegen ein besonderes Augenmerk auf Meditationstechniken gelegt. Dies schafft die Möglichkeit, das Uhrwerk wieder zu synchronisieren. Die Körperuhr schlägt wieder im gewohnten Takt.

Wer aus beruflichen Gründen in der Nacht arbeiten muß, ist besonders angehalten, Phasen der Synchronisation einzuhalten. Sich wirklich zu entspannen ist eine Kunst, die jeder von uns lernen kann. Speziell das Praktizieren der tibetischen Atemübungen kann als Entspannungshilfe bei Schlafproblemen sehr nützlich sein. Aber nur wer regelmäßig übt, wird den Erfolg in einem gesunden Schlaf spüren. Durch ausreichend Schlaf wird nicht nur unser Körper regeneriert, sondern auch unsere Gehirnzellen können während dieser Erholungszeit ihre giftigen Abfälle eliminieren, die sich im Laufe des Tages angehäuft haben. Für jede **chronische Krankheit** und insbesondere für **Krebs** ist daher von entscheidender Wichtigkeit, den körpereigenen Rhythmus zu bewahren und zu stützen.

1

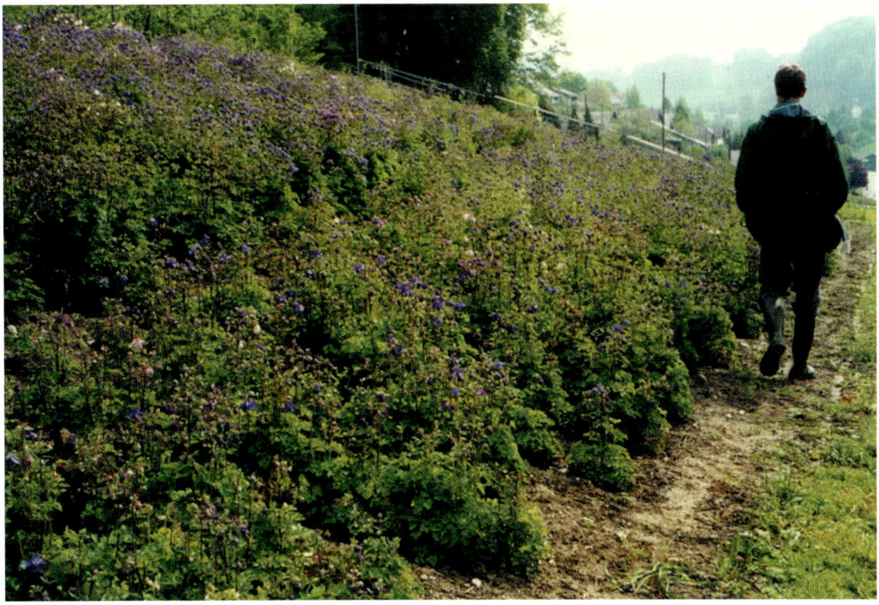

2

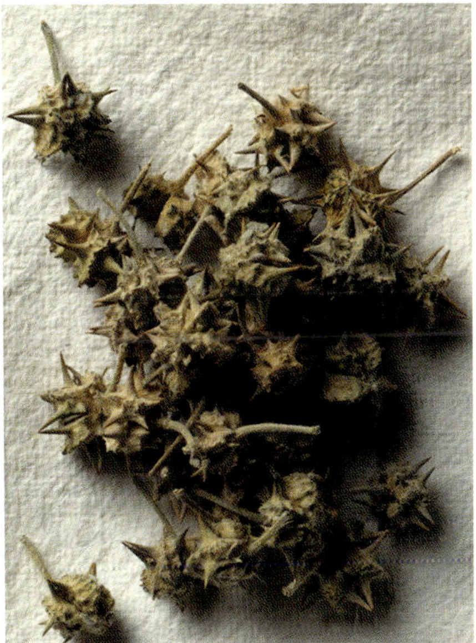

3

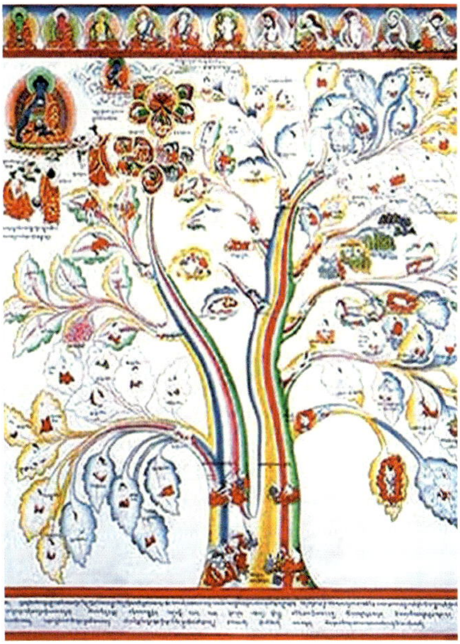

1 Akelei-Kräuteranbau in der Schweiz

2 Getrocknete Burzeldorn-Früchte. Häufig verwendete Arzneipflanze in der Tibetischen Medizin

3 Tibetischer Medizinbaum: Jede Krankheit hat ihre Wurzel in den drei Geistesgiften Haß, Ignoranz und Gier

4

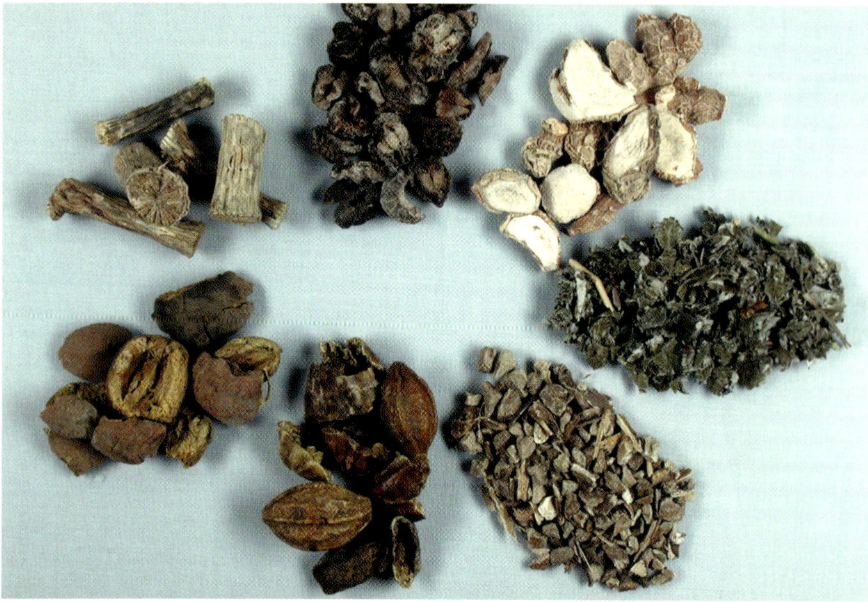

5

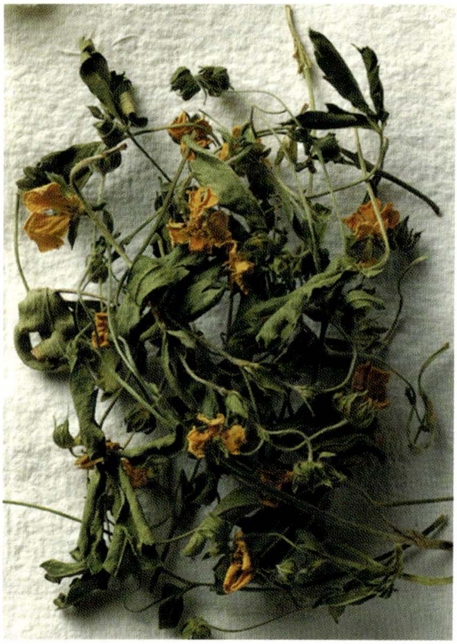

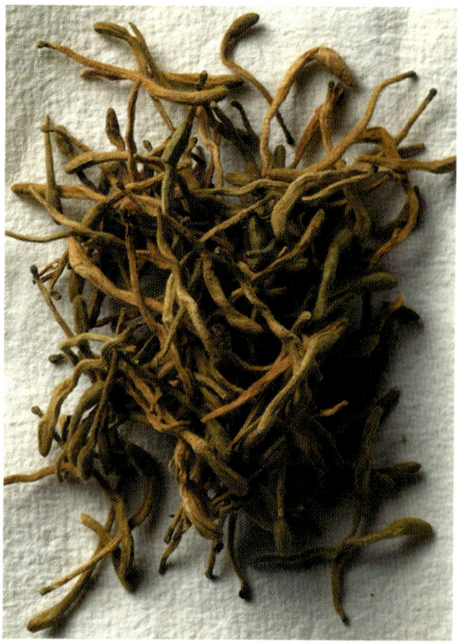

6

4 Wirken zusammen gegen Erkältungen: Amlafrüchte, Hedychwurzel, Himbeerblätter, Inulawurzel, Myrobalanenfrucht, Terminalia-bellerica-Früchte und Tinosporastengel (Erkältungs-Formel)
5 Getrocknetes Goldfingerkraut, Bestandteil der Rezeptur Padma 28
6 Die Blüten der Lonicera, welche in der Sarsaparilla-Formel enthalten sind

7

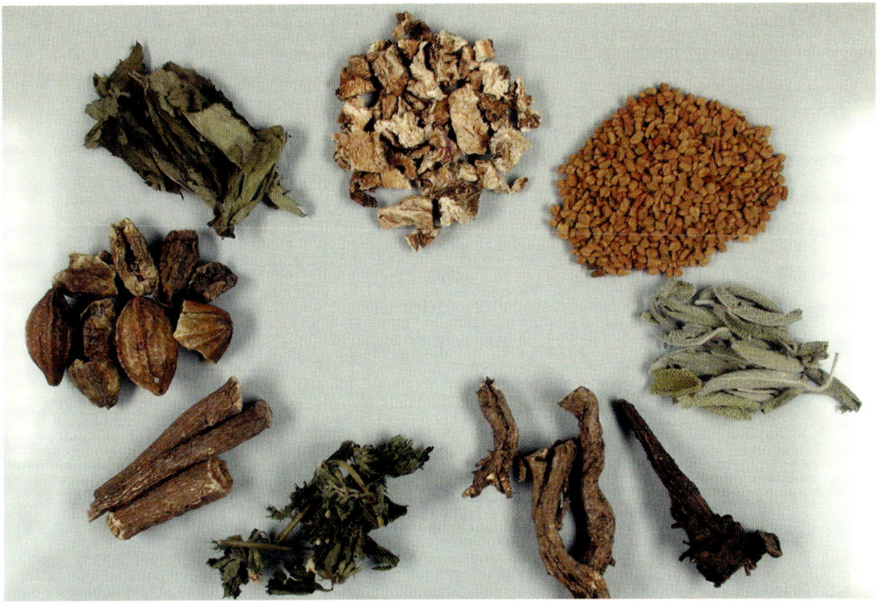

8

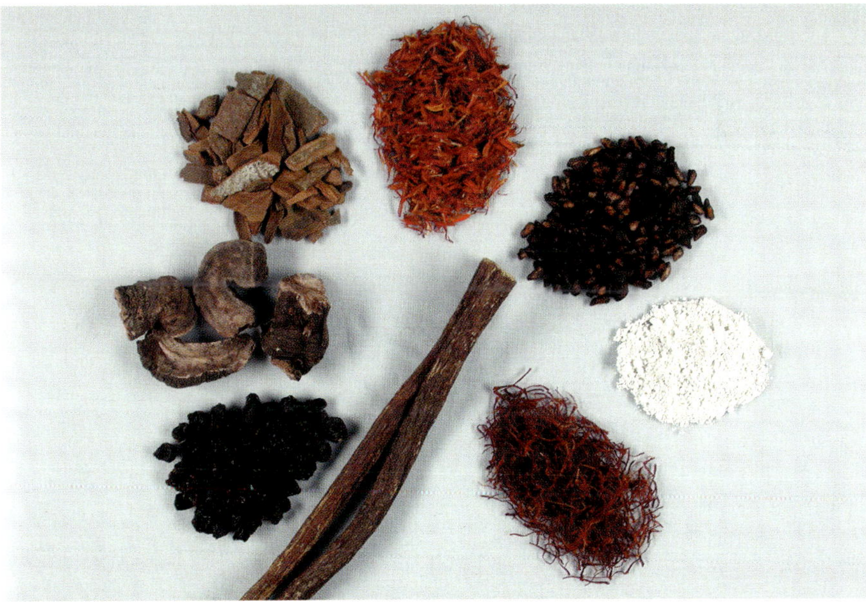

7 Angelikawurzel, Bockshornsamen, Indische Costuswurzel, Eisenhutknolle, Hauhechelwurzel, Hohlzahnkraut, Myrobalanenfrucht, Pfefferminz- und Salbeiblätter machen jeder Grippe den Garaus
8 Lindern den Hustenreiz: Färberdistelblüten, Granatapfelsamen, Kaolin, Safran, Süßholzwurzel, Weintraubenbeeren, Wiesenknöterichwurzel sowie Zimtkassia

9

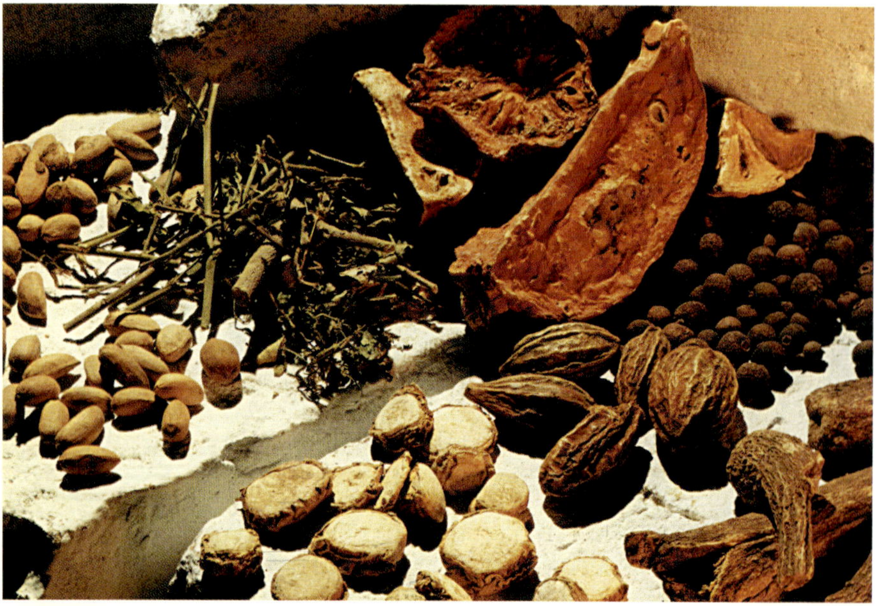

10

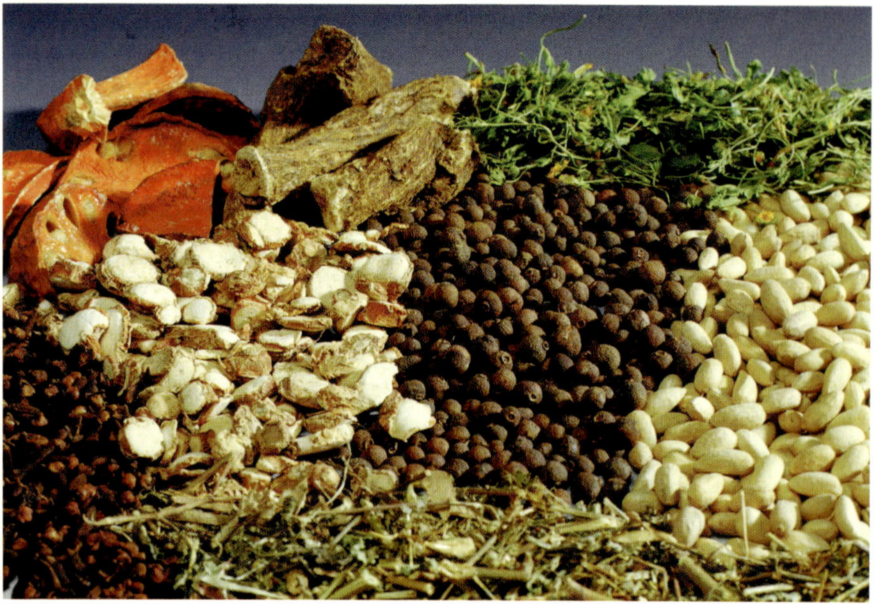

9 Die Inhaltsstoffe von Padma 28 (28 steht nicht für die Kräuteranzahl, sondern für die Rezeptnummer)
10 Getrocknete Kräuter, bereit zur Verarbeitung

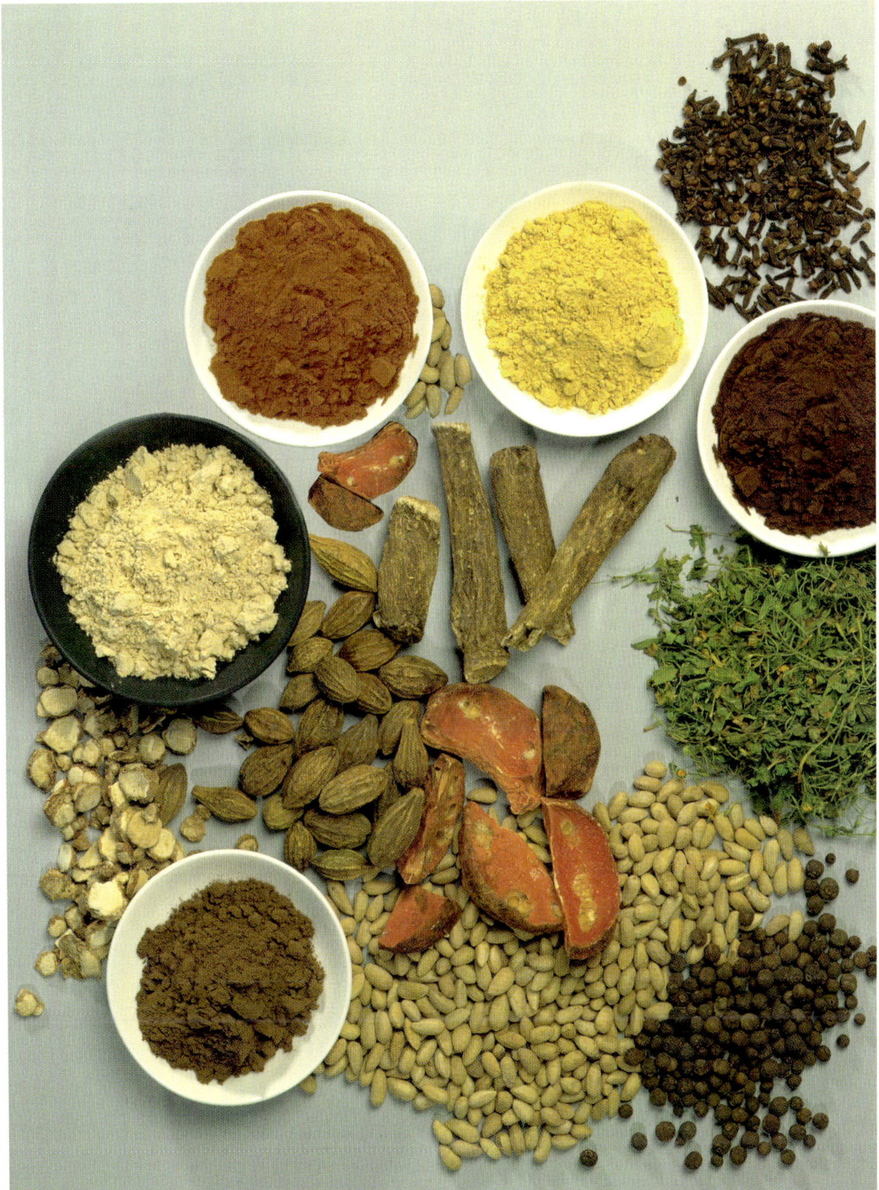

11 *Tibetische Arzneimittel sind komplexe Mischungen aus Kräutern, Gewürzen und Mineralien*

12

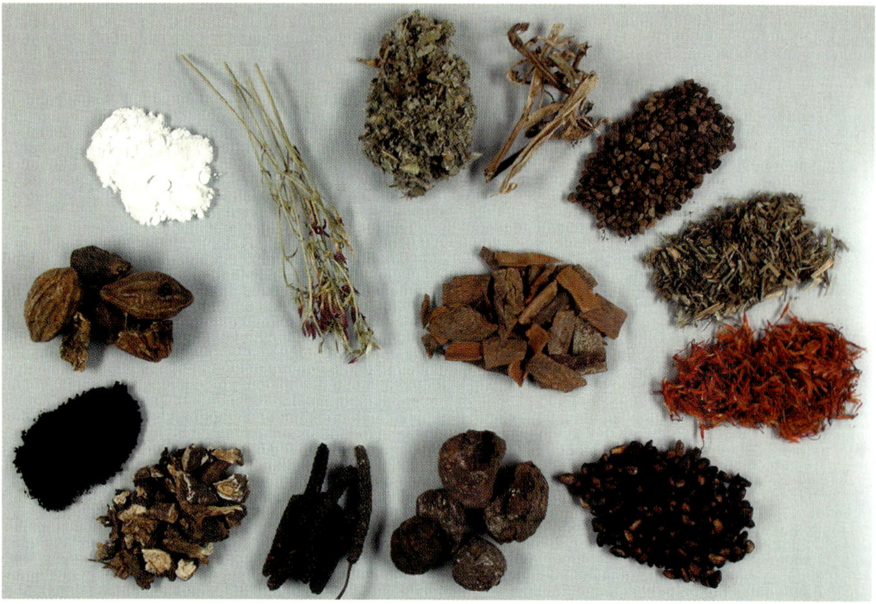

13

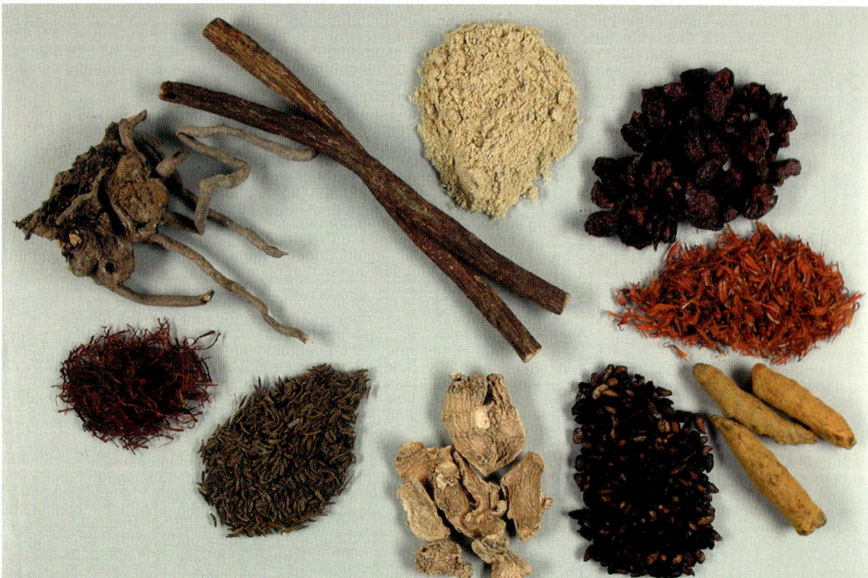

12 Stärkt die Leber: Leber-Galle-Tonikum mit Artischockenblättern, Brunnenkressekraut, Kardamom, Ehrenpreiskraut, Färberdistelblüten, Granatapfelsamen, Kolasamen, Langem Pfeffer, Löwenzahnwurzel, Medizinischer Kohle, Myrobalanenfrüchten, Natriumsulfat, Tausendgüldenkraut und Zimtkassia

13 Kräuter mit krampflösenden Eigenschaften in der Zyklus-Formel: Asafoetida mit 30% Bockshornkleesamen, Cranberries, Färberdistelblüten, Gelbwurz, Granatapfelsamen, Ingwerwurzel, Kümmelfrüchte, Safran, Spargel- und Süßholzwurzel

4

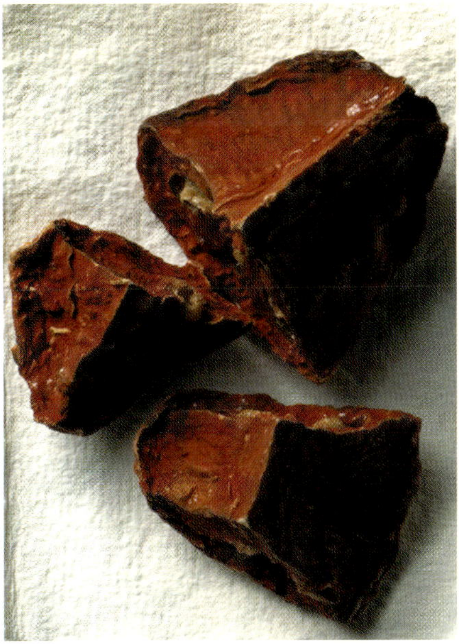

15

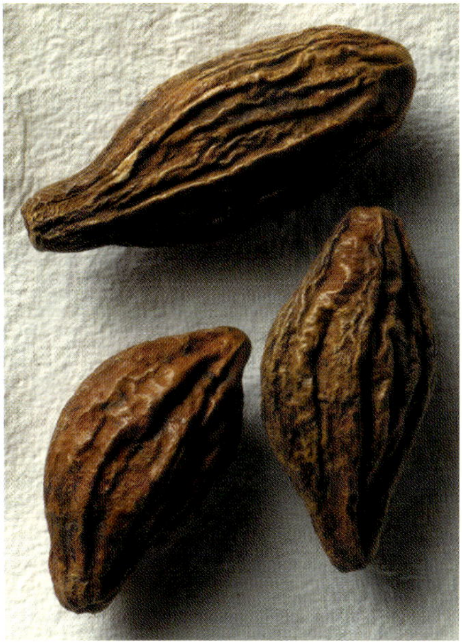

6

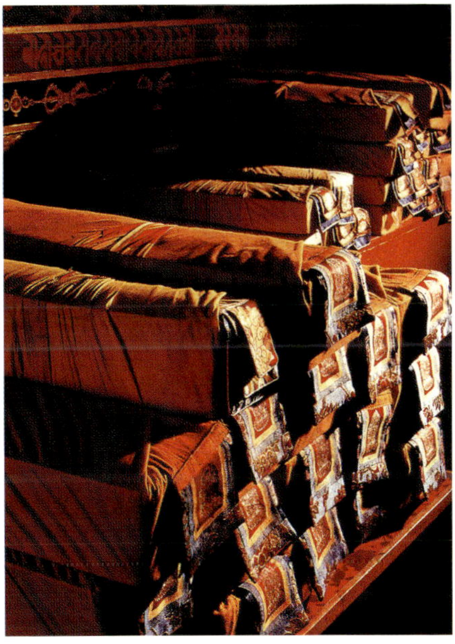

17

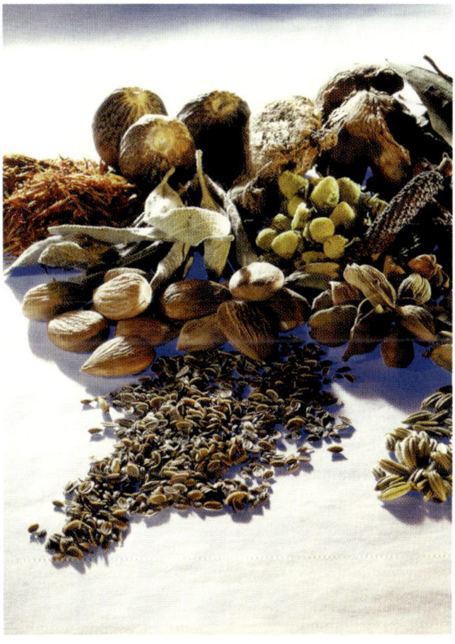

14 Getrocknete Bengalische Quitte oder Marmelosfrucht. Diese Pflanze ist im Hinduismus heilig
15 Die entfernt olivenähnliche Steinfrucht der Myrobalane bleibt im Reifezustand grün, bei Trocknung wird sie jedoch gelb. Erstaunlich ist ihr Nährwert: Analysen belegen, daß der eßbare Fruchtmantel zehnmal mehr Vitamin C aufweist als Äpfel und sehr proteinhaltig ist
16 Medizintexte: im »Gyüshi« sind alle Rezepte der Tibetischen Medizin festgehalten
17 Kräutermischung, die zu Tee weiterverarbeitet wird

18

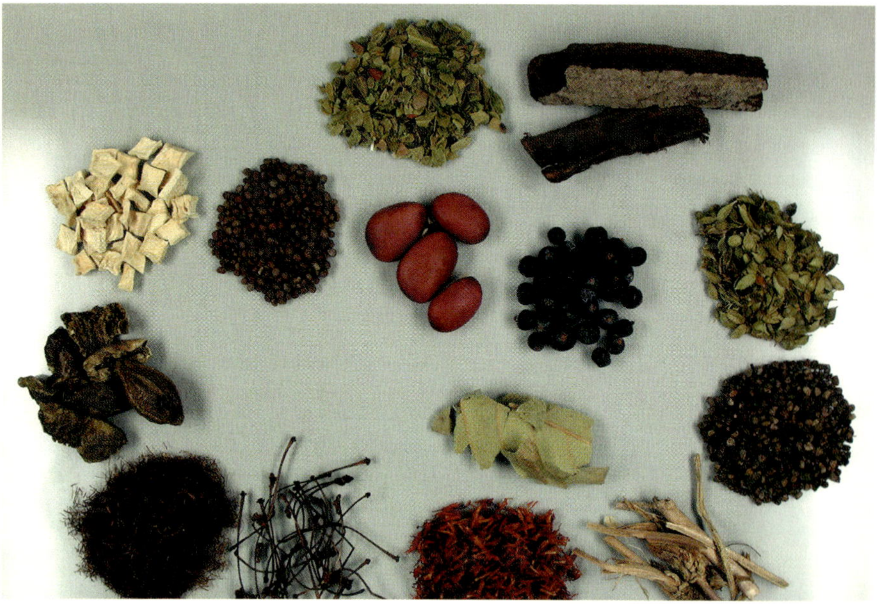

19

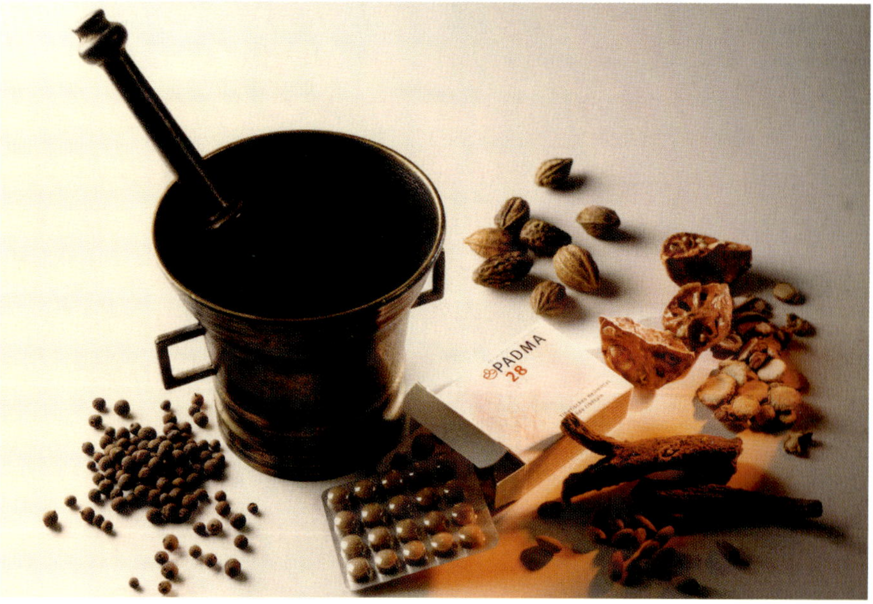

18 Die Nieren-Blasen-Formel wirkt harntreibend und harndesinfizierend. Sie ist aus Bärentraubenblättern, Bobaumrinde, Bukkoblättern, Kardamon, Enzianwurzel, Färberdistelblüten, Kirschenstielen, Maisgriffeln, Myrobalanenfrüchten, Petersilienwurzeln, Rettich- und Schwertbohnensamen, Wacholderbeeren sowie Wellmispelblättern zusammengesetzt
19 Padma 28

Achten Sie auf die Organuhr (siehe unten), gestalten Sie Ihren Tagesablauf regelmäßig, vermeiden Sie Unvorhergesehenes, bauen Sie Streß ab.

Die tiefe Erholung ist notwendig, damit sich der Körper voll auf die Selbstheilung in seinem Inneren konzentrieren kann und nicht für die Bewältigung des äußeren Alltags bereitstehen muß. Die Körperrhythmen wieder in Ordnung zu bringen ist daher ein absolutes Muß. Hier haben besonders die außerordentlichen Forschungsarbeiten zur Chronobiologie von Prof. Maximilian Moser, Universität Graz, einen wegweisenden Charakter.

Im allgemeinen unterscheidet die Schlafforschung zwei Schlafphasen, die durch die unterschiedliche Gesamtaktivierung des Zentralnervensystems gekennzeichnet sind. Eine dieser Phasen fällt durch besondere Eigenheiten, wie hohe Aktivität der Augäpfel unter den geschlossenen Lidern, auf (Rapid Eye Movement, REM). Diese REM-Phase ist besonders wichtig für unser Traumgeschehen. Wenn Menschen häufig aus ihren Träumen gerissen werden, werden sie krank. Wissenschaftliche Untersuchungen haben ergeben, daß sich vormitternächtlicher Schlaf besonders gut eignet, um in die REM-Phase zu gelangen.

Auch die Tibetische Medizin spricht davon, daß ein Verlust der intensiven Schlafphasen beinahe immer mit einer gesundheitlichen Befindlichkeitsänderung einhergeht. Diese Störungen sind von der Schulmedizin schon lange bestätigt. Die Einnahme von Schlafmitteln löst das Problem der Reizüberflutung nicht. Außerdem ist bei der häufigen und unkontrollierten Einnahme von Schlafmitteln mit Nebenwirkungen zu rechnen. Zum einen machen diese Substanzen sehr schnell abhängig, und zum anderen gelangt der Betroffene durch sie nie in eine ausdauernde gesunde Schlafphase.

Ratschlag der Tibetischen Medizin bei Schlafstörungen
Erlernen Sie einfache Akupressurgriffe als Soforthilfe. Ihr Einschlaf- und Durchschlafpunkt liegt direkt oberhalb des Ohrläppchens im hinteren Bereich an der Ohrmuschel, wo sich die Rundung befindet. Drücken Sie mit mäßigem Druck diesen Punkt für ca. eine Minute.

> Erlernen Sie einfache Akupressurgriffe als Soforthilfe bei Schlafstörungen.

Viele meiner Klienten klagen darüber, zunächst zwar gut einschlafen zu können, dann jedoch zu unterschiedlichsten Zeiten wieder aufzuwachen und nicht wieder einschlafen zu können. In diesem Fall ist es für mich sehr wichtig, die Zeit der Schlafunterbrechung genau zu erfragen, um gezielte Maßnahmen ergreifen zu können. Hier kommt die Organuhr ins Spiel.

Die Organuhr der fünf Elemente

Die Organuhr der Fünf-Elemente-Lehre kann uns gezielt Aufschluß darüber geben, wie unsere Organe mit der jeweiligen Uhrzeit in Beziehung stehen, welches Organ gerade schläft oder aktiv ist. Ein an den natürlichen biologischen Lebensrhythmus angepaßtes Leben erhält den Menschen jung und frisch bis ins hohe Alter.

Prinzipiell ist anzumerken, daß die Organuhr eine ausführliche Diagnostik beim Arzt nicht ersetzt. Sie kann aber ein wichtiges Beobachtungsinstrument bei organischen Störungen sein.

Die Organuhr teilt den Tag in vierundzwanzig Stunden ein. In der Chinesischen Medizin geht man davon aus, daß die zwölf Hauptkörperfunktionsströme bestimmten Organen zuzuordnen sind. In Zwei-Stunden-Rhythmen kommuniziert die biologische Energie **Chi** mit verschiedenen Organen. In diesem Zeitraum weisen die Energien, welche die korrespondierenden Organe steuern, ihre höchste Aktivität auf. Exakt zwölf Stunden später ist das Chi im angesprochenen Organ am schwächsten.

Nach der Organuhr hat beispielsweise die Leber die maximale Chi-Durchflutung in der Zeit von ein Uhr bis drei Uhr nachts. Exakt zwölf Stunden später, also wenn wir uns zum Mittagstisch setzen, ist das Leber-Chi am schwächsten. Wenn Sie also in der Zeit von ein Uhr bis drei Uhr nicht ausreichend schlafen, stören Sie damit die maximale Leber-Chi-Phase. Dies hat eine energetische Schwächung zur Folge, die bis in die Mittagszeit wirkt. Ich möchte auf den nächsten Seiten versuchen, das chronobiologische Wissen der Chinesen mit dem Wissen der Tibeter zu vereinen.

Dreifach-Erwärmer – Die Verdauungsorgane machen Feierabend

Von 21 bis 23 Uhr ist die Zeit des **Dreifach-Erwärmers.** Dies ist ein feinstoffliches Energieprinzip, das die westliche Medizin nicht kennt. In den östlichen Medizinlehren wird der Dreifach-Erwärmer, gleich wie Herz und Kreislauf, dem Element Feuer zugeordnet.

Die Tibetische Medizin ordnet den Dreifach-Erwärmer den feinstofflichen Energieprinzipien ›mKhrispa‹ und ›rLung‹ zu. Das Energiefeld reicht vom Brustraum in den Bauchraum bis hin zum Beckenraum. Störungen dieser Energie zeigen sich durch Herzbeschwerden wie Herzrhythmusstörungen, Blutdruckschwankungen, Schlaflosigkeit (Einschlafstörungen), Konzentrationsstörungen, Nervosität, erhöhte Reizbarkeit und Angstzustände. Auch Ohrenerkrankungen, Taubheit und Tinnitus sind symptomatische Erkrankungsbilder. Da diese späten Stunden in unserer Gesellschaft zu einer Hauptaktivitätsphase unseres täglichen Lebens geworden sind, wird klar, daß der Dreifach-Erwärmer keine Zeit zur

Regeneration mehr findet. Da etwa 12 Stunden später, also in der Zeit zwischen 9 Uhr und 11 Uhr vormittags, die Funktion des Dreifach-Erwärmers am niedrigsten ist, kann ein Verlust der Regenerationsphase zwischen 21 Uhr und 23 Uhr zu einer Antriebsschwäche am Vormittag führen. Biochemisch auffällig ist, daß besonders die hormonelle Kontrolle des Herzens und der Blutgefäße betroffen ist. Der Umstand, daß Herzinfarkte besonders häufig in der Zeit zwischen 9 Uhr und 11 Uhr vormittags auftreten, mag ein Indiz für einen schwachen Dreifach-Erwärmer sein.

Im Medizinverständnis nach Dr. Schüßler führt die Gabe von **Schüßlersalz Nr. 1** *(Calcium fluoratum)* zu einer Stärkung des Dreifach-Erwärmers. Da die höchste Aktivitätsphase des Dreifach-Erwärmers mit einer Hochzeit aller körpereigenen immunologischen Abwehrprozesse zusammenfällt, ist man gut beraten, in Zeiten der Immunschwäche besonders den Dreifach-Erwärmer zu stärken.

Ratschläge der Tibetischen Medizin

Zur Harmonisierung des Dreifach-Erwärmers ist es notwendig, bereits gegen 20 Uhr mit einer Ruhephase zu beginnen. Intensives Fernsehen oder Computerarbeit in dieser Zeit erschweren die Funktion des Dreifach-Erwärmers. Unterstützend und zur Beseitigung von Einschlafstörungen kann ein pflanzliches Nerventonikum eingenommen werden.

Das tibetische Nerven-Tonikum ›Srog'zin 10‹ (gesprochen »Sogzin«) hilft sehr gut bei Nervosität, Reizbarkeit, innerer Unruhe und Spannungszuständen und zum psychischen Abschalten, zum Beruhigen im Falle eines Burn-out-Syndroms. Gerade dieses Krankheitsbild wird sehr häufig von massiven Einschlafstörungen begleitet. Dank seiner nervenstärkenden und entspannenden Wirkung kann das Nerventonikum auch vorbeugend eingenommen werden.

Nach der Lehre der Tibetischen Medizin hilft auch die Erkältungsformel ›Nor bu 7 Thang‹ (gesprochen »Norbu 7 tang«) bei Erschöpfungszuständen und Burn-outs, die durch Überarbeitung und anhaltenden Streß hervorgerufen werden. Sie ist von neutraler Natur und wirkt harmonisierend auf die drei Energien ›rLung‹, ›mKhrispa‹ und ›Badkan‹.

Störung des Verdauungsfeuers – Infekte des Gallengangs

Von 23 bis 1 Uhr ist die Zeit der Gallenblase. Der Ausspruch: »Mir kommt die Galle hoch« deutet immer auf ungeklärten Ärger hin. Tatsächlich wird die Gallenblase bei großer Wut und heftigem Zorn in Mitleidenschaft gezogen. Übermäßige Kopfarbeit belastet die Gallenblasenenergie, deshalb ist es ratsam, einen entsprechenden körperlichen Ausgleich zu finden, um eine nötige Balance herzustellen. Gallensteine sind sozusagen kristallisierte Wut und Ärger. Meistens sind Menschen davon betroffen, die sich sehr viel um ihre Mitmenschen kümmern und dabei ihre eigenen Bedürfnisse vergessen.

Die Gallenblase wird in der Tibetischen Medizin der ›mKhrispa‹-Energie zugeordnet. Diese steuert hauptsächlich die Verdauung. Der tibetische Arzt spricht vom Verdauungsfeuer, ein Begriff, den die westliche Medizin ebenfalls nicht kennt. Durch den Gallensaft wird unsere Nahrung in elementare Teilchen zersetzt. Erst dann kann der Organismus sie verwerten. Eine funktionstüchtige Gallenblase zeigt sich in einem gesunden Stoffwechsel und einer klaren Entscheidungs- und Handlungsfähigkeit. Ein Ungleichgewicht dieser Energie drückt sich meist durch Desinteresse an Weiterentwicklung, körperliche Steifheit, Kopfschmerzen, Migräne und rasche Ermüdbarkeit aus. Im Medizinverständnis nach Dr. Schüßler führt die Gabe von **Schüßlersalz Nr. 2** *(Calcium phosphoricum)* zu einer Stärkung der Galle.

Ratschläge der Tibetischen Medizin

Wenn Ihre Schlafstörungen in die Zeit zwischen 23 und 1 Uhr fallen, dann müssen Sie Ihre Gallenblasenenergie harmonisieren: Ändern Sie jene Dinge, die Ihnen Kummer und Sorgen bereiten. Leben Sie Ihre Kreativität in Beruf, Hobby oder Familie aus. Henry Ford hat einmal in einem sehr trefflichen Satz gesagt: »Wenn du immer nur tust, was du schon kannst, wirst du immer der bleiben, der du schon bist.« Dieses Lebensmotto sollte uns Mut machen, Dinge zu verändern, speziell wenn wir tagtäglich spüren, daß wir unter etwas leiden.

Befreien Sie sich aus dem alten Trott! Gehen Sie konsequent aufgefundenen Störquellen aus dem Weg. Nicht jeder Mensch leidet unter Störfeldern gleich. Nehmen Sie Ihren Körper ernst, er zeigt Ihnen den Mangel auf.

Verzichten Sie auf saure Speisen und auf alle kohlensäurehaltigen Getränke, die zwar süß schmecken, unseren Körper aber unwahrscheinlich sauer machen. Schlucken Sie Ihren Ärger nie hinunter, sondern atmen Sie einige Male tief durch und sprechen Sie dann Ihre Mitmenschen freundlich, aber bestimmt auf die mißliche Situation an.

Denken Sie daran: 12 Stunden später, also zwischen 11 und 13 Uhr, wenn Sie Ihre Galle zur Verdauung brauchen, ist sie schwach und arbeitsunwillig. Versuchen Sie einmal pro Woche einen Trinktag einzuschalten und gönnen Sie Ihrer Galle eine Regenerationszeit durch die Einnahme des tibetischen Leber-Galle-Tonikums ›Garnag‹ (gesprochen: »Garnak«). Es entstammt der Gruppe der ›Garnag‹-Rezepturen und beinhaltet Granatapfelsamen, Ehrenpreiskraut, Färberdistelblüten, Kardamon, Zimtkassia, Artischokkenblätter, Brunnenkressekraut, Löwenzahnwurzel, Tausendgüldenkraut, Kolasamen, Medizinische Kohle, Langen Pfeffer sowie die heilsamste Frucht der Tibetischen Medizin, die entsteinte Myrobalane. Im speziellen zielen die zahlreichen Bitterstoffe in diesem Tonikum auf eine energetische Stärkung der Gallenblase ab.

Biochemisch ist interessant, daß die Gallenblasenzeit auch zusammenfällt mit dem Ende der Cortisol-Ausschüttung sowie dem Abflachen des Stoffwechsels, des Blutdrucks und der Körpertemperatur. Einzig und alleine die Hautzellen teilen sich rascher, was eine Regeneration der Haut zur Folge hat. Wer eine schöne reine Haut haben möchte, muß diese Phase zur Ruhe nützen.

Die Leber regeneriert sich im Liegen

Von 1 bis 3 Uhr nachts ist die Zeit der **Leber.** Unsere Leber ist nicht nur für biochemische Prozesse zuständig, sondern ist auch unser Emotionsspeicher. In der Regel ist die Speicherkapazität mit vierzig Jahren zur Gänze ausgelastet. Schlechte Ernährung, Umweltgifte, Medikamente, Chemotherapeutika, Alkohol, ständiger Streß und emotionale Belastungen setzen unserer Leber vehement zu.

In der Drei-Prinzipien-Lehre der Tibetischen Medizin wird die Leber vom feinstofflichen Prinzip ›mKhrispa‹ dominiert. Schlafstörungen, die sich in der Zeit zwischen 1 und 3 Uhr äußern, können durch eine konsequente Leberausleitung bestens therapiert und ausgeheilt werden. Ein guter Freund unserer Familie klagte beim letzten Besuch in meiner Praxis über regelmäßige Schlafstörungen, die immer zwischen zwölf Uhr und drei Uhr nachts auftreten. Nach der Einnahme von verschiedenen Beruhigungsmitteln, die ihm nicht geholfen hatten, wollte er nun wissen, welchen Ratschlag die Tibetische Medizin für ihn bereithielt. Als erstes war eine eingehende Analyse aller bekannten Belastungen angesagt. Der Klient mußte alle seine Nahrungsmittel aufzählen, und wir begannen, bezogen auf seinen tibetischen Konstitutionstyp, die verträglichen Nahrungsmittel von den unverträglichen abzugrenzen. Klar zutage trat, daß Alkohol und saure Speisen seine Schlafstörungen verschlechterten. Auch schien mir, daß als nutritive Informationsgabe das tibetische Leber-Regulans ›'Bras bu 3 thang‹ angezeigt war. Die Nahrungsumstellung, einige kleine Heilmeditationen und ›'Bras bu 3 thang‹ brachten den Bekannten tatsächlich wieder in einen geordneten Schlafrhythmus zurück.

Die Leber regeneriert sich im Liegen, bei Ruhe und am besten in der gesunden Schlafphase. Im Medizinverständnis nach Dr. Schüßler führt die Gabe von **Schüßlersalz Nr. 6** *(Kalium sulfuricum)* zu einer Stärkung des Leber-Chi. Wer seine Schlafstörungen mit den genannten therapeutischen Maßnahmen nicht verbessern kann, muß umgehend einen Facharzt aufsuchen. Die Leber ist zu kostbar, um sie aufs Spiel zu setzen.

Die Lunge – Kraft der Bewegung

Die Zeit zwischen 3 und 5 Uhr nachts gilt als die Regenerationsphase der **Lunge.** Die Lunge wird in der tibetischen Energielehre mit dem feinstofflichen Prinzip Wind (›rLung‹) in Beziehung gebracht, aber auch mit ›Badkan‹ (Schleimenergie). Sie spiegelt gleichsam die elementare Kraft der Bewegung wider. Die Windenergie ist mit sämtlichen körperlichen und geistigen Bewegungen im Körper verbunden. Pulsschlag, Herzrhythmus, Darmperistaltik und die Atmung werden, je nach Konstitutionstyp, von einem stärkeren oder schwächeren ›Wind‹ durchströmt. Über die Lunge nehmen wir die Atemluft auf, die unseren Körper mit dem lebenswichtigen Sauerstoff versorgt. Dadurch verbinden wir uns mit jedem neuen Atemzug mit dem Kosmos. Es liegt in unser aller Interesse, unsere Umwelt besser zu schützen und die Produktion von giftigen Stoffen einzustellen. Jeder von uns genießt gerne gute frische Luft, aber nur eine Minderheit möchte freiwillig auf das Auto verzichten. Wenn die Verkehrdichte weiterhin rasant zunimmt, wird es schon bald für viele Menschen weltweit zu schlimmen gesundheitlichen Schäden kommen. Eine gesunde Atemluft hilft dem gesamten Organismus, seine Lebensaufgabe zu erfüllen. Gezielte Atemübungen werden schon seit Jahrtausenden in den asiatischen Medizinlehren als beste Gesundheitsvorsorge gelehrt und praktiziert.

Schlafprobleme, die während der genannten Lungenregenerationszeit auftreten, weisen auf eine geschwächte Lungenenergie hin. Zur Stärkung empfiehlt die Tibetische Medizin, die Atemübungen mehrmals am Tag zu wiederholen. Lösen Sie Ihre traumatischen Erlebnisse auf, indem Sie bewußt negative Gedanken, Gefühle, Ängste, Sorgen und Schmerzen loslassen. Am besten liegen Sie dabei auf dem Boden, schließen Ihre Augen und lassen nun alles, was Sie bewegt, in kleinen weißen Wolken vorbeiziehen. Atmen Sie dabei entspannt und tief, dann beginnen Sie ganz bewußt alle negativen gegen positive ermunternde Gedanken auszutauschen. Konzentrieren Sie sich anschließend noch auf ein paar tiefe Atemzüge, bevor Sie langsam aufstehen. Dieser positive ›Gedankenaustausch‹ mit Ihrer Lunge soll regelmäßig durchgeführt werden – schon bald wird sich eine bleibende innere Harmonie einstellen.

Wer unter **Asthma** und **Bronchitis** leidet, muß Milch und Milchprodukte strikt meiden. Zahlreiche Milcheiweißstoffe verstärken die Schleimbildung der Lunge. Um den Schleim aus den Bronchien schneller wieder abfließen zu lassen, empfiehlt die Tibetische Medizin Süßholzwurzeltee oder die Sarsaparilla-Kurformel. Besonders vor dem Schlafengehen kann die Einnahme von Sarsaparilla chronische Bronchitis oder Asthma ausheilen. Wenn der Tee regelmäßig getrunken wird, kann sich seine beruhigende Wirkung sehr gut entfalten.

Ein weiteres hochwirksames Mehrstoffgemisch zur allgemeinen Stärkung der Bronchien ist ›Gun drum 7‹, (gesprochen »Gündüm 7«), die tibetische Hustenformel. Diese Formel besitzt als Hauptkomponenten Färberdistelblüten, Granatapfelsamen, Süßholzwurzel und Zimatkassia. Bei chronischen **Atemwegsentzün-**

dungen sollte mit der antientzündlichen Formel Padma 28 eine Ergänzungstherapie begonnen werden.

Der tibetische Arzt kennt ebenfalls die bereits vorgestellte heilende Wirkung der Süßholzwurzel. Trinken Sie zusätzlich viel abgekochtes warmes Wasser. Dieses hilft, Schleim abzutransportieren, und führt zu einer spürbaren Befindlichkeitsverbesserung. Machen Sie in gesunder Umgebung regelmäßige Spaziergänge. Auch Aufenthalte am Meer können Ihren Gesundungsprozeß positiv beeinflussen. Ein Ortswechsel schafft auch eine psychische Erleichterung und bringt Sie auf neue Gedanken.

Im Medizinverständnis nach Dr. Schüßler führt die Gabe von **Schüßlersalz Nr.** 11 *(Silicea)* zu einer Stärkung der Lungenfunktion.

> Die Tibetische Medizin empfiehlt bei Atemwegsentzündungen u. a., viel abgekochtes warmes Wasser zu trinken. Es hilft Ihnen, den Schleim abzutransportieren, und führt zu einer spürbaren Befindlichkeitsverbesserung.

Der Dickdarm – Sammler sein Urzeiten

Zwischen 5 und 7 Uhr morgens ist die Zeit des **Dickdarms.** Der Dickdarm sammelt Abfallstoffe, die der Dünndarm bereits aussortiert hat. Er formt diese Stoffe, indem er ihnen das Wasser entzieht, das zurück in den Organismus geht. Laut Tibetischer Medizin wird dieser Darmabschnitt weitgehend von der feinstofflichen ›Badkan‹-Energie dominiert, die mit den Elementen Wasser und Erde verbunden ist. Der Dickdarm steht für Loslassen und Abgeben in unserem Darmtrakt. Erst wenn Vergangenes verarbeitet und abtransportiert ist, können wir uns auf Neues besinnen. Dies gilt für die Verdauung im gleichen Sinne wie für unsere Emotionen und Ängste.

Die Schule des Loslassens wird nicht nur in der Tibetischen Medizin praktiziert. Dieses Motiv, Anhaftungen aufzugeben, ist ein Kernleitsatz des Buddhismus. »Alles ist allezeit anders«, besagt ein tibetisches Sprichwort. Es soll uns daran erinnern, daß alles einer ständigen Veränderung unterliegt. Von diesem Prinzip ist alles Lebendige betroffen und umschlossen.

Diese Gesetzmäßigkeit ist eine Kernaussage von Buddha Gautama Siddharta:

> *Was aber, ihr Jünger, ist die edle Wahrheit vom Leiden? Geburt ist Leiden, Altern ist Leiden (Krankheit ist Leiden), Sterben ist Leiden, Sorge, Jammer, Schmerz, Trübsal und Verzweiflung sind Leiden; mit Unliebem vereint sein, ist Leiden; von Liebem getrennt sein, ist Leiden; nicht erlangen, was man begehrt, ist Leiden; kurz gesagt, die fünf Anhaftungs-Gruppen sind Leiden ... Nichts währt ewig, Geburt, Leben und Tod sind ein Rad, das sich kontinuierlich dreht. Erst wenn wir gelernt haben, daß wir alles loslassen müssen, werden wir imstande sein, die köstlichste aller Lebensphasen zu genießen, den Augenblick. Den Augenblick, der frei ist vom Gedanken an Gestern und an Morgen.*

Ich habe diese erkenntnisreichen Gedanken bewußt für dieses Kapitel gewählt, um die Wichtigkeit, aber auch die Natürlichkeit des Loslassens und des Reinigens zu betonen. Sprechen Sie über Ihre Darmprobleme so offen wie möglich und ohne falsche Scham. Informieren Sie sich über die wichtigen Funktionen des Darms, versuchen Sie seine Funktionsweise, verbunden mit seiner biologischen Vernunft, zu erkennen. Denn gerade die Zurückhaltung, die unsere Gesellschaft diesem Thema zuweist, ist Teil der Befindlichkeitsstörung.

Eine gesunde Verdauung ist naturgemäß auf das Loslassen eingestellt. Deshalb sollten wir die Zeit zwischen 5 und 7 Uhr morgens nützen, um auf die Toilette zu gehen. Viele Darmprobleme werden durch Streß und mangelnde Zeit für unsere Bedürfnisse ausgelöst. Für die Pflege des Darms hat sich das Trinken von warmem abgekochtem Wasser bestens bewährt. Trinken Sie deshalb noch vor dem Frühstück eine Tasse und nehmen Sie erst im Anschluß Ihr Frühstück ein.

Im Medizinverständnis nach Dr. Schüßler führt die Gabe von **Schüßlersalz Nr. 4** *(Kalium chloratum)* zu einer Stärkung des Dickdarm-Chi.

Biochemisch ist die Zeit des Dickdarms auch die Zeit der höchsten Testosteronausschüttung. Dieses Hormon stimuliert die körpereigene Proteinbildung. Wenn gegen 6 Uhr der Testosteronschub nachläßt, beginnt Cortisol zu arbeiten und stimuliert Schlüsselenzyme für die Neubildung von Glukose aus körpereigenen Quellen. Die hohe Stoffwechselleistung des Organismus erfahren wir auch durch ein natürliches Wecksignal. Der Tag kann beginnen.

Der Magen – Barometer der Gefühle

Zwischen 7 und 9 Uhr ist die **Magenzeit.** Der Magen hat sich über Nacht geleert. Er ist nun wieder zur Aufnahme neuer Nahrung bereit. Die beste Frühstückszeit ist deshalb zwischen 7 und 9 Uhr. Der Magen macht uns unsere Nahrung auf den verschiedensten Ebenen ›verdaulich‹. Der Ausspruch »das schlägt mir auf den Magen« bezieht sich nicht nur auf Lebensmittel, sondern auch auf seelische Situationen. Deshalb ist es besonders wichtig, nicht alles ›runterzuschlucken‹ und die Toleranzgrenze unseres Magens nicht ständig zu überschreiten.

In der Tibetischen Medizin wird der Magen durch die feinstoffliche ›Badkan‹-Energie (Schleim) dominiert. Diese Energie ist maßgeblich am Auf- und Abbau von Nährstoffen beteiligt. Die Elemente Erde und Wasser stehen im ständigen Austausch mit dieser Energiequalität. Wenn wir die Lehre der Fünf Elemente auf unseren Körper übertragen, müssen wir uns bewußt machen, daß das Wasserelement über 70% in unserem Körper ausmacht. Chemisch-physikalisch sind wir ein Feuchtewesen, bestehend aus Wasser und darin gelösten Stoffen. Um das Grobstoffliche zu verdauen, weiterzutransportieren und auszuscheiden, muß das ›Erdige‹ mit Wasser als Transportmittel versorgt werden. Deshalb ist eine ausreichende Flüssigkeitszufuhr unbedingt notwendig.

Ratschläge der Tibetischen Medizin

Auch über das Trinken bei Tisch macht sich die Tibetische Medizin Gedanken. Der tibetische Arzt rät zum Trinken vor und nach den Mahlzeiten, jedoch nicht während. Bestimmt ist das am Anfang etwas ungewohnt, aber nach einer Weile werden Sie erkennen, daß Sie so viel besser kauen, nicht verschiedene Temperaturen mischen und auch nicht zuviel essen. Außerdem verdünnen Sie nicht ständig Ihre Verdauungssäfte.

Wir trinken und essen darüber hinaus zuviel Kaltes, was die Verdauungswärme reduziert. Kalte Getränke, ein Eis-Dessert als Abschluß einer Mahlzeit, all das dämpft die Verdauungstätigkeit und sollte daher vermieden werden, um Verdauungsproblemen vorzubeugen.

Wenn Sie eine zu geringe Verdauungswärme haben und häufig an Völlegefühl und Magendrücken leiden, sollten Sie das Verdauungs-Tonikum Padma Digestin (›Se 'bru 5‹) einnehmen.

›Se 'bru 5‹ ist eine klassisch-tibetische Rezeptur bei geschwächter Magen-Darm-Funktion. ›Se 'bru‹ bedeutet Granatapfel *(Punica granatum)*, weiters enthalten sind die Gewürzsamen Kardamom, Galgant, Langer Pfeffer, Zimtkassia. Diese Rezeptur regt das Verdauungsfeuer an, ohne chemisch in den Organismus einzugreifen. Damit wird die gesamte Verdauung gestärkt, wobei das Hauptaugenmerk auf der wärmenden Qualität liegt. Sogar **kalte Hände und Füße** sind oft auf eine Verdauungsschwäche zurückzuführen, ebenso **Blähungen** und Völlegefühl. Zusätzlich wird auch die Funktion von Leber und Niere verbessert, die Darmflora reguliert. Nach tibetischer Lehre soll es auch in den Extremitäten gestautes Wasser abführen. Zudem regt es den Appetit an und kann bei Schlafproblemen helfen. Die Tabletten können sowohl vorbeugend als auch bei akuten Beschwerden angewendet werden.

Biochemisch betrachtet ist die Magenzeit die Zeit, in der Kohlenhydrate in biologische Körperenergien weiterverarbeitet werden können. Sämtliche dafür nötige Hormone befinden sich in einem Hoch. Eine Stärkung der Verdauung und Resorptionsleistung durch Digestin / ›Se 'bru 5‹ kann insbesondere bei **Magersucht** (Anorexie) helfen.

Eine Energiezufuhr durch Trinken von heißem Wasser zusammen mit dem wärmenden Verdauungstonikum kann hier wichtige Impulse setzen, so daß der ›innere Arzt‹ wieder voll zum Tragen kommt.

Im Medizinverständnis nach Dr. Schüßler führt die Gabe von Schüßlersalz Nr. 12 *(Calcium sulfuricum)* zu einer Stärkung des Magen-Chi.

Die Milz – Wächter des Blutes

Zwischen 9 und 11 Uhr ist die Zeit der **Milz** und des **Pankreas** anzusetzen. Die Milz versorgt und erneuert unser Blut und sortiert die roten Blutkörperchen aus. Sie siebt mit ihrem Abwehrgewebe nochmals alle Nährstoffe, bevor sie ins Blut und in die Zellen gelangen. Besonders für uns Frauen ist sie von größter Bedeutung, denn wenn wir schwanger sind, müssen wir das ungeborene Leben ernähren. Auch während der Monatsblutungen wird sie besonders stark gefordert.

Die Milz ist stark von der feinstofflichen ›mKhrispa‹- und der ›Badkan‹-Energie abhängig. In der Milzzeit ist der Mensch am widerstandsfähigsten gegen Impfschäden und Hautrötungen. Die Körpertemperatur hat ihr Maximum erreicht. Das Gehirn arbeitet auf vollen Touren. Die Zeit zwischen 10 Uhr und 11 Uhr vormittags ist die beste Phase für unser Kurzzeitgedächtnis, dann sind wir besonders aufnahmefähig.

Im Medizinverständnis nach Dr. Schüßler führt die Gabe von **Schüßlersalz Nr. 10** *(Natrium sulfuricum)* zu einer Stärkung der Milz-Pankreas-Funktion.

Das Herz – mehr als eine gewöhnliche Pumpe

Zwischen 11 und 13 Uhr ist **Herzzeit.** Daß es sich beim Herzen nicht nur um ein Organ im herkömmlichen Sinne handelt, wird nicht nur in alternativ ausgerichteten Medizinsystemen erklärt, sondern auch in zahlreichen philosophischen Schriften und Texten ausgedrückt. So schrieb zum Beispiel der französische Schriftsteller Antoine de Saint-Exupéry in seinem Werk *Der kleine Prinz:* »Man sieht nur mit dem Herzen gut, das Wesentliche ist für die Augen unsichtbar.«

Auch die Tibetische Medizin sieht im Herzen den Mittelpunkt und Ursprungsort unserer Gefühle. Seelische Regungen, Wahrnehmungen und Empfindungen werden zum einen von der subtilen ›rLung‹-Energie geleitet, die zugleich unseren Herzrhythmus steuert, zum anderen von der wärmenden Kraft ›mKhrispa‹, die zur kontinuierlichen Aufrechterhaltung der Körperwärme dient. Somit ist unser Herz von zwei Energieströmen gleichermaßen abhängig.

Normalerweise nehmen wir unseren Herzschlag nicht oder nur unbewußt wahr. Spüren wir ihn fest und deutlich, ist meist eine körperliche oder seelische Belastung vorausgegangen. Um unser Herz vital und gesund zu erhalten, ist es sehr wichtig, ständig im Einklang mit uns selbst zu leben; die notwendige Balance zwischen Körper, Geist und Seele immer wieder aufs neue herzustellen. Das Herz nimmt den Geist, die göttliche Eingebung, auf und beherbergt sie. Durch diesen Geist, die Psyche des Herzens sind wir mit dem Universum, der Welt, der alles umfassenden Weltseele verbunden. Von dort sind wir gekommen, und dorthin werden wir am Ende unseres Lebens zurückkehren. Die Stimme unseres Herzens zu hören und ihr Folge zu leisten wäre die Aufgabe in unserem Leben. Haben wir uns davon entfernt oder abgewandt, wird das Feuer in uns erkalten.

Ratschläge der Tibetischen Medizin

Schicken Sie Ihrem Herzen regelmäßig die Botschaft, daß Sie auf seine Stimme hören möchten. Machen Sie regelmäßig Ihre Atemübungen (siehe Kapitel ›Die richtige Atmung‹), und tun Sie bewußt Dinge, die Ihr Herz erfreuen. Denken Sie daran, Ihr Herz braucht Pflege und Training. Betreiben Sie regelmäßig Sport und Gymnastik, das senkt auch zu hohen Blutdruck. Setzen Sie außerdem auf die Kraft der Herb- und Bitterstoffe. Die tibetische Rezeptsammlung hat zahlreiche Formeln zur Hand. Die wohl wichtigste herz- und kreislaufstärkende ist Padma 28.

Während der Herzzeit steigt der Säuregehalt im Magen zur Vorbereitung der erwarteten Mahlzeit; nach einer guten Phase sinken gegen 12 Uhr mittag die Konzentrationsfähigkeit und die intellektuelle Schlagfertigkeit.

Herzzeit ist aber auch Schlaganfall- und Infarktzeit. In diese Stunden fallen die meisten Komplikationen. Zusammen mit einem geschwächten Dreifach-Erwärmer kann eine ernsthafte Störung des Herzens ausgelöst werden.

Im Medizinverständnis nach Dr. Schüßler führt die Gabe von **Schüßlersalz Nr.** 3 *(Ferrum phosphoricum)* zu einer Stärkung der Herzfunktion.

Der Dünndarm – Umschlagplatz für alle Nahrungsstoffe

Zwischen 13 und 15 Uhr ist die Zeit des **Dünndarms.** Im Dünndarm kommt besonders das wärmende Prinzip der ›mKhrispa‹-Energie zur Wirkung. Der Dünndarm ist ein Meister an Sortierkunst. Für den Körper sortiert er den Nahrungsbrei nach Reinem und Unreinem und entscheidet, welche Nährstoffe in die Milz gelangen und welche Abfallstoffe an den Dickdarm abgegeben werden. Auf der geistigen Ebene sortiert der Dünndarm nachhaltige und kurzlebige Gedanken und Gefühle.

Sie kennen das sinnbildlich aus Ihrem eigenen Leben, wenn Sie an die eigene Schulzeit zurück denken: Mancher Lehrstoff war für Sie einfach uninteressant und schwer verdaulich, erst ein paar Jahre später konnten Sie gerade an dem einen oder anderen Thema Gefallen finden. Sie haben sich weiter entwickelt, oder das Leben hat Sie reifer werden lassen. Leider nimmt unser Schulsystem auf solche Entwicklungsstadien und auch auf den inneren Reifeprozeß viel zuwenig Rücksicht.

Der Dünndarm sortiert tagtäglich unsere Gefühle. Es ist wichtig, unsere Gefühlswelt wahrzunehmen und nicht zu verbergen, wie es so oft in unserem Kulturkreis verlangt wird. Wer seine Gefühle immer zurückhält, kann sie nicht richtig sortieren. Somit fehlt die Klarheit für verschiedene Entscheidungsfragen im Leben. Wenn Sie vor Problemen stehen, fangen Sie sofort und uneingeschränkt mit dem Sortieren Ihrer Gefühle an, und misten Sie wirklich großzügig und gründlich aus. Danach geht es Ihnen mit Garantie viel besser, und Sie sehen das Leben mit völlig anderen Augen an.

Ratschläge der tibetischen Medizin

Die Tibetische Medizin und auch andere asiatische Heilsysteme bringen den Dünndarm in Zusammenhang mit unserem Herzen. Der Dünndarm ist dessen Wächter. Ein geschädigtes Darmsystem wird über kurz oder lang auch unser Herz krank machen. Achten Sie deshalb auf ein energetisch und körperlich ausgeglichenes Darmsystem. Ein bekannter Internist schilderte mir, daß er bei Patienten mit einer Darmfehlbesiedelung oder anderen Darmproblemen durch falsche Ernährung nicht selten auch Herzprobleme feststellen konnte, die sich aber nach einer guten Darmsanierung wieder völlig legten. Ein Arzt, der zu dieser Erkenntnis gelangt, kann sich einer ganzheitlichen Medizin nicht mehr verschließen. Wer erkennt, daß das Korrespondenzorgan des Dünndarms das Herz ist, kann möglicherweise eine Herzoperation vermeiden, indem er mit einer Darmsanierung die Ursache beseitigt und nicht nur die Symptome einschränkt.

Der Dünndarm ist um die Mittagszeit sehr aktiv. Deshalb sollten wir unserer Gesundheit zuliebe die Hauptmahlzeit zu Mittag konsumieren. Auch Fleischspeisen können zu dieser Zeit besser verarbeitet werden als am Abend. Am Abend sollten wir auf schwere üppige Speisen verzichten. Ist es trotz aller guten Vorsätze zu einer Überlastung gekommen, kann durch nachträglichen Einsatz von Padma Digestin die Verdauungstätigkeit wieder in Schwung gebracht werden. Die Enzymtätigkeit von Magen und Dünndarm, wofür die Tibetischen Ärzte den treffenden Ausdruck »Verdauungsfeuer« gefunden haben, kann durch diese Rezeptur stimuliert werden.

Nehmen Sie Ihre Hauptmahlzeit am Mittag ein. Der Dünndarm ist zu dieser Zeit besonders aktiv und kann so üppige Mahlzeiten besser verdauen als am Abend.

Die Blase – sie verleiht uns Mut und Kraft

Zwischen 15 und 17 Uhr ist unsere **Blase** besonders aktiv. Sie wird laut Tibetischer Medizin von der subtilen, feinstofflichen ›Badkan‹-Energie dominiert. Diese Energie ist wie erwähnt mit den Elementen Wasser und Erde in Wechselwirkung. Die Blase muß als wichtiges Ausscheidungsorgan unseres Organismus dafür sorgen, daß über den Urin alle flüssigen Reststoffe ausgeschieden werden. Eine gesunde Blase symbolisiert Mut und Kraft. Sie stärkt das Selbstwertgefühl und läßt uns aufrecht durch das Leben schreiten. Immer wiederkehrende Verspannungen im Rücken und

Kreuzbereich sind meist die Auswirkungen einer von der westlichen Medizin nicht wahrgenommenen Blasen-Nieren-Störung.

Gerade junge Frauen leiden oft an wiederkehrenden **Entzündungen von Blase und Harnwegen.** Das Immunsystem der Frau ist zwar durchaus in der Lage, mit Bakterien in der Scheide umzugehen. Durch den kurzen Harnleiter ist jedoch die Blase eher schlecht vor aufsteigenden Bakterien geschützt. Ist das Immunsystem geschwächt, kann es zu einer Infektion der Blase kommen. Üblicherweise wird diese durch Antibiotikagabe zum Verschwinden gebracht. Wenn nun aber der Infekt immer wiederkehrt? Dann sollte man Blase und Harnwege energetisch stützen.

Ratschläge der Tibetischen Medizin

Um Ihre Blase gut zu schützen, sollten Sie sich regelmäßige Ruhepausen während Ihrer Arbeitszeit gönnen. Schlafen Sie ausreichend. Trinken Sie genügend abgekochtes, warmes Wasser über den Tag verteilt. Schützen Sie sich vor Kälte und nassen Füßen. Achten Sie besonders in der Übergangszeit gut auf Ihre Blase!

In der Gruppe der ›A ru‹-Rezepturen findet sich die tibetische Nieren-Blasen- oder Harnwegsformel. Sie wirkt harntreibend und -desinfizierend. Bärentraubenblätter, Bobaumrinde, Bukkoblätter, Kardamom, Enzianwurzel, Färberdistelblüten, Kirschenstiele, entsteinte Myrobalanenfrüchte, Maisgriffel, Petersilienwurzel, Rettichsamen, Schwertbohnensamen, Wacholderbeeren und Wellmispelblätter beseitigen Reizungen und Schmerzen der Blase und der Harnröhre. Sowohl bei akuten wie chronischen Infekten kann ›A ru‹ Beschwerden lindern und sogar ausheilen. Auch die tibetische Zyklusformel kann den gesamten Unterleibsbereich kräftigen und tonisieren.

Die Niere – der Speicher der Lebensenergie

Zwischen 17 und 19 Uhr ist die Zeit der **Niere.** Sie wird wie die Blase von der ›Badkan‹-Energie dominiert und steht ebenfalls mit dem Wasser- und Erdelement in Verbindung. Die Niere ist für das Gleichgewicht im Flüssigkeits-, Mineralien- und Hormonhaushalt zuständig. Unaufhörlich reinigt sie unser Blut und läßt das Wasser wieder in unseren Organismus zurückfließen. Mit den herausgefilterten Stoffen wird der Harn gebildet, der anschließend an die Blase abgegeben wird. Die Nebennieren produzieren viele wichtige Hormone, die unser Körper dringend benötigt.

Die Niere gilt in der Tibetischen Medizin als Speicher unserer Lebensenergie. Sie speichert das vorgeburtliche Chi, das wir bei der Geburt von unserer Mutter mitbekommen. In der Regel wird das Chi der Nieren – die Lebensenergie schlechthin – bis zum vierzigsten Lebensjahr reichen. Ab der Lebensmitte müssen wir aber konsequent am Wiederauffüllen des leeren Nierenenergiespeichers mitarbeiten: Das Bankkonto des Lebens ist leer und wird es auch bleiben, wenn wir nicht durch Energiearbeit das notwendige feinstoffliche Rüstzeug verdienen.

Sehr oft höre ich in meiner Praxis von meinen Klienten: »Früher habe ich mit diesem oder jenem Organ keine Probleme gehabt.« Oder: »Früher konnte ich essen und trinken, was ich wollte. Heute vertrage ich viele Dinge einfach nicht mehr.« Schon frühzeitig auf sein Nieren-Chi zu achten heißt, ein gesundes langes Leben zu erlangen und unsere Vitalkraft möglichst lange aufrechtzuerhalten.

Eine gut funktionierende Niere zeigt sich in kräftigen Knochen, gesunden Zähnen und vollen Haaren, außerdem in einer vitalen Lebenskraft und einem frischen Organismus. Auch unsere Anpassungsfähigkeit an die alltäglichen Herausforderungen des Lebens und unsere sexuelle Lust sind Ausdruck der gesunden Nierenenergie. Ebenso wird durch diese Energie ein ausgeglichener Hormonhaushalt, ein gutes Gehör und gleichmäßiger Rhythmus der Flüssigkeit in Gehirn und Rückenmark gewährleistet.

Ratschläge der Tibetischen Medizin

Bei einer gestörten Nieren- und Blasenenergie oder bei anderen Entzündungen in Ihrem Körper rät die Tibetische Medizin zur Stärkung des Wasserelements. Trinken Sie regelmäßig abgekochtes warmes Wasser. Achten Sie immer darauf, daß Ihre Nierengegend nicht auskühlt. Durch neue Modetrends, wie zum Beispiel Pullover oder Blusen, die knapp oberhalb der Nierengegend enden, wird unser Nieren-Chi vorzeitig erschöpft. Achten Sie des weiteren darauf, daß Sie Ihre Ohren nicht durch ständige Lärmbelästigung überfordern, auch das erschöpft die Nierenenergie. So wie die Augen mit der Leber, der Schwester der Niere, in Verbindung stehen, sind unsere Ohren energetisch direkt mit unserer Niere verbunden.

Wer eine gestörte Nierenenergie aufweist, ist sehr häufig von bösen Vorahnungen und Todesängsten geplagt. Sie sollten in diesem Fall den Ängsten nachgehen und sich ernsthaft mit dem Sterbeprozeß auseinandersetzen. Erst wenn Sie den Tod als natürliches Phänomen Ihrer Existenz erkannt haben, werden Sie in der Lage sein, das Leben wirklich zu genießen.

Wer immer wieder an Entzündungen, Unterleibsproblemen, Blasenreizungen oder Nierenleiden erkrankt, sollte gerade in der Übergangszeit kurmäßig die ›A ru‹-Rezeptur für Nieren und Blase verwenden. Wer unter hormonellen Problemen leidet oder seine Selbstheilungskräfte bei entzündlichen Prozessen im Körper unterstützen möchte, dem wird die Einnahme des tibetischen Mehrstoffgemisches Padma 28 angeraten.

In meine Praxis kam eines Tages eine Frau im mittleren Alter. Nach einem Gespräch war klar: diese Frau litt an einer fortwährenden Erschöpfungsphase. Mittels der Konstitutionstypanalyse stellte ich eine ›Badkan‹-Störung fest. Obwohl die Dame für ihr Alter sehr jugendlich wirkte, klagte sie über ständige Probleme mit ihrer Lunge. Statt einer normalen Erkältung hatte sie in den letzten Jahren immer sofort eine ausgeprägte Lungenentzündung bekommen. Zudem hatte sich in den Wechseljahren häufiges Schwitzen unter der Achsel und am ganzen Körper eingestellt. Ich empfahl, zuerst die Ernährung umzustellen. Als wichtigste Diätmaßnahme mußte die Klientin den weißen Zucker und alle damit hergestellten Backwaren von ihrem Speisezettel streichen. Statt dessen durfte sie nur noch etwas Honig zum Süßen ihrer Speisen verwenden. Beim Konsum von Salz riet ich, weißes gebleichtes Salz zu meiden und statt dessen die Speisen mit frischen Kräutern zu würzen. Zusätzlich riet ich zur Einnahme von Herb- und Bitterstoffen, die nachweislich die Selbstheilungskräfte anregen und entzündliche Prozesse im Körper bekämpfen. Das tägliche Atemprogramm tat sein übriges.

Nach zwei Monaten stand die Dame strahlend wieder an der Tür zu meiner Praxis. Sie erzählte mir hocherfreut, wie nachhaltig sich ihre Erschöpfungszustände gelegt hatten. Ein neuerlicher Kontrollbesuch beim Lungenfacharzt ergab denn auch einen Rückgang der Entzündungsherde, und dies ohne Einnahme eines Antibiotikums.

Daraufhin beschloß die Familie, endlich den ständig aufgeschobenen Radurlaub in der Toskana nachzuholen. Da die Dame bereits seit vier Jahren keine Monatsblutung mehr gehabt hatte, traute sie ihren Augen nicht, als sich im Urlaub wieder eine normale Menstruation einstellte. Zuerst dachte sie, daß nur die Klimaveränderung für diese Blutung verantwortlich sein konnte. Aber zu Hause angekommen, stellte sich wieder pünktlich die Menstruation ein. Erst jetzt brachte sie das neuerliche Einsetzen der Regel mit der Einnahme von Padma 28 in Zusammenhang. Auf ihre Frage hin konnte ich ihr denn auch von ähnlichen Erfahrungen, die andere Frauen ebenfalls durch die Einnahme von Herb- und Bitterstoffen gemacht hatten, berichten. Meiner Meinung nach wird durch die Einnahme von Padma 28 im Körper ein Impuls gesetzt, der die körpereigene Hormonproduktion neuerlich ankurbeln kann.

Es ist heute längst medizinisch bewiesen, daß die Gabe von künstlichen Hormonen keinesfalls so unproblematisch für unseren Organismus abläuft, wie sie ursprünglich vor Jahren dargestellt wurde. Besonders die nachgewiesenen Nebenwirkungen, wie ein vermehrtes Vorkommen von Brust- oder Unterleibskrebs, sollten Frauen eher dazu ermutigen, einen solchen Ratschlag eines Frauenarztes gründlich zu hinterfragen.

Im biochemischen Kontext ist die Nierenzeit auch die Zeit der aktiven Bauchspeicheldrüse und der Magenansäuerung. Um 17 Uhr steigt der Sauerstoffverbrauch in den Geweben, und die Zellvitalität wird gesteigert. Zwischen 17 und 18 Uhr arbeiten Niere und Blase auf Hochdruck. Parallel dazu steigt der Säuregehalt im Magen. Der pH-Wert sinkt ab, und die Bauchspeicheldrüse wird aktiv.

Sexualität und Herzbeutel

In der Zeit zwischen 19 und 21 Uhr sinken Blutdruck und Puls. Der Organismus läuft auf Sparflamme; es ist Zeit für Ihre Sexualorgane sowie den Herzbeutel, sich zu erholen. Über das ›Low Sexual Desire‹, kurz LSD-Syndrom, habe ich bereits berichtet. Fortwährender Streß begünstigt dieses Befindlichkeitssyndrom, und wenn diese Störungen nicht organisch bedingt sind, gibt der Körper Ihnen ein deutliches Alarmsignal einer völlig überforderten Psyche.

Normale sexuelle Begierde stellt einen eindeutigen Gradmesser für die Gesundheit unseres Organismus dar und sichert das Überleben der Menschheit. Gönnen Sie sich in der Zeit zwischen 19 und 21 Uhr Ruhe und vermeiden Sie Computerarbeit und Fernsehen, bis sich Ihre Beschwerden mildern.

Im Medizinverständnis nach Dr. Schüßler führt die Gabe von **Schüßlersalz Nr. 9** *(Natrium phosphoricum)* zu einer Stärkung der Sexualorgane.

Die richtige Atmung

Wir können je nach Veranlagung mehr als drei Wochen ohne Nahrung auskommen. Der Flüssigkeitsbedarf des Organismus muß schon weit früher gedeckt werden. Ohne Sauerstoffzufuhr, also ohne Atemluft, können wir sogar nur wenige Minuten überleben, wie uns unter anderem die alljährlichen Lawinenopfer auf tragische Art und Weise bewußt machen. Wir sind in Tirol von wunderschönen Bergen umgeben, die im Winter ihren Tribut durch Lawinenabgänge fordern. Somit besteht, was das Gefährdungspotential durch winterliche Naturgewalten angeht, auch eine regionale Ähnlichkeit zwischen meiner Heimat und dem Land **Boyul** (Land der Rufe, so nennen die Tibeter ihr Heimatland).

Bereits seit Jahrhunderten ist den Menschen der Nutzen von frischer gesunder Atemluft zur Förderung der Gesundheit bewußt. Viele Luftkuranstalten für Lungen- und andere Atemwegsbeschwerden werden deshalb in höheren Bergregionen angesiedelt, wo sich die Kranken durch das Einatmen von gesunder Luft von ihren Erkrankungen schneller und besser erholen können.

Ich habe vor über 20 Jahren eine schwere Lungenentzündung erlitten und weiß nur zu gut, wie sich eine angeschlagene Lunge auf den gesamten Organismus auswirken kann. Obwohl ich vor meiner Erkrankung regelmäßig Sport betrieben und eine sportliche Grundkonstitution besessen hatte, kam es zu einem jähen Ende meiner guten körperlichen Verfassung. Schockiert durch die Diagnose meines Lungenarztes, ich würde wahrscheinlich große Teile meiner Lungenkapazität lebenslang einbüßen, war ich total deprimiert; alternative Heilmethoden standen mir zur damaligen Zeit nicht zur Verfügung. Erst Jahre später kam ich über den großen Arzt Dr. Tschimit-Dorschi Dugarow mit der Tibetischen Medizin in Kontakt, und bald gelang eine merkliche Verbesserung. Seit ich regelmäßig Atemübungen mache, hat sich meine Lunge fast zur Gänze erholt.

Die reinigende Atemübung

Durch einen gezielten Ablauf der Übungen kann das Gleichgewicht der drei tibetischen Energieprinzipien wiederhergestellt und stabilisiert werden. Beachten Sie folgende Punkte, wenn Sie diese Atmung praktizieren:

- Üben Sie am besten morgens gleich nach dem Aufstehen.
- Üben Sie grundsätzlich immer zur selben Zeit, in entspannter Atmosphäre und bei geöffneten Fenstern. Im Sommer können Sie den Balkon oder die Terrasse als Übungsplatz nützen.
- Beim Üben sollten Sie bequem stehen oder sitzen; auf alle Fälle müssen Ihre Beine immer Bodenkontakt haben, um eine gute Erdung zu symbolisieren. Achten Sie deshalb auch auf einen Übungsplatz, der mit einem natürlichen Fußboden ausgestattet ist. Holzböden oder ein dicker Wollteppich gelten als ideale Voraussetzungen für diese Atemübungen.
- Der Mund bleibt während der gesamten Übungsdauer geschlossen. Die Zunge berührt sanft den Gaumen.

Die ›rLung‹-Atmung

Die erste Übung dient dazu, die subtile feinstoffliche Energie ›rLung‹ zu reinigen und zu harmonisieren. In der geistigen Ebene steht ›rLung‹ für das erste der drei Geistesgifte, die Gier oder die Begierde. Wir können den Begriff auch mit Lebensgier übersetzen, deren negative Auswirkungen wir alle tagtäglich auf unterschiedliche Art und Weise zu spüren bekommen. In der Tibetischen Medizin erfahren Körper, Geist und Seele die gleiche Zuwendung. Daher müssen körperliche Leiden in engem Zusammenhang mit geistiger Instabilität gesehen werden. Ist der Geist zu sehr auf weltliche Dinge, auf die Materie ausgerichtet, wird unser Körper im Laufe der Zeit davon beeinflußt werden. Das allzu große Anhaften an materiellen Gütern wird oft zum Auslöser von geistigen oder körperlichen Beschwerden. Besitztümer werden zum Lebenszweck erhoben. Somit wird das Glück von äußeren Strukturen abhängig und beeinflußbar gemacht. Wir werden krank, weil diese Form von Glück sehr zerbrechlich ist und keine Beständigkeit aufweist. Wie schnell kann sich jeder von uns in einer völlig veränderten Lebenssituation wiederfinden. In unserer Anhaftung an die Dinge des Lebens liegt die Gier begründet.

Zahlreiche Krankheiten werden durch unsere unersättliche Lebensgier gefördert oder ausgelöst. Die Tibetische Medizin spricht davon, daß über 90% aller möglichen Krankheiten auf eine Störung der Windenergie ›rLung‹ zurückzuführen sind. Zur Harmonisierung dieser Energie drücken Sie mit dem rechten Daumen den rechten Nasenflügel zu. Lassen Sie nun die Atemluft nur durch das linke Nasenloch ein- und ausströmen. Denken Sie beim Ausatmen ganz bewußt an eine schwarze Energie, die aus dem Unterleib nach oben fließt, mit der verbrauchten Atemluft ausgeatmet wird und sich in der Erde auflöst. Denken Sie beim Einatmen immer an eine reine weiße Energie, die mit der Atemluft in unseren Körper fließt, zum Nabel sinkt und dort die Lebensgier auflöst.

Die ›mKhrispa‹-Atmung

Die ›mKhrispa‹-Energie beeinflußt unsere Verdauung, den Stoffwechsel und das Feuer in uns. Gleichzeitig ist ›mKhrispa‹ im seelischen Bereich mit dem Geistesgift der Aggression verbunden. Eine unausgewogene Hitze ist zumeist der Auslöser von Aggressionsausbrüchen gegen unsere Mitmenschen oder gegenüber der eigenen Person. Ungelöste Konflikte, Schuldgefühle oder Schuldzuweisungen sowie Wut oder Ärger können unserem seelischen Gleichgewicht erheblich schaden. Ist unsere Seele erst einmal angegriffen, wird auch unser Körper Auswirkungen zeigen. Krebs oder Polyarthritis gelten als Höhepunkt einer Autoaggressionskrankheit. Daher ist eine sanfte Konfliktbereinigung für die Erhaltung der Gesundheit unverzichtbar.

Durch die ›mKhrispa‹-Atmung wird unsere innere Hitze gezügelt und auf geistiger und körperlicher Ebene ein energetischer Ausgleich erzielt. Schließen Sie mit dem linken Daumen Ihr linkes Nasenloch, und atmen Sie nur durch das rechte Nasenloch ein und aus. Stellen Sie sich beim Ausatmen eine gelb-rote Energie vor, die aus der Körpermitte aufsteigt und mit dem Atem unseren Körper verläßt. Durch das Einatmen wird eine rote Energie in die Körpermitte geleitet. Die reine Energie sammelt sich nun im Sonnengeflecht (Solarplexus) und neutralisiert so unsere Aggressionen.

Ein guter Tip für Ihre Gesundheit: Immer wenn Sie das Gefühl des Ärgers in Ihrem Innern wahrnehmen, sollten Sie sofort diese Atemübungen praktizieren. Sie sparen sich damit viel wertvolle Energie und geraten nicht so leicht in emotionale Ausbrüche. Zudem hilft uns diese Atmung, den Weg zu unserer Mitte zu finden.

Die ›Badkan‹-Atmung

Sie wird zur Reinigung der Schleimenergie eingesetzt und hilft, auf geistiger Ebene loszulassen von Illusionen wie materiellem Besitz oder der Vorstellung, einen unveränderlichen immerwährenden Körper besitzen zu müssen. Alles im Leben ist der ständigen Veränderung unterworfen. Panta rhei – »alles fließt« war schon für die Griechen eine wichtige metaphysische Erkenntnis. Die Tibeter teilen den Fluß des Lebens in drei immer wiederkehrende Zyklen ein, das Rad des Lebens.

Das Rad des Lebens umspannt die Geburt, das Leben und den Tod. Keines der drei Stadien ist subjektiv höher oder niedriger. Umhergeworfen auf dem Ozean von Samsara, strebt der Mensch nach Erlösung aus dem ewigen Zyklus der Wiedergeburt. Doch das universelle Gesetz von Ursache und Wirkung bedingt mehrere Zyklen, die für den Normalsterblichen nötig sind, um aus dem Ozean von Samsara in den Zustand der Erleuchtung überzuwechseln. Eintreten in das Nirwana heißt gleichzeitig, nicht mehr wiedergeboren zu werden. Dies wird als höchstes Ziel aller Buddhisten angesehen.

Auch die westliche Welt könnte vom Loslassen aller Illusionen durch eine Veränderung unserer Denkweise profitieren. Jede geistige und körperliche Entwicklung kann nämlich nur erfolgen, wenn wir uns von alten Strukturen und Mustern lösen. Menschen, die sich zu sehr an festgefahrene Muster klammern, werden sich den Blick auf neue Perspektiven verstellen und zuviel Energie mit dem Festhalten von Dingen oder Menschen vergeuden. Der Fluß des Lebens erfährt dadurch immer mehr Grenzen in seiner Bewegungsfreiheit. Unser Körper ist aber auf innere und äußere Bewegungen angewiesen, um energetische Ausgewogenheit zu erlangen. Wenn die Energie stagniert, werden wir krank, weil sie nicht mehr ungehindert fließen kann.

Für die Harmonisierung der ›Badkan‹-Energie bleiben beide Nasenlöcher unbedeckt. Atmen Sie in tiefen ruhigen Atemzügen ein. Beim Ausatmen stellen Sie sich eine graue verbrauchte Energie vor, die den Körper durch die Stirnmitte verläßt. Die verbrauchte Energie fließt zur Erde und wird dort wiederum transformiert. Das Einatmen wird von einer reinen blauen Energie begleitet, die ebenfalls durch die Stirnmitte in unseren Körper strömt. Durch diese blaue Energie wird unser Gehirn von den Illusionen gereinigt, und wir können uns ohne lähmende Verlustsängste dem Fluß des Lebens hingeben.

Praktizieren Sie anfänglich jede Atemübung dreimal. Später können Sie den Übungsablauf auf fünf bis sieben Einheiten steigern. Nach einiger Zeit wird sich eine angenehm spürbare Veränderung der körperlichen und geistigen Verfassung einstellen. Meine Seminarteilnehmer und meine Klienten bestätigen mir immer wieder, daß die regelmäßigen Atemübungen ein völlig verändertes Körperbewußtsein in ihnen auslösen. Selbst Menschen, die zu Depressionen neigen, berichten, daß sie durch gezieltes Atemtraining eine wesentliche Verbesserung ihrer gesundheitlichen Situation erwirken konnten.

Chronische Atemwegsinfekte

Auch die Atemwege können den Belastungen unserer Zeit nicht gewachsen sein und sich chronisch entzünden. Unspezifische Atemwegserkrankungen spielen gerade im Kindesalter eine große und seit Jahren zunehmende Rolle. Folgender Weg – vor allem bei Kindern – ist vorgezeichnet: Vom Einmalinfekt geht es weiter zur wiederkehrenden Erkrankung bis zum chronischen Atemwegsleiden als dauerndem Begleiter. Als Standardtherapie wird dann oft neben Antibiotika ein Nasenspray oder Hustensaft gegeben. Eine wirklich abgesicherte Therapie zur Verbesserung der immunologischen Abwehrmechanismen steht der konventionellen Medizin leider nicht zur Verfügung. Dabei sollen bereits mehr als ein Drittel der bei Kinderärzten durchgeführten Behandlungen akute oder chronische Atemwegserkrankungen (Rhinitis, Sinusitis), Entzündungen der Bronchien (Bronchitis) und Asthma betreffen, mit steigender Tendenz. Die Ursache dieser Zunahme ist umstritten, neben genetischen Faktoren spielen aber Ernährung und Umwelt die Hauptrolle.

Naturheilkundlich orientierte Ärzten lehnen eine Antibiotika-Therapie bei den sogenannten Banalinfekten (nach dem Motto: mit Kanonen auf Spatzen schießen) ab, da sie einen ungünstigen Einfluß auf die Immunabwehr der Atemwegsschleimhaut hat und Resistenzen herausbildet. So sollte eine langfristige Stabilisierung der Schleimhäute als Ziel gesetzt werden, eine verantwortungsvolle Aufgabe. Auch hier kann neben den allgemein entzündungshemmenden Maßnahmen eine Kur mit dem tibetischen Mehrstoffgemisch Padma 28, zusammen mit der tibetischen Hustenformel, angezeigt sein.

Das Herz – Triebkraft des Lebens

Das Herz gilt in der tibetischen Medizin als Sitz der persönlichkeitsprägenden Kraft. Diese ist die Wurzel allen Lebens, die uns innere Festigkeit und emotionales Gleichgewicht verleiht. In den tibetischen Schriften steht: »Wenn das Herz stark ist, ist der Körper gesund, und unsere Gefühlswelt ist geordnet.« Weiter heißt es, »das Herz regiert den Geist«. Ist die Herzenergie im Gleichklang mit ›rLung‹, ›Badkan‹ und ›mKhrispa‹, so wird der Geist ernährt, und der Mensch kann im richtigen Maß auf seine Umwelt reagieren, ohne sich selbst zu verlieren. Das energetische Gleichgewicht, der harmonische Fluß, zeigt sich in der Ausstrahlung eines Menschen.

Wir kennen alle den Schmerz, der von einem gebrochenen Herzen herrührt, und wissen meist, wie man ein Herz für sich gewinnen kann. Aber wissen wir auch, wie unser eigenes Herz funktioniert?

Die Funktionsweise ist mit einem Hochleistungsmotor zu vergleichen. Die Aufgabe dieses Motors ist es, den Blutkreislauf ständig in Bewegung zu halten. Frisches Blut muß bis in den letzten Winkel unseres Körpers gepumpt, verbrauchtes zurücktransportiert werden. Um Blut durch das Herz zu pumpen, bewegen sich die Herzkammern abwechselnd, indem sie sich in einem bestimmten Rhythmus zusammenziehen und anschließend wieder erschlaffen. Das verbrauchte Blut aus dem Körper strömt durch den rechten Vorhof des Herzens in die rechte Herzkammer und wird von dort durch die Lungenschlagader in die Lungenflügel gepumpt, wo der Austausch erfolgt: Kohlendioxid wird abgegeben, und eingeatmeter Sauerstoff gelangt in den Kreislauf. Dieses aufgefrischte Blut gelangt aus der Lunge über den linken Vorhof in die linke Herzkammer und wird in den sogenannten arteriellen Kreislauf gepumpt: über die Aorta, unsere Hauptschlagader, in die Arterien, von dort in die noch kleineren Arteriolen und zum Schluß in die haarfeinen Kapillaren, die selbst in die äußersten Zehenspitzen vordringen. Hier liefert das Blut Sauerstoff und Nährstoffe ab, nimmt Kohlendioxid und Abfälle auf und fließt über den venösen Kreislauf über die Venolen, Venen und Hohlvenen zurück in das Herz, das es erneut in die Lunge pumpt.

Der Herzschlag bestimmt den Rhythmus des Lebens

Bereits vier Wochen nach der Empfängnis beginnt das menschliche Ur-Herz zu schlagen. Sekunde für Sekunde, Minuten, Stunden, Tage, Wochen, Monate, Jahre – unermüdlich schlägt unser Herz, ohne Pause und Urlaub erledigt es Tag für Tag eine wahre Schwerarbeit.

In Ruhe schlägt dieses nur 300 Gramm leichte Organ etwa 70mal in der Minute. Wenn wir uns bewegen oder Sport treiben, kann das Herz sogar doppelt so schnell schlagen. Mit jedem Schlag pumpt es rund 70 bis 100 ml Blut durch die Adern, um alle Körperzellen mit Sauerstoff und Nährstoffen zu versorgen. Gleichzeitig müssen die Stoffwechselschlacken entsorgt werden. Bei stärkerer körperlicher Anstrengung, wenn die Muskelzellen viel Sauerstoff und Nährstoffe benötigen, muß das Herz seine Leistung gewaltig steigern. Wenn Sie achtzig Jahre alt werden und ein relativ ruhiges Leben führen, dann wird Ihr Herz sage und schreibe dreimilliardenmal schlagen und dabei über 200 Millionen Liter Blut durch Ihre Adern pumpen. Kein Motor dieser Welt würde 70 Jahre lang und mehr ununterbrochen problemlos und ohne Service so lange arbeiten. Von unserem Herzen erwarten wir aber diese Leistung ganz selbstverständlich. Dabei gehen wir mit diesem Organ meist alles andere als liebevoll um.

Die Pumpfunktion des Herzens, mit der das Blut in den Körper und Lungenkreislauf gelangt, wird durch aufeinanderfolgende regelmäßige Herzzyklen erreicht. Ein Herzzyklus wird in zwei Phasen unterteilt: eine Kontraktionsphase und eine Erschlaffungsphase. Die Kontraktion des Herzmuskels (= Auswurf des Blutes) wird in der Medizin als Systole bezeichnet. Wenn sich der Muskel zusammenzieht (kontrahiert), wird das Blut, das sich in den Kammern angesammelt hat, mittels der Herzklappen in die Lungenschlagadern und die Aorta (größte Körperschlagader) weitergepumpt. Der Druck, der von der Kammer geleistet werden muß, um das Blut auszuwerfen, heißt systolischer Blutdruck. Er bezeichnet den ersten Wert einer Blutdruckmessung.

Das Erschlaffen (Relaxion) der Kammermuskel nach dem Auswurf des Blutes wird Diastole genannt. In dieser Phase kann die Kammer sich aus Vorhöfen wieder füllen. Der Blutdruck der zweiten Phase wird als diastolischer Blutdruck bezeichnet, er nennt uns den zweiten Wert der Blutdruckmessung.

Das elektrische Reizleitungssystem

Das Herz setzt sich weitgehend aus Muskelgewebe zusammen. Ein spezielles Netzwerk aus Muskelfasern bildet das Reizleitungssystem und koordiniert die Kontraktion und die Erschlaffung der Kammermuskeln. Die Steuerung dieser speziellen Muskelfasern geht vom Reizleitungszentrum aus und funktioniert unabhängig (autonom) vom übrigen Nervensystem des Körpers.

Der Sinus- und der Atrio-Ventrikular-Knoten kontrollieren unsere Herzfrequenz: Der Sinusknoten fungiert als natürlicher Schrittmacher unseres Herzens. Er liegt im Bereich des rechten Vorhofes, wo die obere Körpervene einmündet, und sendet ständig Impulse aus, welche die Schlagfolge des Herzens steuern. Bei körperlicher Anstrengung oder Angst erhöht der Sinusknoten automatisch die Herzfrequenz. Die Impulse, die vom Sinusknoten ausgesendet werden, wandern weiter zum Atrio-Ventrikular-Knoten, der sich seinerseits um die Impulsweiterleitung an die Wände der Herzkammern kümmert. Bei einem Ausfall des Sinusknotens kann unser Körper durch den Atrio-Ventrikular-Knoten vorübergehend ein Notprogramm starten, um den Herzrhythmus aufrechtzuerhalten.

Der Kreislauf

Die Blutgefäße bilden in Verbindung mit dem Herzen das Herzkreislaufsystem, das Herz pumpt das Blut durch dieses elastische Rohrsystem. Die Hauptaufgabe dieses einzigartigen Systems ist es, den Transport von Sauerstoff und lebensnotwendigen Nährstoffen zu allen Zellen und Organen des Körpers zu gewährleisten. Schlackenstoffe werden im Gegenzug abtransportiert.

Die Blutgefäße können grob in Arterien und Venen eingeteilt werden. Die Arterien führen das Blut vom Herzen weg zu den Organen. Die Venen führen das Blut von den Organen zum Herzen. Bei Venenproblemen wie Krampfadern oder Hämorrhoiden liegt eine Störung der Venenwände und ihrer Venenklappen, die wie Ventile wirken, vor, die das venöse Blut nicht mehr richtig zurückleiten können. Es entstehen Rückstau, Schwellungen und oft auch erhebliche Verletzungsgefahr der aufgeblähten Blutgefäße (insbesondere bei Hämorrhoiden). Neben der Kontrolle hinsichtlich Bluthochdruck sollte auf ausreichend Bewegung, Massage und ausreichende Flüssigkeitszufuhr geachtet werden (Trinken von klarem Wasser). Die Tibetische Medizin hält mit dem Venentonikum ein unterstützendes Präparat bereit, das die Venen stärkt und tonisiert.

Fünf Liter Blut fließen durch unseren Körper. Das Blut setzt sich aus festen Zellen, den roten und weißen Blutkörperchen, sowie den Blutplättchen und dem flüssigen Bestandteil, dem Blutplasma, zusammen und hat viele Aufgaben im Organismus zu erfüllen: Es dient als Transporter, das wichtige Säure-Basen-Gleichgewicht wird ebenfalls durch das Blut aufrechterhalten, und auch die lebensnotwendige Wärme wird im Körper weitergeleitet und äußerst effizient ›bis in die Zehenspitze‹ verteilt. Das Blut beherbergt außerdem das zelluläre und humorale Immunsystem und hat damit noch eine wichtige Funktion bei der Abwehr von Krankheiten zu erfüllen.

Das Herz ist durch die untere Hohlvene mit unserer Leber verbunden. Durch Leberfunktionsstörungen können Schadstoffe den Herzmuskel beeinflussen. Deshalb ist eine gut funktionierende Leber auch für unser Herz wichtig.

Durch die Meridianlehre wissen wir, daß der Dünndarm- und der Herzmeridian eng beisammen liegen. Der Dünndarm schützt das Herz. In der tibetischen Pulsdiagnose ertastet der Arzt gleichzeitig die Dünndarm- und die Herzenergie. Eine Herzerkrankung wird daher immer gleichzeitig mit einer Darmtherapie kuriert. Ein gesunder Darm kann unser Herz vor äußeren und inneren Angriffen schützen. Achten Sie daher immer auf eine gesunde Darmtätigkeit, und denken Sie im Bedarfsfall rechtzeitig an eine Darmsanierung, Sie schützen dadurch Ihr Herz.

Herz-Kreislauf-Erkrankungen sind im Vormarsch

Im 20. Jahrhundert hat die Medizin große Fortschritte gemacht und dafür gesorgt, daß viele tödliche Infektionskrankheiten zurückgedrängt werden konnten. In den westlichen Industrieländern sterben wir heute in der Regel nicht mehr an einer Infektionskrankheit, sondern in Folge von Herz-Kreislauf-Erkrankungen oder Krebs. Die sogenannten Risikofaktoren für eine Herz-Kreislauf-Erkrankung sind mittlerweile allgemein bekannt. Zu den nicht beeinflußbaren Risikofaktoren gehören:

- Biologische Altersprozesse (beginnen bereits mit 25 Jahren)
- Familiäre Veranlagung
- Geschlecht (Männer sind häufiger betroffen)

Den meisten Gefahren können Sie jedoch aktiv vorbeugen:

- Vermeiden Sie das Rauchen
- Tun Sie etwas gegen erhöhten Blutdruck, erhöhten Blutfettgehalt, Zuckerkrankheit (Diabetes mellitus), Übergewicht bzw. schlechte Ernährung, Bewegungsmangel, Streß

Erste nicht wahrnehmbare Veränderungen treten oft schon ab dem 20. Lebensjahr auf. Eine sehr sportliche Frau Mitte zwanzig kam in meine Praxis und klagte über wiederkehrendes Einschlafen der Hände, speziell in der Nacht. Nach der tibetischen Konstitutionsanalyse stellte sich heraus, daß die junge Frau ein ausgesprochener ›mKhrispa‹-Typ war. Dieser Konstitutionstypus neigt aufgrund seiner ausgeprägten Galle-Energie, die eng in Beziehung zum Feuerelement steht, zu großer innerer Hitze, also zu entzündlichen Prozessen im Körper.

Gezielte Ernährungsumstellung, vor allem die Gabe von Herb- und Bitterstoffen, war in diesem Fall sehr hilfreich. Nahrungsmittel mit bitteren Geschmack, z. B. Kräuter, bittere Salatsorten und viele grüne Gemüsesorten, besitzen laut Tibetischer Medizin eine ganz wesentliche Heilwirkung. Solche Nahrungsmittel oder Nahrungsergänzungen wie etwa Padma 28 haben auf unseren Körper zahlreiche harmonisierende, heilende Eigenschaften; sie vermögen unterschiedliche Schadstoffe im Körper zu neutralisieren, die sowohl durch unsere Nahrung aufgenommen als auch von unserem Organismus selbst produziert worden sein können. Abgestorbenes Gewebe und giftige Stoffwechselprodukte stellen eine ständige Bedrohung für unseren Organismus dar. Durch die Einnahme von Bitterstoffen kommt es im Körper zu einer besseren Durchblutung mit gleichzeitiger Hemmung von entzündlichen Prozessen. Aber nicht nur für unseren Organismus sind Bitterstoffe unverzichtbar, auch auf geistiger Ebene wirken sich diese Stoffe sehr günstig aus: Bitteres hilft, Reizzustände, Nervosität und Streß aufzulösen.

Eine noch stärkere Heilkraft wird laut Tibetischer Medizin den Herbstoffen zugesprochen. Über die Nahrung nimmt man sie am besten durch scheinbar süße Lebensmittel wie Bananen, guten Honig, Datteln, Oliven und Gewürze auf.

Arteriosklerose – ein ernstzunehmendes Problem

Zu den größten Komplikationen im Herz-Kreislauf-System zählt die Verkalkung der Arterienwände (Arteriosklerose), die massive Durchblutungsstörungen auslöst. Ablagerungen machen die betroffenen Blutgefäße enger und undurchlässiger, so daß immer weniger Blut hindurchfließen kann. Durch die Verringerung der Blutmenge wird das Gewebe zunehmend schlechter versorgt. Funktionsstörungen wichtiger Organe sind die Folge dieser Arterienverkalkungen. In den Beinen führen die Durchblutungsstörungen im Extremfall zur Bildung von Raucherbeinen und zur sehr weit verbreiteten Schaufensterkrankheit. Das Herz kann durch die Verengung der Herzkranzgefäße einen Infarkt erleiden oder an Angina pectoris erkranken. Unser Gehirn reagiert auf eine Unterversorgung meist mit Gedächtnisschwund oder Demenz.

Ein Blick mit der Lupe auf das Entstehen der Arteriosklerose

Die Arteriosklerose ist eine langsam verlaufende, chronische Entzündungsreaktion als Antwort auf viele verschiedene, bereits genannte Risikofaktoren. Diesen Faktoren, seien sie genetisch-, umwelt- oder verhaltensbedingt, ist gemeinsam, daß sie zwar eigentlich nicht gezielt, dafür jedoch permanent schädigend auf unseren Körper einwirken.

Die Arterie ist nicht nur einfach ein starrer Schlauch, der im Körper verlegt ist, sondern ein vielschichtig aufgebautes Organ.

Die Innenschicht besteht aus einem feinen einzelligen Häutchen, dem Endothel, das die Arterien einem Plattenboden vergleichbar auskleidet, und aus faseriger Grundsubstanz, die von einer elastischen Membran abgeschlossen ist. Die Mittelschicht setzt sich aus glatten Muskelzellen und einer weiteren elastischen Membran zusammen. Anschließend folgt die Außenschicht, die aus Bindegewebe besteht.

Schauplatz der Arteriosklerose ist die Innenschicht (Intima). Das Endothel hat wichtige Funktionen: Es dient als selektive Barriere gegen das vorbeiströmende Blut und sorgt mit einer glatten Oberfläche dafür, daß dieses ohne große Reibungsverluste die Kurven kriegt. Mit dem Blut wird unter anderem auch Cholesterin transportiert, das mit Eiweiß zu kugelartigen Gebilden, den Lipoproteinen, verpackt wird. Bei normaler Konzentration im Blut wandert das schlechte Cholesterin LDL (low density lipoprotein) frei in die Innenschicht der Arterien hinein und wieder heraus. Ist die Konzentration jedoch erhöht und fehlen die entsprechenden Schutzstoffe, bleibt es stecken, wird oxidiert (ranzig) und lagert zusätzlich Zuckermoleküle an.

Das in der Arterienwand festgehaltene LDL bewirkt, daß die Endothelzellen entzündungsfördernde Stoffe und Haftmoleküle ausschütten und Freßzellen des Immunsystems anlocken, welche Abfallpartikel »entsorgen«. Diese Freßzellen stopfen sich mit dem ranzigen Fett voll, wachsen zu cholesteringeladenen Monsterzellen und bilden in der Arterie als abgelagerte Schaumzellen die sogenannte Plaque.

Im Normalfall kehren Freßzellen nach erfolgreicher Arbeit wieder in den Ruhezustand zurück. Nicht so bei der Arterienverkalkung. Hier bleiben sie aktiv und setzen selbst Stoffe frei, die LDL oxidieren. Da sie also ihren bevorzugten Abfall selbst herstellen, sind alle Zutaten vorhanden, um den zerstörerischen Prozeß weiter aufrechtzuerhalten.

Kann in diesem Moment die Entzündungskaskade gestoppt

werden, so bleibt die Plaque stabil. Zwar bleibt ein kleines Fettpolster zurück, das aber durch eine dicke Gewebsschicht geschützt ist. Die Funktion der Arterie bleibt weitgehend erhalten, der Betroffene merkt nichts weiter.

Bestehen jedoch die Bedingungen für eine Entzündung fort, etwa durch anhaltendes Risiko wie erhöhten LDL-Spiegel oder Rauchen, so werden weitere Entzündungsstoffe freigesetzt, welche die Kappe der Plaque aufweichen und anfällig für Verletzungen machen. Reißt die Kappe, wird die Blutgerinnung angeworfen, und es entsteht ein Blutgerinnsel (Thrombus). Große Thromben können Arterienverschlüsse hervorrufen und zu Herzinfarkt und Hirnschlag führen.

Kleinere Verschlüsse können entweder von selbst oder nach Gabe von blutgerinnungshemmenden Mitteln (z. B. Aspirin) aufgelöst werden. Jedoch ist auch in diesem Fall eine Wundheilungskaskade erforderlich, um die Verletzung zu schließen. Dazu beginnen die glatten Muskelzellen an der Wundstelle zu wachsen, die verbleibenden Immunzellen sterben ab und bilden einen nekrotischen (abgestorbenen) Kern. Mit der Zeit kommt es hier zudem zur Einlagerung von Kalk. Aus der Mittelschicht der Arterie werden weitere glatte Muskelzellen angelockt. Die Entzündungsreaktion ist nun beendet und das nekrotische Gewebe relativ stabil. Dies jedoch zu einem hohen Preis: Der Gefäßquerschnitt ist drastisch verringert.

Die Folgen einer mangelhaften Durchblutung

Die verengten Blutgefäße können die betroffenen Körperregionen nicht mehr richtig versorgen. Die mangelhafte Blutversorgung z. B. im Bereich der Beine führt zu unangenehmen Begleiterscheinungen wie Kribbeln und Ameisenlaufen. Bei fortschreitender Verengung treten krampfähnliche Beschwerden und Schmerzen auf.

Am größten wird der Schaden, wenn ein Gefäß verschlossen ist. Die entstehenden Zellgifte, die nicht mehr abtransportiert werden, können erheblichen Schaden an dem Gewebe hervorrufen. Ein vollständiger und dauerhafter Verschluß einer größeren Arterie führt gar zum Absterben des betroffenen Gewebes. Ein Herzinfarkt, Schlaganfall oder eine abgestorbene Zehe sind meist die traurigen Folgen.

Ein guter Freund rief mich etwas geschockt aus dem Krankenhaus an und teilte mir mit, daß sein Vater einen Schlaganfall erlitten hatte. Der Vater war schon über einen längeren Zeitraum hin etwas kränklich gewesen und hatte seit Jahren mit hohem Blutdruck zu kämpfen. Starkes Übergewicht, Streß und falsche Ernährung führten zu einer schweren Verkalkung der Arterien, die Folge davon war ein Schlaganfall.

Nach Wochen und Monaten des Hoffens und des Bangens konnte der Vater die Reha-Klinik verlassen. Eine Gehbehinderung im rechten Fuß war als Folgeerscheinung des Schlaganfalles zurückgeblieben. Obwohl verschiedene Blutverdünnungsmittel verabreicht wurden, konnte die weiter fortschreitende Arteriosklerose nicht aufgehalten werden. Schon bald litt der alte Mann an einem offenen Bein, daß nicht mehr zuheilen wollte.

Auf unser Anraten brachte ihm der Sohn beim nächsten Besuch Padma 28 mit. Der Vater begann sofort, sechs Tabletten täglich einzunehmen. Bereits nach drei Monaten zeigte sich der erste Erfolg. Die Familie informierte uns, daß das offene Bein zugeheilt war und eine deutliche Verbesserung des Allgemeinzustandes dem Vater neuen Lebensmut gab. Nach sechs Monaten kam die Familie mit dem Vater in meine Praxis. Beide Beine waren sichtbar gut durchblutet. Eine gezielte Ernährungsanalyse anhand der tibetischen Konstitutionsbestimmung erleichterte dem Vater dazu die notwendige Gewichtsreduktion. Natürlich spielten auch in diesem Fall die Herb- und Bitterstoffe eine zentrale Rolle.

Die Bedeutung des Cholesterins

Wie wir gesehen haben, ist ein hoher Cholesterinspiegel also ein wichtiger Risikofaktor für die Entstehung von Atherosklerose. Aber weswegen entwickeln viele Leute Herzkrankheiten, obwohl sie keine auffälligen Cholesterin-Werte zeigen? Erst kürzlich wurde erkannt, daß entzündliche Mechanismen die Verbindung zwischen entgleisten Blutfettwerten und atherosklerotischen Plaques darstellen. Neben der Kontrolle der Blutfettwerte ist daher ebenso die Beobachtung des entzündlichen Allgemeinzustandes wichtig, und als eine notwendige Vorbedingung ist hierzu insbesondere auf eine ausreichende Versorgung mit Antioxidantien zu achten. Ernährungsempfehlungen sollten diese Erkenntnisse berücksichtigen.

Ein Beispiel für eine effektive, komplementäre, antientzündliche Supplementierung bei der Arteriosklerose findet man in der tibetischen Überlieferung am Beispiel von Padma 28. Aufgrund seiner hemmenden Wirkung auf die Oxidation von LDL-Cholesterin sowie der dämpfenden Wirkung auf die nachfolgenden Entzündungsreaktion darf angenommen werden, daß die Vielfalt der pflanzlichen Antioxidantien in Padma 28 den Verlauf der Arteriosklerose verlangsamen oder deren Entstehung möglicherweise sogar vorbeugen kann.

Andere Durchblutungsstörungen: Das Raynaud-Syndrom

Die Bezeichnung Morbus Raynaud (Raynaudsche Krankheit oder Syndrom) geht auf den französischen Arzt Maurice Raynaud zurück, der 1862 als erster die nach ihm benannte Form der Durchblutungsstörung beschrieb. Der Begriff wird im weitesten Sinne für alle Durchblutungsstörungen an Händen und Füßen benutzt. Frauen sind etwa 5–10mal häufiger betroffen als Männer. Die ersten Krankheitszeichen können schon in jugendlichen Jahren auftreten, bei Männern beginnt die Krankheit später. Oft sind alle Frauen einer Familie von diesem Syndrom betroffen.

Die Symptome treten besonders bei Kälte auf, wobei diese gar nicht ausgeprägt zu sein braucht. Typischerweise sind die Raynaud-Attacken im Winter häufiger; es reicht aber oft allein das Hineinfassen in einen Kühlschrank oder eine Tiefkühltruhe, das Anfassen kalten Metalls (z.B. Fahrradlenker) oder eines kalten Drinks, sogar der Aufenthalt in einem Raum mit Klimaanlage, um einen Anfall auszulösen.

Das Raynaud-Syndrom ist klar von der Arteriosklerose zu unterscheiden; die Erkrankung tritt auch im Zusammenhang mit anderen Krankheiten wie Fibromyalgie, Sklerodermie auf oder als Nebenwirkung von Therapien mit Interferon, Chemotherapie u.a.m.

Die Erkrankung verläuft anfallsweise in drei Phasen: Zuerst sind Finger und Zehen blaß bis weißlich, dann folgt eine Blauverfärbung zur Zyanose (blau), danach tritt die Erwärmung wieder ein (Rötung). Zunächst treten Schmerzen in der ersten und zweiten Phase auf, im fortgeschrittenen Krankheitsverlauf kommt es oft zum Dauerschmerz. In der Folge kann es wegen der schlechten Durchblutung zu Wachstumsstörungen der Nägel und zum Absterben der Fingerkuppen kommen.

Bewegungs- und Erwärmungstraining bringen manchmal die gewünschte Besserung; Cremes und Medikamente helfen oft nicht. Der Mangel am bewegenden Element kann durch eine ›rLung‹-Störung gekennzeichnet sein. In diesen Fällen kann die Gabe von Padma 28 Hilfe bringen, welches die Durchblutung der Endstrombahn verbessert, wodurch die sauren Stoffwechselendprodukte abtransportiert und der Zellstoffwechsel gestärkt werden. Als zusätzliche Maßnahmen sind empfehlenswert: Akupunktur, Biofeedback, Kinesiologische Austestung, Rauch-Stopp.

Schutzstoffe: die Wirkung liegt in der Vielfalt

Viele komplementärmedizinische Richtungen haben hinsichtlich Herz-Kreislauf-Erkrankungen mit verschiedenen Heilungserfolgen aufhorchen lassen, so die Homöopathie, die Chinesische Medizin sowie verschiedene Ethnomedizinlehren Süd- und Mittelamerikas und Asiens. Besonders interessant ist die Tatsache, daß viele unterschiedliche Verfahren gleichermaßen gute Chancen auf Heilung zeitigten. Das Erkennen der Ursache von Herz-Kreislauf-Erkrankungen ist gleichzeitig der Schlüssel zur Vorbeugung (Prävention): Das biologische Rosten, auch Oxidation (von Fetten) genannt, muß verhindert werden. Es schädigt die Wände unserer Blutgefäße, das Herz-Kreislauf-System insgesamt und beschleunigt darüber hinaus den Alterungsprozeß. Die schädliche Oxidation wird hervorgerufen durch die sogenannten freien Radikale (aggressive Sauerstoff-Moleküle) oder andere reaktive Sauerstoffverbindungen.

Um dem Alterungsprozeß im Körper und in den Blutbahnen entgegenzuwirken, werden seitens vieler komplementärmedizinischer Richtungen besonders die Vitamine C und E sowie das Spurenelement Selen, gekoppelt mit verschiedenen Pflanzenstoffen, als Radikalfänger eingesetzt. Auch in diesen Pflanzenstoffen kommen Herb- und Bitterstoffe vor, die den primären Faktoren zur Wirkung verhelfen, denn nur eingebettet in einen Cocktail von pflanzlichen Schutzstoffen können die Vitamine ihre Aufgabe im Körper voll und ganz erfüllen. Es kommt also auf das Ineinanderwirken verschiedener antioxidativer Systeme an – und das ist das Prinzip der Vielfalt von Schutzstoffen, wie es die Tibeter in ihren pflanzlichen Vielstoffgemischen so souverän gemeistert haben. Daraus entsteht ein komplexes Zusammenspiel (Synergismus) der Abwehrsysteme, wobei die verschiedenen antioxidativen Ketten zusammenwirken und Zellschädigung und Krankheit verhüten. Neben den essentiellen Nährstoffen mit antioxidativer Wirkung rücken dabei auch sekundäre Pflanzenstoffe, für die eine antioxidative Wirkung nachgewiesen wurde, immer mehr in den Blickpunkt, z.B. Carotenoide und Flavonoide.

Man kann es auch anders erklären: die verschiedenen Typen von Schadstoffen, die Prooxidantien, erfordern zu ihrer Abwehr verschiedene Systeme, die unterschiedliche Strategien bereitstellen. Gute Antioxidantien müssen auf verschiedenen Ebenen im oxidativen Prozeß einwirken, z. B. durch Einfangen und Entgiften der auslösenden Radikale, Binden von überschüssigen Metallionen (insbesondere Eisen und Kupfer), Abschwächen von prooxidativ wirkenden Enzymsystemen und Stärken von antioxidativen Schutzmechanismen, Abführen von oxidativ geschädigten Biomolekülen sowie andere Wirkungsformen.

Damit zeigt sich auch, daß der manchmal vertretene der Ansatz von Vitamin-Megadosen (wahre Vitamin-Bomben bis über 1000 mg Vitamin C täglich) nicht naturgemäß ist. Ohne die ganze entgiftende Palette pflanzlicher Schutzstoffe zu berücksichtigen, wird der Körper mit einem einzelnen Molekül täglich überschwemmt. Megadosen sind als Notmaßnahme vielleicht kurzfristig zu vertreten, als Langzeitmaßnahme jedoch höchst fragwürdig. Dieses Vorgehen erinnert ein wenig an die Schildbürgergeschichte des Wasserholens mit einem lecken Gefäß: anstatt die Löcher auszubessern, wird einfach der Wasserhahn größer aufgedreht.

Die zehn Herzregeln

Damit Sie ein langes, erfülltes und herzstarkes Leben führen können, möchte ich Ihnen ein 10-Punkte-Programm vorstellen. Dieses Programm stärkt und schützt Ihr Herz und damit auch alle mit dem Herz korrespondierenden Organe.

1. Eine optimale Herz-Kreislauf-Gesundheit kommt allen Organen zugute und verlängert die Lebenserwartung, denn der menschliche Körper ist so alt wie seine Blutgefäße. Stellen Sie sich die Blutgefäßpipeline wie einen großen Fluß vor. Wenn das Wasser gleichmäßig fließen kann, wird sich der Fluß immer wieder selbst reinigen. Sobald es zu Blockaden kommt, verliert das Wasser an Qualität. Wo ein guter Energiefluß gewährleistet ist, entsteht im Körper die größte Selbstheilungskraft.
2. Stabilisieren Sie Ihre Blutgefäße – Instabilität sowie kleine Risse und Läsionen in den Wänden tragen wesentlich zur Entstehung von Arteriosklerose bei. Ausreichend Vitamin C, E und Selen in Verbindung mit Herb- und Bitterstoffen und Padma 28 läßt entzündliche Prozesse abklingen und stabilisiert die Blutgefäßwände. Der menschliche Organismus ist auf das Zuführen von Vitaminen und Spurenelementen wie Selen sowie auf Herb- und Bitterstoffe angewiesen. Tiere kennen keinen Herzinfarkt, weil sie zum einen genügend Vitamin C in ihrer Leber produzieren können und zum anderen genügend natürliche Nahrung (Pflanzen und Beeren) zu sich nehmen, die Zellschutz bieten. Die pflanzlichen Schutzstoffe stehen evolutionsgeschichtlich an erster Stelle; erst nach den Pflanzen entstanden die Tiere und die Menschen. Diese Lebewesen konnten bereits auf die reichlich vorhandenen pflanzlichen Schutzstoffe in ihrer Nahrung vertrauen und mußten deren Herstellung (Biosynthese) nicht selbst erfinden. Erst mit unserer modernen Ernährung wurden diese wichtigen Schutzstoffe aus unserer Nahrung weitgehend verbannt.
3. Bauen Sie bereits vorhandene arteriosklerotische Ablagerungen auf natürliche Weise ab. Das in den Schaumzellen gefangene Cholesterin und andere Fettmoleküle lagern sich mit Hilfe eines molekularen Haftklebers innerhalb der Arterienwand ab. Die entzündungshemmenden Schutzstoffe in Padma 28 können dies verhindern oder bestehende Ablagerungen auflösen.

4. Vermeiden Sie eine Engstellung ihrer Blutgefäße: Neben Kalkablagerungen sind Spasmen, Verkrampfungen der Arterienwände, die Hauptursache für hohen Blutdruck. Padma 28 als Mehrstoffpräparat und die Einnahme von Magnesium sowie eine vitaminreiche Kost entspannen die Blutgefäße und helfen, den erhöhten Blutdruck zu normalisieren. Ausreichende Flüssigkeitszufuhr ist ebenso wichtig für eine Druckentlastung.
5. Optimieren Sie die Funktion Ihres Herzens. Das Herz ist der Motor des Körpers. Wie der Motor Ihres Autos, so benötigen Millionen von Herzmuskelzellen für eine optimale Leistung und Funktion die regelmäßige Zufuhr von gutem Brennstoff. Die wichtigsten natürlichen Zellbrennstoffe sind Vitamine, Spurenelemente und ausreichend Herb- und Bitterstoffe; sie helfen, die Pumpleistung des Herzens zu optimieren. Auch die für einen regelmäßigen Herzschlag verantwortlichen »Elektrizitätszellen« des Herzens benötigen ausreichend Zellbrennstoff zur optimalen Funktion.
6. Schützen Sie Ihr Herz-Kreislauf-System vor ›Rost‹, denn biologisches Rosten schädigt die Wände der Blutgefäße. Die Antioxidantien aus der Natur, Herb- und Bitterstoffe sind der natürliche Rostschutz und beugen gleichzeitig dem Alterungsprozeß der Zellen vor. Stellen Sie das Rauchen ein, denn Zigarettenrauch enthält Schadstoffe, die das Rosten Ihrer Gefäßwände enorm beschleunigt.
7. Achten Sie auf ausreichend körperliche Bewegung; dies ist die Grundlage jedes Herz-Kreislauf-Gesundheitsprogramms. Regelmäßige Bewegung ist gesünder als Spitzensport: Spaziergänge, Radfahren und Schwimmen sind für unser Herz besonders ideal.
8. Achten Sie auf eine gesunde Ernährung mit viel Obst und Gemüse. Die Nahrungszusammensetzung unserer Vorfahren hat über Jahrtausende den Stoffwechsel des menschlichen Körpers wesentlich beeinflußt. Über viele Generationen bestand

diese Nahrung aus Pflanzen mit reichlich Ballaststoffen und Vitaminen.

9. Finden Sie genügend Zeit zur Entspannung: Körperlicher und seelischer Streß sind bekannte Risikofaktoren für das Herz-Kreislauf-System. Planen Sie regelmäßige Entspannungsphasen in Ihren Alltag ein. Diese sollten wie jeder Geschäftstermin immer eingehalten werden. Praktizieren Sie regelmäßig die tibetischen Atemübungen, um Ihre Energien im Gleichgewicht zu halten.
10. Seien Sie konsequent bei Ihrem Nahrungsprotokoll und vermeiden Sie fette Speisen. Beginnen Sie noch heute mit dem Herz-Kreislauf-Gesundheitsprogramm.

Arteriosklerose ist nicht nur ein Problem von Menschen im fortgeschrittenen Alter. Bereits ab dem 20. Lebensjahr beginnt laut wissenschaftlichen Untersuchungen dieser schleichende entzündliche Prozeß, der sich über die Jahre hinweg steigert. Beginnen Sie deshalb schon in jungen Jahren, Ihr Herz-Kreislauf-System zu schützen! Vorbeugen ist die beste Maßnahme, um Ihre Gesundheit bis ins hohe Alter zu erhalten.

Der Verdauungstrakt – Urküche des Lebens

Ein kranker Darm – Ursache für viele Zivilisationserkrankungen

In den westlichen Industrieländern haben entzündliche Darmerkrankungen in den letzten Jahren markant zugenommen, wobei die Palette von einer einfachen Magen-Darm-Störung über Reflux, Morbus Crohn bis hin zum Colon-Karzinom (Darmkrebs) reichen kann. Die Tibetische Medizin bietet uns in ihrer Denkweise sehr gute Erklärungs- sowie Heilungsansätze. Aus ihrer Sicht sind der Mensch und seine Erkrankungen immer ein Spiegelbild seiner Umwelt. Alles ist mit allem verknüpft. Diese Erkenntnis findet sich aber nicht nur in den fernöstlichen Medizinlehren, sondern auch in der westlichen Welt – ob Pfarrer Kneipp oder auch George Goodheart, der Vater der **Applied Kinesiology,** alle haben mit ihrem therapeutischen Eingreifen eine Verbesserung des Ganzen angestrebt.

Als Kinesiologin kann ich beim Austesten von Nahrungsmitteln oft beobachten, wie der Muskeltonus eines Klienten schwach wird, weil ihm ein bestimmtes Nahrungsmittel schadet und ihn energetisch schwächt. Die Kinesiologie hilft uns zu erkennen, ob eine Schwächung der Körperenergien bei bestimmten Nahrungsmitteln vorliegt. Wir können daraufhin unsere Kost sofort verändern und müssen nicht erst körperliche Befindlichkeitsstörungen abwarten. Die Tibetische Medizin spricht in ihrer Begründung über die Entstehung von Krankheit dieselbe Ausgangssituation an: »Am Anfang einer Erkrankung steht immer ein energetisches

Problem.« Wenn das Energieproblem über längere Zeit bestehen bleibt, wird sich daraus ein organisches Leiden entwickeln. Deshalb ist das Erkennen der Stressoren, die für eine energetische Disharmonie verantwortlich sind, besonders wertvoll für die Gesundheit.

Diese streßauslösenden Faktoren haben in den letzten Jahren beträchtlich zugenommen. Unsere Umwelt ist voll von giftigen Substanzen; Insektizide, Herbizide und Wohnraumgifte begegnen uns überall. So werden in Innenräumen immer noch Holzschutzmittel verwendet, deren schädliche Auswirkungen auf unseren Organismus längst bekannt sind. Dazu kommen die Ausdünstungen von Bodenbelägen, Spanplatten, Haushaltskunststoffen, Folien oder Frischhaltedosen etc. Als weiterer Hauptfaktor für chronische Darmerkrankungen muß unsere industrielle Nahrungsmittelerzeugung angeführt werden. Gerade moderne Nahrungsmittel müssen teilweise als biologisch minderwertig eingestuft werden, weil weder die Qualität noch die zugeführten Inhaltsstoffe unserem Organismus entsprechen.

Das Ausmaß der chemischen Belastungen durch unsere Nahrung wird erst offensichtlich, wenn wir uns verdeutlichen, daß wir jährlich pro Kopf zwischen 25 und 30 kg an Zusatzchemikalien über unsere Nahrungsmittel zu uns nehmen. Unser Verdauungstrakt ist aber nicht auf chemische Nahrung, sondern auf frische, natürliche und vollreife Nahrungsmittel abgestimmt. Bei längerfristigen chemischen Belastungen reagiert unser Körper oft auf unterschiedliche Art und Weise. Nicht nur Magen-Darm-Störungen sind die Antwort auf denaturierte Nahrungsmittel, sondern auch Allergien oder chronische Schmerzsymptome durch Darmfehlbesiedelungen.

Diese Darmfehlbesiedelungen, auch Dysymbiosen genannt, werden von krankmachenden Keimen wie Candidapilzen, Amöben und Dickdarmbakterien ausgelöst, die in den Dünndarm einwandern. Diese produzieren durch den Stoffwechsel Toxine (Gifte), die wiederum die Funktionsfähigkeit des Darmes beeinträchtigen; als Folge kommt es zu Verdauungs- und Aufnahmestörungen der Inhaltsstoffe aus dem Speisebrei. Unser Organismus kann anhand dieser Fehlernährung nicht ausreichend mit lebensnotwendigen Vitaminen, Spurenelementen und ungesättigten Fettsäuren versorgt werden. Im Laufe der Zeit machen sich deshalb immer mehr Mangelerscheinungen breit.

Magenbrennen und Reflux

Durch Säure oder Gase überreizte Magenschleimhäute führen zu **Magenbrennen** (Sodbrennen). Als **Reflux** bezeichnet man einen chronischen Reizmagen mit saurem Aufstoßen. Dieses Krankheitsbild ist in den letzten Jahren deutlich öfter anzutreffen. Es entsteht durch die Kombination einer ständigen Übersäuerung des Magens mit Problemen des Schließmechanismus gegenüber der Speiseröhre (Ösophagus). Dadurch kommt es zu einem Rückfluß von saurem Mageninhalt in die Speiseröhre, die als Folge davon immer wieder leichte Verätzungen aufweist. Durch die daraus entstehende jahrelange unbehandelte chronische Entzündung kann die betroffene Stelle leicht eine Angriffsfläche für eine Tumorerkrankung darstellen.

Als Auslöser für diese komplexe Störung gelten das Rauchen, übermäßige Belastung des Organismus mit unverträglichen Nahrungsmitteln (fette und süße Speisen) oder Medikamenten. Die konventionelle medizinische Therapie greift bei einer Refluxerkrankung auf säurehemmende Medikamente zurück, die zusätzlich mit verschiedenen Antibiotika verabreicht werden. In gravierenden Fällen wir der Schließmechanismus durch einen operativen Eingriff gestrafft.

Viel besser wäre es, die Ursache, sprich die auslösenden Faktoren, zu vermeiden, indem zum Beispiel das Rauchen eingestellt oder der Mensch sich gesund ernähren würde und auf unnötige Medikamente verzichten könnte.

Zur Vorbeugung bietet uns die Tibetische Medizin eine Kräutermischung mit dem Namen ›Cong zhi 6‹ (gesprochen »Tschong shi dugba«) an. Die Magenbrennen-Formel greift wie alle tibetischen Rezepturen nur regulierend in den Organismus ein. Chemische Mittel hingegen neutralisieren den Überschuß an Magensäureproduktion, verändern aber nicht das organisch-energetische Ungleichgewicht. Die Magensäureproduktion chemisch abzustellen birgt noch ein weiteres Problem: Die Magensäure ist auch eine Schutzbarriere gegen alle möglichen in der Nahrung enthaltenen Bakterien und Keime. Eine reduzierte Magensaftproduktion läßt diese Keime in den Darm passieren. Durch die Medikamentenverabreichung werden daher leider neuerliche Fehlbesiedelungen im Darm begünstigt.

Daß es auch natürliche Wege zur Ausheilung von Refluxerkrankungen gibt, weiß ich aus meiner Praxis zu berichten. Ein Herr im mittleren Alter kam mit einem chronischen Refluxleiden zu mir. Er hatte von tibetischen Mehrstoffgemischen gehört, die bei chronischen Darmerkrankungen Verwendung finden. Außerdem wollte er seine Nahrungsmittel austesten lassen. Nachdem er mir seine Lebensgeschichte erzählt hatte, war mir der Auslöser seiner Erkrankung völlig bewußt: Vor kurzer Zeit hatte er sein eigenes Geschäft aufgemacht. Die neue Tätigkeit beanspruchte seine ganze Aufmerksamkeit; das Essen wurde nur noch als Mittel zum Zweck ›heruntergeschlungen‹. Schnellimbisse zwischendurch waren über Wochen die Standard-Ernährungsform. Statt sich zu Hause eine gesunde Mahlzeit zuzubereiten, ging er auch an den Sonn- und Feiertagen ins nahegelegene Gasthaus. Sein Arbeitsstreß wurde zum Nahrungsstreß, welcher sich als schmerzhaftes Magenbrennen zeigte. Für ein paar Monate nahm er auf Anraten seines Hausarztes säurehemmende Medikamente ein. Doch jedesmal, wenn er diese absetzen wollte, begann das Leiden von neuem. Da er nicht sein Leben lang chemische Substanzen einnehmen wollte, kam er in meine Praxis.

Nachdem wir die tibetische Konstitutionstypbestimmung gemacht hatten, setzten wir einen gesunden Speiseplan fest. Statt zu Schnellimbiß und Fastfood riet ich zu einem gesunden Jausenbrot aus Vollkorn. Für die häusliche Küche stellten wir spezielle Rezepte zusammen. Auf süße oder auf fette Speisen mußte er ganz verzichten. Auch dem Nikotin sagten wir gemeinsam den Kampf an. Hier halfen eine emotionelle Streßablösung und ein Entgiftungspflaster auf der Fußsohle. Statt Kaffee gab es zum Frühstück nur noch guten Kräutertee. Zusätzlich lernte mein Klient die tibetische Atemtechnik, um seine Energien regelmäßig in Balance zu halten. Als weitere Unterstützung für die Ausheilung seines chronischen Reizmagens beschlossen wir, die tibetische Magenbrennen-Formel zu versuchen. Der Erfolg war durchschlagend. In nur einem Monat gelang es, die Magensäureproduktion zu normalisieren. Durch die pflanzlichen Impulse wurde der Organismus zur Selbstheilung angeregt. Der sanfte, ganzheitliche Ansatz brachte den gewünschten Erfolg. Das sind die Sternstunden in meinem Beruf – ich gebe nur eine gezielte Anleitung zur Selbstheilung. Das bedeutet für mich, einem Menschen seine Mündigkeit zurückzugeben und seine Selbstverantwortlichkeit zu stärken. Nicht die Therapie oder Substanzen heilen eine Krankheit, sondern die aufrichtige Bereitschaft eines Menschen, sein Schicksal oder seine Gesundheit selbst in die Hand zu nehmen. Die Energie folgt unserem Willen! Dieses Wissen ist im Wissen vom Heilen der Tibeter perfektioniert worden, weil die Sicht auf das Ganze und die Verbindung zum Universum in ihrer Medizinform nicht verlorengegangen ist.

Morbus Crohn

Der **Morbus Crohn** gehört zu den chronischen entzündlichen Darmerkrankungen, die sich meistens durch blutige Durchfälle äußern. Die ständigen Irritationen der Darmschleimhäute führen bei dieser Erkrankung zu schwerwiegenden Krämpfen (Spasmen) der Darmmuskulatur im Ileum (2. Teil des Dünndarms). Dadurch kommt es zu einer dauerhaften Verengung im Darm, die wiederum zu Abszessen und Fistelbildungen führt. Diese Entzündungen sind der beste Nährboden für eiternde Infektionen, in der Folge auch für Krebsgeschwüre.

Laut Lehrbuch werden diese Darmerkrankungen als schwerst behandelbar eingestuft. Sie können nur mittels Cortison und entzündungshemmenden Medikamenten in Schach gehalten werden. Jeder aufgeklärte Leser weiß jedoch, wie schädlich sich eine Dauercortisonbehandlung auf unseren Organismus auswirken kann.

Ein elfjähriges Mädchen kam mit aufgeschwollenem Gesicht in meine Praxis. Seine Mutter berichtete mir, es leide seit Jahren an einer Darmerkrankung, die der Arzt als Morbus Crohn diagnostiziert hatte. Das Mädchen hatte zudem lange Zeit seine blutigen Durchfälle vor den Eltern verschwiegen – aus Angst, daß es dann auf seine heißgeliebten Süßigkeiten verzichten müßte. Obwohl sie erst 11 Jahre alt war, zeigte sich bei der Tochter eine eindeutige Tendenz zu massivem Übergewicht. Darauf angesprochen, antwortete sie: »Ohne Pizza und Cola kann ich aber nicht leben!«

Selbst ihre Mutter war anfänglich von einer Umstellung der Ernährungsgewohnheiten nur schwer zu überzeugen. Als ich sie daraufhin fragte, warum sie dann überhaupt zu mir in die Praxis gekommen sei, kam die Antwort wie aus der Pistole geschossen: »Wissen Sie, Frau Doktor, meine Tochter nimmt nun schon seit längerer Zeit Cortison ein, und inzwischen hat mir eine Bekannte erzählt, welche Nebenwirkungen dieses Mittel hat. Daraufhin habe ich unseren Arzt damit konfrontiert, und der sagte mir, außer Cortison könne er mir nichts anbieten. Jetzt möchte ich von Ihnen wissen, ob nicht die Tibetische Medizin helfen könnte.« Meine Antwort war wie immer dieselbe: »Wenn Sie Ihrem Kind wirklich helfen möchten, müssen Sie die bisherige Ernährungsweise völlig verändern. Statt Fastfood muß jeden Tag naturbelassene Nahrung, frei von chemischen Zusatzstoffen und Konservierungsmitteln, auf ihrem Speiseplan stehen.« Beinahe ungläubig sagte die

Mutter, daß diese Art des Kochens ja viel mehr Zeit in Anspruch nehme, und außerdem würde dieses Essen ihren Kindern und ihrem Mann bestimmt nicht so gut schmecken. Hier war ich wieder ganz deutlich am kritischen Punkt all meiner Beratungsgespräche angelangt: Die Therapie mußte erfolgreich sein, durfte aber keine Mühe machen. Erst als ich dieser jungen Frau die ganze Tragweite ihrer anfänglichen Verständnislosigkeit vor Augen führte, war sie bereit, zum Wohle ihres Kindes die Ernährungsgewohnheiten ihrer Familie umzustellen.

Es dauerte noch Monate, bis eine konsequente Nahrungsumstellung erfolgte. Zu meinem großen Erstauen war es die 11jährige selbst, die mehr und mehr darauf beharrte, meine Ernährungstipps zu befolgen. Ich sprach mit ihr ganz offen darüber, daß nicht ich ihr die Verbote diktiere, sondern ihr Körper mit seiner Krankheit. Diese Sicht der Dinge löste in dem Mädchen plötzlich eine ungeheure Selbstverantwortung aus. Als sie dank ihrer konsequenten Haltung durch zunehmende Verbesserung ihrer Befindlichkeit Unterstützung fand, war der Weg zur Heilung nicht mehr so beschwerlich. Um die entzündlichen Prozesse im Darm zu stoppen, riet ich der Familie noch, die Gabe von Padma 28 mit dem behandelnden Arzt zu besprechen, denn es gab neue Forschungsergebnisse zur Wirkung von Padma 28 bei chronischen Entzündungserkrankungen (Neurauter et al., 2004), die eine Einnahme sehr sinnvoll erscheinen ließen.

Das Mädchen hat nun seit langem keine Krankheitsschübe mehr. Der schönste Erfolg für mich aber ist, daß es zu einer ernährungsbewußten Person heranwächst, die ihr Leben sicher neu ausrichten und andern helfen wird.

Darmkrebs – das Colonkarzinom

Ein älterer Herr kam nach seiner Darmkrebsoperation zu mir. In unserem Erstgespräch erklärte er mir, daß er zum zweitenmal am Darm operiert worden sei und sich langsam frage, wie oft man denn noch ein Stück vom Darm entfernen könne und wie alles weitergehen solle ... Mit Tränen in den Augen und tief erschüttert berichtete er von seiner schweren Krankheit. Als Manager einer großen Firma stand er ständig unter Streß und hatte deshalb den Veränderungen in seinem Organismus lange keine allzu große Bedeutung beigemessen, bis man bei einer Vorsorgeuntersuchung den Darmkrebs festgestellt hatte. Während einer eingehenden Ernährungsberatung brachte er seine früheren Ernährungsfehler zur Sprache. Beinahe täglich hatte er sein Mittagessen aus der großen Werkkantine bezogen. Am Wochenende ging die Familie regelmäßig in ein Gasthaus, weil die Ehefrau wegen ihrer anspruchsvollen Tätigkeit als Werbefachfrau ausspannen wollte. Jahrelang hatte er mit wiederkehrenden Verdauungsproblemen zu kämpfen, Durchfall wechselte sich mit Verstopfung ab. Als die Probleme immer massiver wurden, verschrieb ihm der Hausarzt leichte Abführmittel, deren Wirkung aber nie von langer Dauer war.

Nach seiner zweiten Krebsoperation wurde er auf Anraten seiner Tochter in eine Alternativklinik zur Erholung eingewiesen. Dort wurde er seinen Angaben zufolge erstmals über die gefährliche Wirkung von chemischen Abführmitteln aufgeklärt. In dieser Klinik wurde die Kost für ihn umgestellt, und zusätzlich konnte durch die Verabreichung von natürlichen Pflanzensubstanzen eine regelmäßige Verdauung bewirkt werden. Er wollte nun in der Folge alles unternehmen, um ein neuerliches Ausbrechen seiner Krankheit zu vermeiden.

Ich erstellte für ihn die tibetische Konstitutionsanalyse und unterstützte seine Energiedefizite entsprechend. Für seine heiße ›mKhrispa‹-Gallenenergie, die in seinem Fall die Leber in ihrer Funktionstüchtigkeit beeinflussen konnte, war das Leberregulans ›'Bras bu 3 thang‹ angezeigt. Um weiteren Fehlbesiedelungen im Darm vorzubeugen, wollte er eine komplette Darmsanierung vornehmen. Zusammen mit kinesiologischen Sitzungen und einigen Therapieeinheiten zum Abbau seiner Diagnose- und Chemotherapietraumen gelang das Wunder. Über zwei Jahre hindurch blieben die Symptome erträglich, und heute fühlt sich der Herr wieder völlig gesund. Hier zeigt sich ein weiteres Prinzip der Tibetischen Medizin: das langsame, aber dauerhafte Heilen.

Tabuthema Verdauung

Schon der griechische Arzt Hippokrates – er lebte ca. 400 v. Chr. auf der griechischen Insel Kos – erkannte, daß eine schlechte Verdauung die Wurzel vieler Krankheiten ist. Aber was für Schlüsse haben wir aus dieser weisen Einsicht gezogen? Ich befürchte keine.

Dicke Bäuche sind zum normalen Körperbild geworden und verstellen im wahrsten Sinn des Wortes den Blick auf die Ursache. Wir beenden nicht den Freßwahn und unsere Alkoholorgien, nein, wir tun alles, um nach der jahrelangen Entgleisung den Fettbauch einfach chirurgisch wieder loszuwerden. Würde das auch mit unserem ›Innenleben‹ so ohne weiteres gelingen, käme das ebenfalls unters Messer.

Vor allem der Darm, eines der faszinierendsten Organe des Körpers, ist zum Tabuthema Nummer 1 geworden. Seine Funktionsweise ist uns weitgehend unbekannt, und wenn er schmerzt und zwickt, werden diese Beschwerden lange verschwiegen. Kein Mensch spricht offen über seine Verdauungsstörungen, Blähungen, Hämorrhoiden oder andere Darmprobleme. Sehr oft werden sogar unsere dringenden ›menschlichen Bedürfnisse‹ zugunsten anderer Dinge verdrängt. Eine gute Freundin erzählte mir einmal, daß sie schon seit ihrer Schulzeit Verdauungsprobleme hat. Ihre Lehrerin hatte ihr verboten, außerhalb der Pausen die Toilette aufzusuchen. Dieses Verbot zog sich während der Lehrjahre weiter, weil auch ihr Chef diesbezüglich keine Freiheiten gewährte. Als Folge dieser Strafmaßnahmen reagierte ihr Darm mit ständiger

Verstopfung. Als die Probleme immer gravierender wurden und keine Abführmittel mehr halfen, wurde es für meine Freundin höchste Zeit, sich selbst mit dem Thema Darm zu beschäftigen.

Über die Verdauung spricht die Nahrung mit dem Menschen. Sie vermittelt zwischen Innen- und Außenwelt und stellt unserem Körper Energie und Nährstoffe bereit, damit wir den täglichen Anforderungen gewachsen sind. Wir verdauen die Nahrung im Darm, und wir verdauen auch Erlebnisse. Eine gute Verdauung, sei es auf körperlicher oder geistiger Ebene, ist Gold wert, weil sie unsere Gesundheit maßgeblich bestimmt. In der heutigen Zeit aber, die sich durch Zeitmangel und erhöhte Mobilität auszeichnet, haben Millionen von Menschen den ureigensten Rhythmus ihres Darmtraktes verloren.

Wenn es mit unserer Verdauung nicht so klappt, hat das große Auswirkungen auf unseren restlichen Organismus. Wir reagieren unzufrieden, unausgeglichen, fühlen uns müde und schlapp oder haben keinen Antrieb für unser Tagwerk. Umgekehrt können auch seelische Probleme für eine schlechte Verdauung verantwortlich sein. Wer traurig ist, leidet oft unter Verstopfung. Durch Ängste kann es zu Durchfällen kommen. Täglich sind wir den verschiedensten Streßsituationen ausgeliefert, und dazu kommen oft noch andere körperliche Belastungen, die uns auf den Magen oder den Darm schlagen. Unser Darm wird von einem ausgeprägten Nervengeflecht durchzogen, das eigenständig mit dem Gehirn kommuniziert. Deshalb leiden frisch verliebte Paare selten an Verstopfung, weil die berühmten Schmetterlinge im Bauch für eine gute Darmperistaltik sorgen. Durch die Nervenimpulse werden im Darm chemische Prozesse angeregt und umgesetzt. Doch ist es natürlich nicht nur unser seelisches Wohlbefinden, das Darmprobleme auslösen kann, auch minderwertige Ernährung und der hemmungslose Lebensstil können Verdauungsbeschwerden herbeiführen.

Das Wunderwerk der Verdauung

Der Darm ist ein Organ der absoluten Superlative: Zehntausende Kilogramm feste und bis zu 700 000 Liter flüssige Nahrung werden im Laufe eines Lebens konsumiert. Die Natur hat ein raffiniertes Netzwerk der Verdauung aufgebaut, um die verschiedenen Speisen in ihre Einzelteile zerlegen zu können. Mit den Bausteinen aus der aufgespaltenen Nahrung werden die Zellen gefüttert. Ohne diesen einzigartigen Umwandlungsprozeß wäre das menschliche Leben nicht möglich. Leider wissen die wenigsten Menschen über diesen lebenswichtigen Vorgang Bescheid. Oder haben Sie sich schon einmal gefragt, wie aus einem Stück Schokolade eine Fettzelle entstehen kann? Wissen Sie, daß es oft 4–8 Stunden, manchmal sogar Tage dauern kann, bis eine Mahlzeit unseren Körper verläßt? Bis dahin hat das Essen ein wahres Feuerwerk an Reaktionen im Organismus ausgelöst, von denen die meisten vom Darm aus gesteuert werden. Dabei geht es längst nicht nur um die Umwandlung von Fett, Eiweiß und Kohlenhydraten in Energie und Zellbausteine; es geht auch um Immunabwehr, um Botenstoffe, Hormone, das Nervensystem und um unsere Psyche.

Der Weg der Nahrung durch den Körper

Wenn wir Nahrung zu uns nehmen, startet eine fein abgestimmte Kaskade der Sekretion von Verdauungssäften. Neben der offensichtlichen Aufgabe des Zerkleinerns, Verflüssigens und Gleitfähig-Machens haben die verschiedenen Verdauungssäfte wichtige enzymatische und immunologische Funktionen.

Insgesamt werden der Nahrung pro Tag mit Speichel, Magen- und Darmsekretion etwa 10 Liter Flüssigkeit beigemischt. Diese besteht aus Schleim und Fermenten, welche bis auf etwa 100 ml im Dünn- und Dickdarm wieder resorbiert werden. Wichtig als Grundvoraussetzung ist also, viel hochwertiges Wasser zuzuführen (empfehlenswert ist mineralstoffarmes Quellwasser ohne Kohlensäurezusatz, etwa Lauretana-Mineralwasser).

Mit dem Speichel beginnt die Verdauung schon im Mund. Von diesem in den Speicheldrüsen gebildeten Sekret werden täglich ca. 1–1,5 Liter gebildet und in die Mundhöhle abgegeben. Ein im Speichel enthaltenes Enzym beginnt mit der Spaltung von komplexen Kohlenhydraten. Scharfe Gewürze (z. B. Langer Pfeffer, Galgant, Chili, Curry, Paprika, Senf – bei Entzündungen und Fieber nur sparsam dosieren!) und Bitterstoffe (besonders in Rinden und Wurzeln) erhöhen die Speichelproduktion, stimulieren die nachfolgenden Verdauungsorgane und aktivieren gleichzeitig Schmerz- und Thermorezeptoren.

Was passiert nun in unserem Körper bei der Verdauung? Als Beispiel können wir den Weg eines gewöhnlichen Frühstücks skizzieren. Nehmen wir an, wir essen ein Stück Vollkornbrot mit Butter und Honig und trinken dazu 1 Schale Kaffee. Während wir uns das Essen schmecken lassen und vielleicht noch unsere tägliche Zeitung lesen, beginnt in unserem Mund sowie im restlichen Organismus ein raffiniert aufeinander abgestimmter Umwandlungsvorgang, bei dem sich das Frühstück in einen chemischen Baukasten aus Kohlenhydraten, Eiweiß, Fett und Vitaminen verwandelt, allesamt wichtige Bausteine für unsere Zellen. Durch gutes Kauen der Nahrung wird genügend Speichelflüssigkeit freigesetzt. Die darin enthaltenen Enzyme leiten den ersten wichtigen Verdauungsabschnitt ein. Das Kauen dient aber nicht nur dem Zerkleinern und Portionieren der Nahrung, sondern soll vor allem die Oberfläche der Nahrung vergrößern. Dadurch kann der Speisebrei einfacher in lebenswichtige Bestandteile zerlegt werden. Deshalb ist langes, konsequentes Kauen ein absolutes Muß für die Gesunderhaltung unseres Körpers; bereits unseren Kindern sollte die nötige Kaudisziplin beigebracht werden: Jeder Bissen sollte 30–40mal gekaut und nicht wie üblich nach 2–3 Kaubewegungen hinuntergeschluckt werden.

> Nehmen Sie sich immer genügend Zeit für Ihre Mahlzeiten, speziell um die Nahrung gut zu kauen. Ihr Körper wird Sie tausendfach belohnen.

Nach dem ausführlichen Kauvorgang ist die Nahrung reif für den Magen. Der gesamte Verdauungsweg (vom Rachen über die Speiseröhre und den Magen bis hin zum Enddarmausgang) ist nach dem Prinzip der **Peristaltik** aufgebaut. So nennt man die Bewegung vieler hintereinander geschalteter Muskelgruppen, die sich in Kontakt mit dem Speisebrei ständig neu zusammenziehen und wieder entspannen.

Der Magen als Schwerarbeiter

Unser Frühstück wandert mittels Muskelbewegung (Peristaltik) durch die Speiseröhre zur nächsten Station, dem Magen. Dieser liegt wie ein dicker Sack zwischen Bauch und Rippen quer in unserem Körper. Ein leerer Magen ist nicht viel größer als unsere 25 cm lange Speiseröhre. Ist er mit Nahrungsbrei gefüllt, kann er sich um ein Vielfaches vergrößern; bis zu 2 Liter Inhalt faßt der Magen eines Erwachsenen. Der Magen knetet in Wellenbewegungen unseren Speisebrei durch. Am Schluß verläßt ihn eine homogene, mit Magensaft gleichmäßig vermischte Masse. Wenn nur wenig gekaut, hastig gegessen und dabei viel Luft geschluckt wurde, macht sich das meist unangenehm bemerkbar. Die Verdauungssäfte können die mangelhaft vorbereitete Nahrung nur schwer aufschließen, sie liegt uns dann ›schwer im Magen‹. Die Magensaftproduktion beträgt etwa 1,5 Liter pro Tag, wobei vor allem der Gehalt an Salzsäure (pH 1–1,5 nüchtern) und Pepsinogen bedeutsam ist. Die Salzsäure wirkt bakterizid und wandelt Pepsinogen in Pepsin um, welches dann Eiweiß spaltet.

Je nachdem, wie wir kauen und was wir essen, arbeitet unser

Magen unterschiedlich lange, bevor er den Speisebrei portionsweise durch den Pylorus (Pförtner) in den Dünndarm weitergibt. Die Verweildauer der Nahrung im Magen beträgt ¼ bis zu 5 Stunden; Kohlenhydrate gelangen am schnellsten in den Dünndarm, fettreiche Speisen verbleiben dagegen viel länger im Magen. Eine zu lange Verweildauer weist auf eine geschwächte Magensekretion hin. Hier kann das tibetische Verdauungstonikum Digestin unterstützend eingreifen.

Der Dünndarm ist der Bioreaktor in unserem Körper

Der Dünndarm ist der aktivste Teil des Verdauungsapparates, hat eine individuell unterschiedliche Länge von 3–7 Metern und ist ca. 2,5–3 Zentimeter dick. In ihm finden die wichtigsten Prozesse bei der Umwandlung von Nährstoffen in Zellbausteine statt.

Der Dünndarm sortiert und mistet aus. Schädliche Stoffe werden zur Leber geleitet und abgebaut oder so rasch wie möglich in den Dickdarm weitergeleitet. Die wertvollen Nährstoffe gelangen über die Milz in die Blutbahn sowie in das Lymphsystem, um den gesamten Organismus mit Körperenergie und Wärme zu versorgen. Dabei wirken verschiedene Organe mit, die mit dem Dünndarm in engem Kontakt stehen, z. B. die Bauchspeicheldrüse. Der Bauchspeichelsaft fließt über einen kleinen Gang in den oberen Abschnitt des Dünndarms, den Zwölffingerdarm. Bis zu 2 Liter werden von dieser ca. 90 g schweren Drüse täglich produziert. Sie enthalten wichtige Enzyme zur Verarbeitung von Nährstoffen. Durch die basische Zusammensetzung neutralisieren sie außerdem den sauren Speisebrei, der aus dem Magen kommt.

Die Bauchspeicheldrüse stellt zudem das Hormon Insulin her, das den komplizierten Zuckerhaushalt des Körpers reguliert und dafür sorgt, daß der Energielieferant Zucker aus dem Blut in die Zelle aufgenommen wird. Im Falle einer Zuckerkrankheit muß das lebensnotwendige Insulin mittels einer täglichen Spritze dem Körper von außen zugeführt werden.

Die Hauptaufgaben unserer Leber wurden bereits dargestellt. Sie hat jedoch noch eine weitere Funktion, die mit dem Darm zu tun hat: Die Leber spaltet die großen Fetttropfen in kleine Bestandteile und macht sie dadurch für die fettverbrennenden Enzyme verdaubar.

Zottiges Tagwerk – der Zwölffingerdarm

Eine wichtige Funktion im Verdauungsapparat erfüllt der 30 cm lange Zwölffingerdarm. Als oberster Teil des Dünndarms ist er mit einer feinen Schleimhaut ausgestattet, die zu dichten, mit kleinen Borsten besetzten Zotten gefaltet ist. Dadurch wird die Oberfläche des Dünndarms für die Aufnahme von Nähr- und Wirkstoffen deutlich vergrößert. Außerdem produziert die Schleimhaut selbst verschiedene Substanzen, die zur Verdauung beitragen, nämlich Kohlenhydrat spaltende Enzyme wie Laktose sowie Eiweiß und Fett spaltende Stoffe.

Ist die Schleimhaut nicht voll funktionsfähig, führt das rasch zu Nährstoffmangel und in der Folge zu schweren Stoffwechselproblemen. Eine funktionstüchtige Schleimhaut ist der beste Garant dafür, daß keine Chemikalien oder Bakterien in unsere Blutbahn gelangen können. Bei einer ständigen Überreizung, bedingt durch falsche Ernährung oder permanente Einnahme von entzündungshemmenden Medikamenten, kommt es zu einem gestörten Verdauungssystem. Allergien, Überempfindlichkeit gegenüber bestimmten Nahrungsmitteln, Migräne und chronische Müdigkeit sind oft auf eine Magen-Darm-Störung zurückzuführen, hier kann besonders das auf die Gallenwege ausgerichtete Leber-Galle-Tonikum unterstützend wirken.

Der Dickdarm als Biotop

Schon nach einer Stunde im Dünndarm sind rund 90% unseres Frühstücks verwertet und in körpereigene Bausteine umgewandelt. Der Rest wird an den Dickdarm weitergegeben. Was jetzt noch vom Frühstück übrig ist, sind Wasser, Mineralsalze und Spurenelemente, wasserlösliche Vitamine und grobe Fasern, die sogenannten Ballaststoffe. Diese für den Menschen überwiegend unverdaulichen Nahrungsbestandteile stellen den reich gedeckten Tisch für ein Imperium von Lebewesen dar, die sich im warmen Dunkel des Dickdarms häuslich niedergelassen haben.

In diesem Darmabschnitt wohnen Billionen von Bakterien, rund 1600mal mehr, als derzeit die menschliche Population auf der Erde beträgt. Seit das Neugeborene trinkt und atmet, haben sich diese Bakterien schrittweise im Dickdarm angesiedelt und sich in über 30 verschiedene Arten aufgeteilt. Gemeinsam würden sie ein Gewicht von 1 kg auf die Waage bringen. Weil diese Mikroflora die Verdauung des Menschen unterstützt, nennt man ihre Bewohner probiotisch, was übersetzt nichts anderes als ›lebensfreundlich‹ bedeutet. Diese Bakterienstämme synthetisieren vor allem Vitamin K und einen Teil des Vitamin-B-Komplexes. Gleichzeitig senken die Bakterien den pH-Wert (Säure-Basen-Haushalt) des Darms und damit das Risiko, daß sich schädliche Bakterien im Dünndarm ausbreiten können.

Bis zu 2 Tage oder länger kann es dauern, bis die Mikroflora ihre Arbeit vollständig erledigt hat. Während seiner Reise durch den Dickdarm wird dem Speisebrei Wasser (über 1 Liter am Tag) sowie die darin enthaltenen Vitamine entzogen. Übrig bleiben nur noch unverdauliche Faserreste und Bakterien. Rund ein Drittel dessen, was wir als Stuhl absetzen, besteht aus Mikroorganismen.

Weggespült

Am nächsten Morgen pünktlich gegen 7 Uhr, zur Dickdarmzeit nach der Meridianuhr, meldet sich unser gestriges Frühstück durch ein leichtes Bauchrumoren. Botenstoffe signalisieren unserem Körper, daß der Enddarm mit Nahrungsresten gefüllt ist. In einem Rhythmus von 20 Minuten signalisiert uns der Körper, daß es nun an der Zeit wäre, unser großes Geschäft zu verrichten.

Jetzt liegt es an uns, auf diese Botschaft zu reagieren und sie nicht aus Zeitgründen zu verdrängen. Wenn wir nämlich den WC-Besuch einsparen, stellt der Darm seine Botschaft wieder ein und gerät dadurch aus seinem natürlichen Rhythmus der kontrollierten Entleerung. Eine krankhafte Verstopfung ist die Folge.

Der westliche Mensch beschäftigt sich leider kaum mit seinem Stuhl, dasselbe gilt für die medizinische Forschung und Ernährungslehre. Deshalb übersehen wir Veränderungen am Stuhl, sowohl in der Farbe als auch in der Konsistenz.

Blutige Stühle können unter anderem von aufgerissenen Hämorrhoiden herrühren. Im Regelfall sind sie harmlos und nicht besonders gefährlich. Gefährlich ist es aber, wenn sich Blut auf Ihrem Stuhl findet, ohne daß Sie Hämorrhoiden haben. Eine medizinische Abklärung ist hier dringend angeraten, weil man als Laie die Ursache für den blutigen Stuhl nicht feststellen kann. Ein täglich wiederkehrender, kontrollierender Blick auf Ihre festen Ausscheidungen sollte Ihnen nicht peinlich erscheinen, sondern viel mehr zur täglichen Routine werden. Damit bekommen Sie ein Gefühl dafür, ob es Ihrem Darm gut geht oder ob Sie mehr für Ihr Wohlbefinden tun müssen. Achten Sie auf Farbe, Konsistenz und besonders auf die Regelmäßigkeit der Stuhlentleerung. Ob sie dann 2mal täglich oder nur alle 2 Tage auf die Toilette gehen, ist nebensächlich, wenn Sie sich dabei wohl fühlen und Ihr Stuhl sich weitgehend immer gleich zeigt. Die Menge des Stuhles hängt davon ab, was und wieviel Sie gegessen haben. Wir Mitteleuropäer produzieren in der Regel zwischen 100 und 250g Kot täglich, während Tibeter, die naturnahe leben und ausreichend Ballaststoffe zu sich nehmen, es auf die dreifache Menge pro Tag bringen.

Kleiner Ratgeber zur Stuhlbeobachtung:

Eine hellgelbe bis aschfarbige Tönung zeigt meistens an, daß die Leber in ihrer Funktion als Entgiftungsorgan eingeschränkt ist.

Ist der Stuhl klebrig oder schmierig, ist die Darmflora ihrer Aufgabe nicht mehr ausreichend gewachsen.

Ist der Stuhl schwärzlich verfärbt, enthält er meist vergorenes Blut aus den oberen Darmschichten oder aus dem Magen.

Ist er eher mit roten Blutspuren versehen, ist meist auf Hämorrhoiden oder Darmpolypen (neugebildete Gewebsausstülpungen) zu schließen. Vorsicht, dies könnte auch ein geschwulstartiges Geschehen im Darm anzeigen! Lassen Sie bei allen Stuhlverfärbungen und blutigen Beimengungen, die Sie nicht zuordnen können, eine medizinische Abklärung vornehmen.

Falsches Eßverhalten als Begleiterscheinung unserer Zeit

Auf die negativen Folgen unserer Ernährung habe ich bereits verschiedentlich hingewiesen. Wir essen heute um 70% weniger Getreide und sogar um 75% weniger Ballaststoffe als unsere Vorfahren vor rund hundert Jahren. Unser jährlicher Fleischkonsum hat sich dagegen auf das 5fache erhöht. Die Mehle, die wir in unseren Backwaren verwenden, enthalten kaum noch Mikronährstoffe. Dafür haben wir unseren jährlichen Zuckerverbrauch von früher 2 kg auf heute 40 kg gesteigert. Der einseitige Speiseplan überfordert die Regelkreise unseres Verdauungssystems ständig. Dazu sorgt der wachsende Fettkonsum in unseren Mahlzeiten für Streßreaktionen der Galle, wodurch es zu spürbarem Cholesterinüberschuß im Blut kommt. Ein Übermaß an tierischem Eiweiß führt zum Anstieg von Harnsäure, die sich in den Gelenken ablagert und Gicht auslöst. Schließlich bringt der steigende Zuckerkonsum den Insulinhaushalt durcheinander und schädigt unsere Bauchspeicheldrüse. Die falsche Ernährung der Industrienationen führt langfristig zu einer Vielzahl von Krankheiten, wie Arteriosklerose, Herz-Kreislauf-Erkrankungen, Krebs und Diabetes – mit steigender Tendenz.

Viele Faktoren haben Einfluß auf unser Verdauungssystem, angefangen bei der Frage, was wir essen, über die Art, wie wir das

Essen verschlingen, bis hin zu vielen anderen Dingen, die unser tägliches Leben bestimmen. Streß und Hektik verderben den Appetit oder lösen Heißhungerattacken aus und beeinflussen unseren Darm negativ. Regelmäßige Mahlzeiten in angenehmer familiärer Atmosphäre gelten beinahe schon als Ausnahme in unserem hektischen Tagesgeschehen. Viele Menschen, auch Jugendliche, essen teilweise im Stehen oder Gehen, vor dem laufenden Computerbildschirm oder Fernseher. Dies läßt den Schluß zu, daß wir uns gar nicht mehr dafür interessieren, was wir essen.

Zusätzlich wird unser Darm ständig mit irgendwelchen chemischen Medikamenten gefüttert, die ihm sehr schaden können. Nicht nur die Antibiotika, welche die Darmflora zerstören, sondern auch gängige Schmerz- und Fiebermittel oder entzündungshemmende Mittel müssen hier angeführt werden. Narkotika und Opiate können durch ihre beruhigende Wirkung eine Verstopfung verursachen, weil auch die Darmperistaltik in ihrer Bewegung gedämpft wird. Als besonders nachteilig für unseren Darm haben sich die herkömmlichen Abführmittel erwiesen. Bei regelmäßiger Einnahme kann eine völlige Darmlähmung ausgelöst werden, weil die Beweglichkeit der Darmmuskulatur stark gehemmt wird. Darüber hinaus frißt dieser jahrelange Konsum von chemischen Substanzen allmählich die gesunden Schleimhäute auf. Auch hier hat die Tibetische Medizin eine sanfte Alternative entwickelt, welche in der Schweiz unter dem Namen Padma Lax erhältlich ist.

Auch der Alkohol greift die empfindlichen Zellen unseres Verdauungstraktes an. Besonders oft werden der Magen, die Leber und die Bauchspeicheldrüse durch unmäßigen Genuß von alkoholischen Getränken geschädigt. Alkohol beeinträchtigt die Muskulatur des Magenganges, so daß Säure aus dem Magen in die Speiseröhre dringen kann. Saures Aufstoßen (Reflux) oder Sodbrennen können dadurch wesentlich begünstigt werden. Das gleiche gilt für Nikotingenuß. Kohlensäurehaltige Getränke fördern ebenfalls das Sodbrennen und lösen nicht selten auch Blähungen aus. Bestimmte Lebensmittel enthalten zudem schädigende Substanzen (Umrötehilfe, Farbstoffe, Konservierungsstoffe etc.), wie zum Beispiel alle Arten von Räucherwaren, Speck und Grillfleisch.

Als besonders gefährlich und gesundheitsschädigend gelten die Schimmelpilze. Mikroskopisch klein, für das Auge unsichtbar, lauern sie oft in Räumen und Nahrungsmitteln und können bei starken Pilzinfektionen, die unbehandelt bleiben, bis zum Tode führen. Vermuten Sie diese Risikofaktoren, so kann die Ausleitung von Schlacken und schädlichen Reizen beispielsweise mit der tibetischen Sarsaparilla-Kur weiterhelfen. Beachten Sie aber, daß jede Entgiftungskur eine bewußte Ernährung und das Vermeiden von Störquellen auf Dauer nicht zu ersetzen vermag.

Unerwartete Nahrungsmittelunverträglichkeiten

In diesem Kapitel möchte ich Sie vertraut machen mit Stoffwechselerkrankungen, die häufig zu spät oder gar nicht vom Arzt erkannt werden. Wenn Sie auch hier aufmerksam weiterlesen, werden Sie Ihren Körper besser verstehen lernen.

Das Käse-Rotwein-Syndrom

Wer an Emmentalerkäse denkt, hat meist die Assoziation schneebedeckter Bergriesen, die sanfte Weiden mit glücklichen Schweizer Kühen überragen. Beim Rotwein denkt der Mensch an das hügelige Bergland der Toskana, zypressenumstandene Weingüter Umbriens oder an den Genuß eines Glases Bordeaux bei Kerzenlicht. Selten denkt er im Zusammenhang mit Bergkäse und Rotwein an niedrigen Blutdruck, Atemnot und Erstickungsgefahr – es sei denn, er leidet an Unverträglichkeit gegenüber einem entwicklungsgeschichtlich betrachtet sehr alten Botenstoff, dem **Histamin,** einer Abbaustörung mit weitreichenden Konsequenzen. Meist unerkannt oder falsch diagnostiziert, steht den Betroffenen eine lange Zeit des Bangens und Leidens bevor.

Histamin – Botenstoff der Entzündung und des Wassermangels

Den Amphibien war es in der Evolution vorbehalten, den angestammten Lebensraum Wasser zu verlassen und nachhaltig das Land zu besiedeln. Der Wechsel aus dem körperfreundlichen Naß auf das trockene Land barg für den Frosch aber erhebliche Gefahren. Bei zu langem Aufenthalt auf dem Lande drohte die Austrocknung. Dieser Umstand hat zur Erzeugung eines Botenstoffes, des Histamins, geführt, der, im Gehirn des Frosches angekommen, diesen vor der bevorstehenden Austrocknungsgefahr warnt. Beim Menschen kommt dem Histamin, neben anderen wichtigen Regulationsfunktionen, dieselbe Aufgabe zu.

Die Histaminausschüttung wirkt als starkes Durstsignal und informiert das menschliche Gehirn über eine bevorstehende Wassermangelkrise. Oftmals bleibt dieses Signal ungehört, oder der Mensch bringt es unwissentlich zum Verstummen, etwa durch die Einnahme von Stoffen, welche die Ausschüttung von Histamin verhindern. Diese Stoffe nennt man **Antihistaminika.**

Besser bekannt ist die wichtige Eigenschaft des Histamins als Entzündungsmediator bei allergischen Erkrankungen, wie Heuschnupfen, Nesselausschlag oder Bronchialasthma. Daneben ist Histamin berühmt geworden als Stoff, welcher der gebärenden Frau hilft, die Wehen einzuleiten. Außerdem ist Histamin als mutmaßlicher Verursacher von Medikamenten- und Nahrungsmittelunverträglichkeiten bekannt geworden.

Das Botenmolekül Histamin gehört zur Gruppe der biogenen Amine, welche einerseits vom Körper selbst erzeugt werden, andererseits durch Nahrung und Atemluft (z. B. Pollen) von außen in den Körper gelangen. Ein Leben ohne Histamin ist undenkbar, dennoch gehen von zuviel Histamin bedrohliche Gefahren für den Menschen aus. So kann die Produktion oder Aufnahme von geringen Mengen Histamin eine Krise begünstigen, wenn gleichzeitig andere Amine in den Körper gelangen.

Woher kommt das Histamin in der Außenwelt des Menschen? Ursprünglich glaubte man, es stamme aus dem Mutterkorn, einer Überwinterungsform eines Pilzes auf dem Getreide (Roggen). Dies stellte sich jedoch als Irrtum heraus. Nicht das Mutterkorn beheimatete das Histamin, vielmehr hatten es Bakterien in einem Fermentationsprozeß auf den Getreideähren erzeugt. Neben der körpereigenen Bildung von Histamin kann es also bei allen Reifungsprozessen von Lebensmitteln unter Mitwirkung von Bakterien entstehen.

Eine schlechte Botschaft für jene, die unter dem Zuviel an Histamin leiden und deren Körper mit starken Symptomen antwortet, die weit über das normale Maß einer Allergie hinausgehen können.

Wie alle wichtigen Botenstoffe des Körpers wird auch die Histaminmenge im Organismus des Menschen selbst kontrolliert und reguliert. Wer jedoch beim Verzehr von Hartkäse, Emmentaler, Parmesan, Rotwein, aber auch Erdbeeren Wallungen, eine an sich harmlose Rötung in der Hals- und Gesichtsregion oder gar Atemnot und allergische Hautveränderungen bekommt, kann ziemlich sicher sein, daß er histaminintolerant ist. Das bedeutet, daß die über die Nahrung zugeführte Menge an Histamin von seinem Organismus nicht oder nur unvollständig abgebaut werden kann.

Zwei Problemkreise können bei einer **Histaminintoleranz** vorliegen: Erstens kann diese Symptomatik auf einen Mangel an dem histaminspaltenden Enzym Diaminooxidase in den Darmschleimhautzellen hinweisen, zum anderen kann das Enzym zwar vorhanden, aber teilweise oder ganz funktionslos sein. In beiden Fällen ist darauf zu achten, daß keine histaminhaltigen Lebensmittel aufgenommen werden. Gefahr droht auch von Zitrusfrüchten und Erdbeeren, die eine Freisetzung von Histamin aus anderen Lebensmitteln, aber auch aus körpereigenen Speichern begünstigen. Zusätzlich ist es ratsam, darüber nachzudenken, ob nicht gewisse Medikamente eingenommen werden, welche die Wirkung des Spaltenzyms beeinflussen oder es sogar vollständig blockieren. Dazu gehören z. B. Schmerzmittel aus der Reihe der Salizylsäure-Derivate wie etwa Aspirin; auch Medikamente zur Bekämpfung von Entzündungen, Rheuma und Allergien können, beim gemeinsamen Verzehr mit histaminreichen Lebensmitteln, dem Histaminunverträglichen gefährlich werden. Hier kommt auch das Fermentationsprodukt des Weins, der vergorene Alkohol, ins Spiel, besser gesagt das Abbauprodukt des Alkohols im Blut, Acetaldehyd. Acetaldehyd ist ein bekannter und sehr effektiver Hemmstoff der Diaminooxidase.

Ob Antihistaminika einen günstigen Effekt auf die Diaminooxidase aufweisen, wie einige Studien weiszumachen versuchen, werden weitere Untersuchungen erst bestätigen müssen. Klar und einsichtig ist, daß der histaminintolerante Mensch eine histaminarme Kost braucht, um seine Befindlichkeit zu verbessern.

Falls Sie den Verdacht hegen, an Histaminunverträglichkeit zu leiden, sollten Sie selbstkritisch nachfragen, ob Sie an einem oder mehreren der unten aufgezählten Symptome oder Auffälligkeiten leiden:

- Häufige unspezifische Kopfschmerzen oder Migräneanfälle
- Eine deutliche Unverträglichkeit gegenüber Rotwein, besonders bei gleichzeitigem Verzehr von Hartkäse
- Eine deutliche Unverträglichkeit gegenüber Fertigsoßen, Tomatenketchup oder konservierten Wurstwaren
- Eine deutliche Unverträglichkeit gegenüber Schokolade und schokoladehaltigen Süßwaren
- Auffällige Darmstörungen, insbesondere weiche Stühle, Fettstuhl oder helle Stuhlverfärbungen
- Auffällige Niederdruckverhältnisse des Blutdruckes (Schwindel)

- Auffällige Herzrhythmusstörungen, erhöhter Puls
- Auffällige Regelbeschwerden am ersten Zyklustag

Sollten Sie zwei oder mehr Entsprechungen finden, ist eine Abklärung einer Histaminintoleranz angezeigt. Konsultieren Sie umgehend einen Arzt und klären Sie eine mögliche Diaminoxidasestörung ab. Es kann Ihr Leben retten.

Zur leichteren Spurensuchen einige der Histamin-belasteten Lebensmittel (die Liste erhebt keinen Anspruch auf Vollständigkeit):

Nahrungsmittel	Histamin mg/kg*	Maximalwert mg/kg
Milch, Joghurt pasteurisiert	0,25–0,8	
Haltbarmilch	0,8	
Kondensmilch	1,3	1,8
Emmentalerkäse	‹10–500	3000
Roquefort-Schimmelkäse	2000	
Brie, Camembert	‹10–300	600
Salami	‹10–150	
Kantwurst	‹10–80	
Westfäler Schinken	30–300	
Fisch-Tiefkühlware Makrele, geräuchert	0–8 0–300	Bis 15 000
Rotweinessig	3500–4000	

* Eine hervorragende Übersicht in tabellarischer Form entnehmen Sie bitte dem Buch *Histamin-Intoleranz* von Reinhart Jarisch.

Ratschlag aus der Tibetischen Medizin
Bestehende Begleitsymptome einer Allergie, wie die Überproduktion an Sauerstoffradikalen, lassen sich mit den bewährten Radikalfängern bekämpfen. Ich rate zur Einnahme von Nahrungsergänzungsmitteln, welche die Sauerstoffmoleküle unschädlich machen können. Hier sei besonders auf die tibetische Kurformel Sarsaparilla verwiesen. Sie entstammt der Gruppe der sogenannten ›Tufuling‹-Rezepturen, die besonders im ostasiatischen Raum verbreitet sind. Neben der Sarsaparillawurzel finden sich in dieser Kurformel noch Chinaknollen, Geißblattblüten, Jujubefrüchte, entsteinte Myrobalanenfrüchte, Süßholzwurzel und Süßkartoffelstärke.

Die Sarsaparilla-Kurformel wird als Abkochung eingenommen. Bei saisonalen Allergien (Heuschnupfen) empfiehlt es sich, die Behandlung vor der erwarteten Belastung (Pollenflug) zu beginnen, wenn die körperlichen Beschwerden wenig oder noch gar nicht ausgeprägt sind. Eine der Hauptwirkungen von Sarsaparilla ist eine starke Blutreinigung, die besonders dem Asthmatiker und Pollenallergiker hilft.

Das Marzipanschwein-Syndrom

Neben der Histaminintoleranz gibt es eine zweite wichtige Nahrungsmittelunverträglichkeit, die mein Mann Florian erlebt hat.

Mit großem Geschrei und Applaus hatten wir in fröhlicher Runde das neue Jahrtausend begrüßt. Der Tisch bog sich vor Köstlichkeiten, fast unbemerkt darunter auch eine Gruppe von Marzipanschweinen. Zu vorgerückter Stunde und von der ausgelassenen Stimmung abgelenkt, begann mein Mann, ohne es richtig wahrzunehmen, ein Marzipanschwein nach dem anderen zu verzehren. Um den etwas klebrigen Geschmack im Mund zu neutralisieren, nahm er einen kräftigen Schluck aus dem Weinglas und lehnte sich genüßlich zurück.

Plötzlich wurde ihm unheimlich übel, und er klagte über einen brennenden Schmerz in der rechten Körperhälfte, etwa eine Handlänge vom Nabel entfernt. Das Ganze fühlte sich stark nach Blinddarmreizung an. Nachdem er sich wieder gefangen hatte, begannen wir mit einer Ausschlußdiagnose: Der Ort des Schmerzes stimmte zwar mit der anatomischen Lage des Blinddarms überein, da das starke Eindrücken der Bauchhaut an der linken Bauchseite jedoch zu keinem stechenden Schmerz auf der rechten führte, waren wir uns ziemlich sicher, der Blinddarm war in Ordnung.

Was aber war es dann? Die Antwort sollten wir erst viel später bekommen. Die Tage vergingen, und allmählich hatte mein Mann sich an das dumpfe Gefühl in der rechten Bauchseite gewöhnt. Manchmal waren die Schmerzen völlig weg, aber nach Verzehr allzu großer Mengen von Süßem verschlimmerte sich die Sache wieder etwas.

Ein Besuch beim Internisten brachte Aufklärung. Die Diagnose lautete bakterielle Fehlbesiedelung des unteren Abschnittes des Dünndarms als Folge einer Unverträglichkeit gegenüber Fruktose. Da die Dickdarmbakterienflora in diesem Bereich des Verdauungstraktes völlig fremd war, führte dies zu einem heftigen immunologischen Abwehrmechanismus. Die Bauchschmerzen hatten diesen Kampf angezeigt.

Fruktose-Unverträglichkeit – eine Plage für Millionen von Menschen

Nachdem wir in unserem Bekanntenkreis Erkundigungen eingeholt hatten, war klar: an dieser Fruktoseunverträglichkeit litten fast alle, die zu ihren Verdauungsbeschwerden befragt wurden.

Diese Absorptionsstörung des Einfachzuckers (Monosaccharid) Fruktose scheint also von allgemeinem Interesse zu sein, und die Vermeidung eine Sisyphosarbeit, bezogen auf die Häufigkeit dieses Zuckers in unseren Lebensmitteln. Es ist hier vielleicht wichtig, darauf hinzuweisen, daß die Effekte von Person zu Person verschieden sind und nur beim Verzehr einer bestimmten

Menge (also z. B. einiger Gramm Zucker usw.) auftreten. Denn während bei der vorher beschriebenen Histamin-Unverträglichkeit ein Botenstoff betroffen ist, so daß bereits kleinste Spuren eine große unangenehme Wirkung zeigen können, handelt es sich bei der Fruchtzucker-Störung um eine Stoffwechselentgleisung, weshalb die beschriebenen Beschwerden erst auftreten, wenn die individuelle Schranke überschritten ist. Die gute Nachricht ist also, daß auf den maßvollen Genuß von Obst oder Süßem nicht verzichtet werden muß, solange man seine Grenzen kennt.

Bekannt ist, daß eine Aufnahmestörung vorliegt: die sogenannten Glukosetransporter-Pumpen arbeiten nicht richtig oder sind blockiert. Der gleichzeitige Verzehr von Traubenzucker mildert die Beschwerden, die Aufnahme größerer Mengen eines Zuckeralkohols, wie Sorbitol (ein Zuckerersatz), verschlimmert sie. Wo Sorbitol nur in winzigen Spuren verwendet wird, z. B. als Tablettenhilfsstoff in Medikamenten, ist hingegen nicht mit einer Unverträglichkeitsreaktion zu rechnen.

Vorsicht vor zuviel Sorbitol, das häufig in Diabetikerprodukten und zuckerfreien oder zahnschonenden Lebensmitteln enthalten ist. Sorbitol wirkt auch leicht abführend, daher aufgepaßt bei zuckerfreien Naschereien besonders bei Kleinkindern.

Darmsanierung – der Schlüssel zum Erfolg?

Da die Fruktoseaufnahmestörung (Fruktosemalabsorption) oftmals von einer Laktoseintoleranz überlagert wird, ist allgemein Vorsicht beim gleichzeitigen Verzehr von Süßspeisen und Früchten angesagt. Klarerweise muß die Spurensuche beim Zucker beginnen, danach kann man am besten durch eine Ausschlußdiät herausfinden, welche Lebensmittel belastend sind und welche gut vertragen werden. Da natürlich der gesamte Dick- und Teile des Dünndarms von einer Fehlbesiedelung (Dyssymbiose) gestört werden, scheint eine Darmsanierung (Symbioselenkung) angezeigt. Es versteht sich von selbst, daß diese durch den Arzt begleitet werden muß und erst begonnen werden darf, wenn die Fehlbesiedelungskeime in einer Differenzialdiagnose einwandfrei bestimmt worden sind.

Die Gesellschaft im Alten Tibet kannte keine Erkrankungen wegen übertriebenen Zuckerkonsums. Im Exil und im Westen ist das anders. Dennoch kennt die überlieferte Tibetische Medizin zahlreiche Heilpflanzen und Verfahren zur Bekämpfung von Darmfehlbesiedelungen. Dies mag verwundern. Diagnostisch ist aber nachgewiesen, daß der tibetische Arzt diese Organstörungen über die Pulsdiagnose beschreiben kann und im Kontext behandelt. Zusätzlich zu den Ernährungsmaßnahmen kann etwa durch Einsatz der tibetischen Verdauungsformel Padma Digestin die Arbeit des Darmes unterstützt werden.

Aus dem Wissensschatz Ägyptens stammt die Kenntnis zur Wirkung des **Schwarzkümmelöls.** Schwarzkümmel hat nichts mit Kümmel zu tun. Der Samen ist schwarz und wird zwar wie Kümmel zur Brotwürze verwendet, die Pflanze gehört aber zur Familie der Hahnenfußgewächse (Ranunculacae). Nigella nigra L., wie der Schwarzkümmel lateinisch heißt, gehört zu den größten Geschenken der Pflanzenwelt an den Menschen. Das daraus gewonnene Öl ist reich an ungesättigten Fettsäuren und Quelle von Omega-6-Fettsäuren. Zusätzlich enthalten die Samen Dihomolinolsäure, gesättigte Fette und ätherische Öle. Besonders den essentiellen ungesättigten Ölen des Schwarzkümmels sagt man eine hervorragende Wirkung bei Magen-Darm-Beschwerden nach und verwendet sie deshalb in Kombination mit Lebendbakterienkulturen zur Symbioselenkung. Neben der Abwehrstärkung bei Pollen und Stauballergie unterstützt Schwarzkümmelöl die Ausheilung von Akne- und Neurodermitis-Problemen.

Herb- und Bitterstoffe als wirksame Heilmittel

Der bewußte Verzehr von Herb- und Bitterstoffen als Bestandteil unserer Nahrung ist heute kein Thema, zu sehr haben wir uns in der westlichen Welt abhängig gemacht von den groben Geschmacksrichtungen süß, sauer und salzig. Die möglichen Kombinationen und damit auch heilenden Synergien aller Geschmackskomponenten süß-sauer-salzig-herb-bitter sind in unserer Welt verlorengegangen – zum Glück haben die tibetischen Mediziner dieses uralte Wissen für uns aufbewahrt.

Herb- und Bitterstoffe sind die Antwort der Pflanze auf Freßfeinde und stellen somit einen beachtlichen Standortvorteil der Pflanze dar. Den Menschen des Vorderen und Mittleren Orients war dies bekannt; sie nutzten Herb- und Bitterstoffe zur Erzeugung von Räucherwerk und Arzneien, womit neben der Ritualhandlung auch der Aspekt des Heilens sichtbar wird. Die moderne Wissenschaft bestätigt denn auch die heilende Wirkung des Weihrauchs bei entzündlichen Erkrankungen: der Weihrauch-Harzinhaltstoff Boswelliasäure wirkt bei Asthma, Rheuma, aber auch bei entzündlichen Darmerkrankungen.

In der tibetischen Ernährungslehre spielt, im Unterschied zur Ernährungslehre des Westens, der Geschmack eines Nahrungsmittels eine entscheidende Rolle für die biologische Funktion. Ausgehend von den sechs bekannten Geschmacksrichtungen, kann der tibetische Arzt eine Vorhersage machen, welche der drei Energiezustände, ›rLung‹, ›mKhrispa‹ oder ›Badkan‹, vom verwendeten Nahrungsmittel günstig oder ungünstig beeinflußt werden. Wenn Sie Ihren Konstitutionstyp kennen, können Sie gezielt jene Nahrungsmittel verwenden, die Sie stärken, und jene vermeiden, die Sie schwächen oder sogar krank machen.

Hier kann die Idee der tibetischen Geschmacksrichtungen nur angedeutet werden – tatsächlich ist es ein hochkomplexes Zusammenspiel verschiedenster Geschmäcker, die die Wirkung der tibetischen Rezepturen ausmachen. So sind die im folgenden dargestellten Geschmacksrichtungen natürlich mit einem ganzen Fächer der anderen Geschmacksrichtungen unterlegt. Eine tibetische Rezeptur ist also nicht nur einfach bitter, sie enthält immer auch saure und süße Komponenten – auf die richtige Mischung kommt es an.

Wirkung der Bitterstoffe

Der bittere Geschmack besitzt eine ausgeprägte Heilwirkung zur Entgiftung des Körpers. Er entsteht durch das Zusammenwirken der beiden Elemente Wasser und Luft, wobei der Bitterstoff im Nahrungsmittel die Energie ›mKhrispa‹ verringert, hingegen ›rLung‹ und ›Badkan‹ stärkt. Besonders interessant ist der Umstand, daß die positive Wirkung bitterer Lebensmittel und Arzneien lange anhält und somit einen echten Depotcharakter aufweist.

Die Wirkung ist biochemisch so zu verstehen, daß Bitterstoffe fast ausschließlich zur Gruppe der bereits erwähnten Polyphenole (Phenolcarbonsäuren und Flavonoide) gehören, einer Stoffgruppe, die ihrerseits Sauerstoffradikale einfängt und unschädlich macht sowie Entgiftungsenzyme des Körpers aktiviert.

Bitteres wirkt also gegen Parasiten ebenso wie gegen schädliche Nahrungsbestandteile und Umweltgifte, die den Organismus schädigen. Nach tibetischer Auffassung bekämpft Bitteres ein Übermaß an körpereigener Hitze, senkt Fieber und lindert Atemwegsbeschwerden. Bitteres fördert die Spiritualität, da es den Körper entgiftet, entkrampft und beruhigt, es vertreibt negative Gefühle, Versagensängste und Depressionen. Diesen Aspekt kann die moderne Forschung mittlerweile gut interpretieren. Bitterstoffe, wie etwa das Epi-Catechin des Kakaos oder des Grüntees, sind molekular gut analysiert. Ihre Hauptwirkung geht auf die Beeinflussung der Streßachse des Körpers sowie die Stimulation der Bildung des Glücksbotenstoffes Serotonin zurück.

Bitteres kann man nur selten überdosieren. Wenn jedoch ein

Zuviel vorherrscht, kann dies zu Kreislaufbeschwerden, Müdigkeit, Kopfschmerzen sowie unerwünschtem Gewichtsverlust führen.

Als bitter gelten diverse Salate (Radicchio, Chicoree, Endivien) und Gemüse sowie zahlreiche Kräuter-, Heil- und Nutzpflanzen.

Wirkung der Herbstoffe

Lebensmittel mit einem herben Geschmack besitzen die höchste Heilkraft und werden von Tibetern sehr verehrt. Hier wirken die Elemente Erde und Luft synergistisch zusammen. Zu hohes ›mKhrispa‹ kann durch den Verzehr von Herbstoffen verringert werden, jedoch werden ›rLung‹-Störungen verstärkt. Auf der Zunge läßt sich Bitteres leicht von Herbem unterscheiden. Herbes schmeckt zusammenziehend und pelzig, Bitteres hingegen erdig. Die Hauptwirkung des Herben liegt in der Fähigkeit, alle Körperprozesse zu verlangsamen. Eine heilende, entspannende und entkrampfende Wirkung hilft, Altes loszulassen und Unüberwindbares zu überwinden. Das Motiv des Freiwerdens und Loslassens begünstigt Spiritualität und religiöse Praxis.

Auch Herbes kann nur selten überdosiert werden, da der Organismus eine natürliche Barriere gegenüber einem übermäßigen Konsum aufbaut. Zuviel Herbes führt jedoch zur Weltverdrossenheit, Melancholie, Entrücktheit und nicht selten zur Depression. Als herb gelten die vordergründig süßen Bananen und Datteln, dann Quitten, Oliven, Muskatnuß sowie zahlreiche Kräuter und Heilpflanzen.

Die Frucht des tibetischen Medizinbuddhas Shakyamuni

Wie bereits angedeutet, spielen in der tibetischen Ernährungslehre sechs Geschmacksrichtungen eine bedeutende Rolle. Eine Frucht überragt dabei alle Arzneien und Nahrungsergänzungen: die **Myrobalane.** Sie wächst auf einem mittelgroßen Laubbaum in den sogenannten Fallaubwäldern Malaysias und Nordindiens. Das

Laub besteht aus wechselständigen, ovalen oder elliptischen Blättern. Auffallend sind die hängenden, 2–4 cm langen, meist elliptischen, schwarzen, orange-braunen oder gelben Früchte.

In den alten Medizinschriften werden mehrere Fruchtarten unterschieden: siegreiche, furchtlose, Nektar-, bereichernde, trokkene, kleine schwarze, goldfarbene und schnabelförmige Myrobalanen.

Die ›siegreiche‹ Myrobalane symbolisiert das vollkommene Heilmittel. Sie vereint neben den sechs Geschmacksrichtungen die acht Wirkkräfte, die drei Geschmacksrichtungen nach der Verdauung und die siebzehn Qualitäten und ist in der Lage, alle Krankheiten zu heilen. Nach der Überlieferung wächst diese Sorte nur bei Erscheinen eines Medizin-Buddhas. Sie ist wohl Sinnbild für die Sehnsucht des Menschen nach einer solchen Arznei.

Im Aussehen am nächsten kommt dieser Sorte die goldfarbene Myrobalane, da sie wie die siegreiche nackenförmig ist. Die heute wachsenden Sorten vereinen nur fünf Geschmacksrichtungen (salzig fehlt) und werden nicht bei allen Krankheiten verwendet.

Die furchtlose Myrobalane ist schwarz und länglich und wird bei Augenleiden empfohlen. Die Nektar-Myrobalane ist gelb, hat dickes Fleisch und verhilft Ausgezehrten zur Gewichtszunahme. Die bereichernde Myrobalane hat die Form einer Vase und wird bei Wunden empfohlen.

Die trockene Myrobalane hat dünnes Fleisch und viele Falten. Sie heilt ›mKhrispa‹-Störungen bei Kindern. Die schnabelförmige Myrobalane ist länglich und spitz und gilt als Abführmittel. Die kleine schwarze Myrobalane hat keine Samen und ähnelt in ihren medizinischen Eigenschaften der Nektar-Myrobalane.

Ganz allgemein wird den Myrobalanen eine verdauungsfördernde, entgiftende sowie lebensspendende, nährende und kräftigende Wirkung zugeschrieben. Als unterstützende Komponenten finden die Myrobalanen sich in sehr vielen tibetischen Kräuterrezepturen, besonders natürlich im Leber-Regulans.

Tibetische Kräutermischungen

Am Beginn steht die richtige Mischung. Die tibetische Überlieferung ist reich an verschiedenen Rezepturen. Sie alle zeichnen sich dadurch aus, daß sie eine Vielzahl von Bestandteilen enthalten, nämlich Kräuter, Blätter, Blüten, Früchte, Wurzeln und Mineralien.

Kundiges Fachpersonal beurteilt heute die jeweilige Mischung auf ihre Richtigkeit. Hier werden sowohl traditionelle, überlieferte Erkenntnisse als auch moderne Qualitätsaspekte und neueste Forschungsergebnisse mit einbezogen. Durch das freundliche Nebeneinander und das gegenseitige Ergänzen von altem und modernem Wissen wird unsere Gesundheit optimal unterstützt. Dieser Aufgabe hat sich die auf tibetische Kräutermischungen spezialisierte Schweizer Firma Padma AG in Schwerzenbach bei Zürich verschrieben.

Fürs erste haben die tibetischen Kräutermischungen eine für uns westliche Menschen ungewohnte Zusammensetzung. Zuerst fällt die Vielzahl der verwendeten Ingredienzien auf. Es finden sich bis zu 30 verschiedene Bestandteile in einer Teemischung.

Sämtliche dieser Rohstoffe sind in der Natur gereift. In ihrer natürlichen Umgebung haben die Pflanzen vielfältige Informationen aufgetankt, die wir durch den Genuß der Ingredienzen aufnehmen können. Um diese natürlichen Qualitäten zu bewahren, müssen die Gewürze, Kräuter und Früchte schonend weiterverarbeitet werden. Sie können nur in höchster Qualität ihre wohltuende Kraft ausüben.

Die einzelnen Rezepturen werden deshalb aus getrockneten Kräutern sorgfältig gemischt und verpackt. Bei alledem wird zügiges Arbeiten verlangt, um die Rohstoffe zu schonen. Dies kann nur in spezialisierten Betrieben geschehen, deren Personal auf die Verarbeitung von Kräutern geschult ist.

Selbstverständlich sollen keine unnötigen chemischen Zusätze verwendet werden. Chemische Aromastoffe, Geschmacksverstärker und ähnliches haben in einem Kräuterprodukt nichts verloren.

Die tibetischen Padma-Rezepturen bestehen aus einer Vielfalt verschiedener Pflanzen und Mineralstoffe. Dadurch ergeben sich hohe Anforderungen an die Sicherung der Qualität. Schon beim Einkauf muß auf die richtige Auswahl der Rohstoffe geachtet werden. Bei der Qualitätskontrolle zeigt sich schön das Ineinandergreifen von altem Wissen und moderner Technik: Zuerst werden die Kräuter nach Geschmack und Geruch beurteilt – diese Qualitätskontrolle kann auch die modernste Maschine nicht ersetzen. Durch moderne chemische Meßmethoden kann dann eine allfällige Belastung mit Schadstoffen erkannt werden. Nur eine sorgfältige Qualitätskontrolle stellt sicher, daß ausgesuchte, unbelastete Pflanzenteile verarbeitet werden.

Geschmack wird über ca. 10 000 Geschmackszellen auf der menschlichen Zunge wahrgenommen. Auf der Zunge eines Kindes liegen diese Stellen dichter beieinander als bei Erwachsenen, so daß mit fortschreitendem Alter mehr Gehalt notwendig ist, um dieselbe Empfindungsintensität zu erzielen.

Die Geruchsorgane reagieren viel empfindlicher und können unvergleichlich viel mehr verschiedene Qualitäten erkennen als die Geschmacksorgane. Die Sinneszellen sind in der Nasenschleimhaut so angelegt, daß sie direkt mit der eingeatmeten Luft in Kontakt kommen. Neuere Forschungsergebnisse zeigen, daß der Geruchssinn ohne Umwege mit unserer Schaltzentrale, dem Großhirn, verbunden ist. Verschiedene Aromastoffe können so etwa die Aufmerksamkeit stimulieren, Entspannung hervorrufen oder die geistige Beweglichkeit fördern. Umgekehrt werden Geruchs- und Geschmackssinn durch Zustandsänderungen des Organismus wie Erschöpfung, Müdigkeit oder Krankheiten in ihrer Funktion verändert. Sie spiegeln den Zustand des Körpers wider.

Aqua Vitae – Wasser des Lebens

In allen Kulturen ist Wasser ein Stoff höchster Verehrung. Die Geheimnisse der Wirkung zu beschreiben hat schon Paracelsus beschäftigt, denn auch er vermutete verborgene Kräfte im Wasser. Im Ayurveda der Inder spielt Wasser als eines der vier Elemente des Kosmos eine ebenso bedeutende Rolle wie in der Fünf-Elementen-Lehre der Chinesischen und der Tibetischen Medizin.

Erstaunlich ist, daß aufgrund der theoretischen biophysikalischen Stoffeigenschaften des Wassermoleküls völlig andere Struktur-Funktionseigenschaften des flüssigen Wassers zu erwarten wären, als wir antreffen.

Eine der bekanntesten Anomalien des Wassers ist die Zunahme der Dichte beim Schmelzen des Eises. Bekanntlich ist die Dichte des Wassers bei 4 °C am größten. Wasser dehnt sich beim Gefrieren bis zu 10% aus. Diese Eigenschaft besitzen neben Wasser nur noch die Metalle Gallium und Wismut. Im gefrorenen Zustand bilden Wassermoleküle ein weitmaschiges, mit zahlreichen Hohlräumen durchsetztes Kristallgitter, welches einen größeren Raumbedarf als die Einzelmoleküle aufweist. Für die Natur ist diese Anomalie des Wassers ein Segen, der verhindert, daß ein Gewässer bis auf den Grund zufriert und damit alles Leben vernichtet: Das kältere leichte Wasser ›schwebt‹ auf dem 4 °C kühlen Wasser und kann gefrieren. Die entstandene Eisschicht bildet einen wirksamen Kälteschutz für das Wasser darunter.

Der Verwandlungskünstler hat noch andere Tricks auf Lager. Wasser besitzt eine schier unglaublich hohe Oberflächenspannung. Diese stellt eine Grundvoraussetzung für den Transport von Wasser in Kapillaren gegen die Schwerkraft dar und ist wohl bei Pflanze und Mensch gleichermaßen wichtig. Sie läßt sich besonders eindrücklich bei der Bildung eines Tautropfens in der Natur beobachten. Übertroffen wird diese Eigenschaft nur von Quecksilber.

Für unseren Organismus von großer Bedeutung ist die enorme Verdampfungswärme von Wasser. Sie stellt ein universelles Kühlsystem dar und ist ein weiterer wichtiger Schutzvorgang zur Verminderung einer drohenden Überhitzung des Organismus.

Chronischer Wassermangel

Die westliche Welt besitzt trinkbares Wasser im Überfluß – und dennoch leiden wir Mangel an diesem Lebenselixier. Wie läßt sich dieser Widerspruch erklären? Um dieses Paradoxon zu verstehen, müssen wir mit einer allgemein verständlichen Bilanz im Wasserhaushalt des Menschen beginnen.

Ein Mitteleuropäer mit einer durchschnittlichen Lebenserwartung von 75 Jahren trinkt während seines Lebens ca. 45 000 Liter Wasser (Annahme: 2,5 Liter pro Tag; die ersten 15 Lebensjahre nicht mitgerechnet). Zusätzlich entnimmt er der festen Nahrung ca. 25 000 Liter und gewinnt bei der Verbrennung von Nährstoffen (Oxidation) in den Körperzellen ca. 8000 Liter Wasser. Die verfügbare Wassermenge in dieser Lebensspanne schlägt also mit etwa 78 000 Liter zu Buche. Demgegenüber steht ein mittlerer Wasserverbrauch von etwa 70 000 Liter. Die verbleibende Reserve von etwa 8000 Liter pro Lebensspanne scheint mehr als ausreichend. Das Problem liegt jedoch in der Nichtlinearität unseres Rechenbeispiels und im Umstand, daß dieses nur eine grobe Abschätzung der Menge darstellt und individuell von zusätzlichen Flüssigkeitsverlusten wie Milchabsonderung, Blutverlust, Durchfallerkrankungen sowie starkem Schwitzen mit beeinflußt wird. Reduziert der Mensch seine Trinkmenge um lediglich 0,5 Liter pro Tag, fehlen dem Körper, auf die gesamte Lebensspanne bezogen, bereits ca. 14 000 Liter, also beinahe ein Viertel der lebensnotwendigen Flüssigkeit. Da unser Körper zu ungefähr 75% aus Wasser besteht – unsere Gehirnzellen sogar aus bis zu 90% –, ist dies ein Manko, das wir mit zunehmenden Alter möglicherweise mit schweren Stoffwechselentgleisungen bezahlen müssen.

Trinken Sie Ihrer Körpergröße und Ihrem Gewicht entsprechend, aber mindestens 2 Liter abgekochtes warmes Wasser täglich. Man verspürt nicht immer Durst, auch wenn man zuwenig getrunken hat.

Verschärft wird die Fehlbilanz durch einen Überkonsum an wasserraubenden Flüssigkeiten wie Kaffee, Soft-Drinks und einen übermäßigen Verzehr von tierischem Eiweiß. Dieses belastet die negative Wasserbilanz weiter und erhöht die Wasserknappheit im Organismus.

Eine Abnahme der essentiellen Flüssigkeit ist immer gesundheitsschädlich und begünstigt schnelleres Altern. Wasser ist am gesamten Haushaltsplan des Organismus beteiligt. Von der Wärmeisolation über den Elektrolythaushalt und die Reizweiterleitung bis zum Säure-Basen-Gleichgewicht ist alles fest in der Hand des Wassers. Wassermangel hat fatale Folgen und zeigt sich durch subtile Signale wie Unruhe, Müdigkeit, Durstgefühl, Mundtrokkenheit, Konzentrationsschwäche bis hin zu chronisch-degenerativen Stoffwechselerkrankungen.

Was rettet uns zunächst vor dem plötzlichen Wassermangelkollaps?

Wie bereits erwähnt ist es das Wasserbotensystem des Körpers. Die Evolution hat uns dazu ein Wasserrückhalte- und -umverteilungsprogramm vererbt. Dieses System basiert im wesentlichen auf einem ausgeklügelten Zusammenspiel von Durstsignalgebern, wie etwa dem Botenstoff Histamin, und dem Wasserrückhaltehormon ADH (Anti-diuretisches Hormon).

Ein Krisenmanagement ist also eingerichtet. Leider überhören wir jedoch Signale der beginnenden Krise. Wir haben z. B. gelernt, saures Aufstoßen und Magenbrennen mit Säureblockern zu mildern. Oftmals werden – ohne ausreichende Befunde – solche säureneutralisierende Medikamente (Antazida) gemeinsam mit Stoffen, welche die Histaminausschüttung (Antihistaminika) hemmen, eingenommen – eine Symptombehandlung ohne Aussicht auf Erfolg. Zahlreiche dieser Medikamente hemmen unglücklicherweise ein Rezeptorsystem für den Wassermangelbotenstoff Histamin. Das Gehirn kann somit nicht mehr ausreichend über den Wassermangel in der Magenschleimhaut informiert werden. Die Neutralisation zu hoher Salzsäurekonzentration unterbleibt, ein Systemschaden in Form einer Verätzung der Schleimhaut ist die Folge.

Wasser wirkt

Unser gesamter Organismus stellt eine eigenständige Lebensform dar, die – fein reguliert – alle ankommende Signale der Außenwelt aufnehmen und dem Organismus zugänglich machen kann. Wir reagieren auf Licht, elektromagnetische Feldänderungen, ionisierende Strahlung, auf Düfte und Gerüche, Berührung und die Inhaltsstoffe der Nahrung, auf Arzneien, aber auch auf den Mangel von Wasser. Da wir biologisch betrachtet Feuchtewesen sind, in denen zigtausende Stoffe gelöst vorliegen, wird klar, daß in uns der Geist des Wassers lebt. Alle Transportsysteme des Organismus basieren auf Flüssigkeiten, wie etwa Blut, Lymphe, Urin und Körpersekrete, deren Grundkomponente das Wasser darstellt. Wir versenden in diesem Medium in feinmaschigen Leitungssystemen mit Hilfe von Hormonen, Botenstoffen der Nervenzellen, zellulären Botenstoffen, Ionen und gelösten Proteinen Informationen durch den gesamten Körper. Wir können über die Wasserstraßen Stoffwechselvorgänge beschleunigen oder drosseln, den Pulsschlag erhöhen oder beruhigen, Adrenalin und Kortison produzieren oder andere, weit komplexere Vorgänge der neuronalen Signalweiterleitung steuern. Ein wäßriges Milieu transportiert die Informationen in optimaler Geschwindigkeit und bildet somit das bestmögliche Transportfluidum für die Signale des Lebens.

Informationsweitergabe

Kein anderes Thema der modernen Naturwissenschaft wurde so kontrovers in der breiten Öffentlichkeit diskutiert wie die Annahme, daß Wasser Träger subtiler, feinstofflicher Information sein könnte, die den Organismus steuert, ja unsere Existenz geradezu erst ermöglicht.

Als im Jahre 1988 ein Beitrag vom französischen Immunologen Prof. Jacques Benveniste (Inserm Institut, Paris-Süd) im renommierten Wissenschaftsmagazin *Nature* erschien, konnte weder er noch die gesamte Wissenschaftsgemeinschaft die heftige Reaktion voraussehen, die dieser Veröffentlichung folgen sollte. Dr. Benveniste untersuchte gemeinsam mit Kollegen in Israel, Kanada und Italien in langjährigen Versuchsreihen die Immunreaktion von weißen Blutzellen, die an ihrer Oberfläche Immunglobuline der Klasse IgE tragen (körpereigene Eiweißstoffe, die für die Infektabwehr zuständig sind). Bringt man diese Blutzellen mit einem Serum in Kontakt, in dem sich Antikörper gegen das Immunglobulin IgE befinden, kommt es zu einer heftigen Abwehrreaktion. Sensationell war der Umstand, daß die Antikörperlösung selbst bei einer astronomischen Verdünnung von 1×10^{120} mit Wasser, bei welcher eigentlich kein einziges Molekül mehr im Wasser enthalten sein sollte, eine nachweisbare Wirkung auf die weißen Blutzellen zeigte. Diese Resultate bewiesen Benvenistes Meinung nach, daß Wasser die ›Erinnerung‹ an Substanzen bewahren kann, die einmal in ihm gelöst waren.

Ein Sturm der Entrüstung war die Folge. Ein in der Geschichte beispielloser Machtkampf zwischen den Befürwortern und Gegnern der Informationsträgertheorie von Wasser führte zum Rückzug der Arbeit durch *Nature* mit dem Vorwurf der absichtlichen Verfälschung von Wissenschaftsdaten. Die Arbeiten der Kollegen um Benviste zeigten in der Tat einige Mängel, die sie streng wissenschaftlich betrachtet angreifbar machten, sie aber keineswegs widerlegten.

Bereits der britische Forscher Dr. William Ernest Boyd (1891–1955) hatte 50 Jahre zuvor ähnliche Effekte mit Verdünnungen von Quecksilberchlorid dokumentieren können, und vor 200 Jahren hatte der deutsche Arzt Samuel Hahnemann (1755–1843), der Vater der Homöopathie, von ähnlichen Überlegungen ausgehend, seine Wissenschaftslehre der Potenzierung des Informationsgehaltes durch kontinuierliche Verdünnung und Verschüttelung von Wirkstofflösungen begründet.

Es spricht also einiges für die Theorie des Wassers als Informationsträger in unserem Organismus. Auf jeden Fall ist ohne Wasser biologisches Leben unmöglich, und somit wird jeder Informationsgehalt durch das wäßrige Milieu erst möglich. Speziell die Elektrolyte, d. h. die Körperflüssigkeiten und hier vor allem das Blut, sind in diesem Zusammenhang interessant. Elektrolyte stellen Ionen, das sind elektrisch geladene Teilchen, zur Verfügung, beeinflussen damit die elektrischen Eigenschaften der Zelle und steuern zudem die Löslichkeit anderer Partikel. Man könnte daher sagen, die Elektrolyte stellen das elektrische Gedächtnis der Zelle dar. Für das Wechselspiel mit Makromolekülen und anderen Zellstrukturen benötigen Elektrolyte wiederum die wäßrige Umgebung der Zelle.

Alle diese wichtigen Charakteristika des Wassers lassen sich auf seine Eigenschaft als elektrischer Dipol (»Doppel-Pol«) zurückführen: das Sauerstoffende ist elektrisch negativ, die beiden Wasserstoffenden sind elektrisch positiv geladen. Diese kleine geometrische Veränderung hat ungeahnte Stoffeigenschaften zur Folge, etwa wird dadurch erst die Ausrichtung der Wassermoleküle im elektrischen Feld (Polarisierung) möglich.

Wasserersatzgetränke – Der Beginn der Krise?

Tragischerweise hat der Mensch irgendwann begonnen, dem Wasser alle möglichen Substanzen zuzumischen, und damit den Eindruck verstärkt, daß ›leeres‹ Wasser wertlos sei.

Ein Teufelskreis war die Folge. Eine Verbindung wie Wasser, deren Hauptaufgabe es ist, alle Stoffe für den Körper verfügbar zu machen, verliert natürlich ihre Funktion als Lösungsmittel, wenn sie bereits mit Zuckerlösungen, künstlichen Süßstoffen und Koffein überfrachtet im Körper ankommt. Ein Schrei des Organismus nach Wasser ist die Folge. Der Prozeß der Entgiftung über Leber und Niere kommt zum Erliegen. Ablagerungen von Harnsäure und Schadstoffen können die Gelenke nachhaltig schädigen. Da Knorpeloberflächen zum Schutz vor Reibungsschäden wassergetränkte Schwämme darstellen, führen ›Trockenperioden‹ zwangsläufig zu nachhaltigen Schäden bis hin zu schmerzhafter rheumatoider Arthritis. Die ausgetrocknete Magenschleimhaut antwortet mit schmerzhaften Entzündungen, der Zwölffingerdarm mit Geschwüren, der gesamte Verdauungstrakt leidet unter der Ansammlung von Schlacken und Giften, die nicht ausreichend abtransportiert werden.

Ein Paradigmenwechsel ist schleunigst nötig: Reines Wasser ist wertvoll, die Zusatzstoffe machen es wert- und energielos für unsere Körperfunktionen. Wir sollten das gesunde Verlangen nach reinem Wasser wieder erwerben und damit beginnen, mehr und bewußter reines Wasser zu trinken. Zur Kohlensäure sei noch angemerkt, daß sie im Körper keine gesundheitsförderliche Funktion hat. Ein Stoff wie die Kohlensäure, die Keime abtöten kann, erfüllt eine Funktion als ›Haltbarmacher‹ und täuscht Frische und Urkraft nur vor.

Das leichteste Wasser Europas

Gewaltige 900 Kubikkilometer Wasser schwingen im Rhythmus der pulsierenden Erde und sind ständig im Kreislauf der Übergangszustände. Flüssig-gasfömig-flüssig, das ist die Formel des Lebens. Schwingen, übertragen, informieren ist seit Urzeiten die Arbeit des Wassers. Dennoch nehmen wir diese Zustandsveränderungen des Wassers nur selten bewußt wahr, zu sehr sind wir abgeschnitten von der Urkraft der Elemente. Erst wenn die chronische Schmerzkrise droht, der Brunnen versiegt, hohe Nitratwerte die Gefahr, an Krebs zu erkranken, vergrößern oder zu hohe Keimzahlen im Wasser den Menschen erschrecken, beschäftigen wir uns mit dem Rhythmus des Wassers. Dann wird uns für Augenblicke bewußt, daß Wasser nur an bevorzugten Stellen der Erde als artesischer Brunnen an die Erdoberfläche kommt oder aus einer kleinen Gesteinsspalte aus der Erde gepreßt wird.

Kraftorte mit heilenden Quellen sind in vielen Teilen der Erde und zu allen Zeiten beschrieben worden. So gibt es Aufzeichnungen, daß die Sumerer in Mesopotamien ihre heiligen Tempel und Zikkurate (Stufentempel) neben mit Tonringen gefaßten Brunnen errichteten, aus denen heiliges Wasser hervorsprudelte.

Der dem Menschen wohlgesonnene Gott Ea, der Gott der unergründlichen Wassertiefen und der unendlichen Weisheit, wurde von den Unani-Ärzten Mesopotamiens als ihr Ahnherr angesehen und verehrt. Ea gab den Ärzten auch die Botschaft des Wassers mit und ermächtigte die Ärzte, mit diesem köstlichen Naß zu heilen. Ein berührender Gedanke, der auch die Tibetische Medizin nachhaltig inspiriert hat.

Hier sei deshalb ein für meine Arbeit wichtiges Heilwasser vorgestellt: Lauretana, das ›leichteste‹ Wasser Europas. Es kommt am Abhang des Monte-Rosa-Massivs als artesischer Brunnen an die Erdoberfläche und besitzt einen hohen Anteil an juvenilem Wasser (Wasser, das noch nie zuvor das Sonnenlicht erblickt hat). Spricht man mit Menschen, die das Heilwasser aus dem Piemont trinken, so wird man immer auf den Umstand aufmerksam gemacht, daß die besondere Wirkkraft durch die ›rechtsdrehende‹ Qualität dieses Leichtwassers zustande kommt. Was aber ist rechtsdrehendes Wasser?

Die Begriffe ›rechtsdrehend‹ bzw. ›linksdrehend‹ spielen in der radiästhetischen Forschung eine große Rolle. Spricht der Radiästhet von rechtszirkulärer Radialkraft des Wassers, meint er, daß das Wasser energiebeladen, belebt und kräftigend wirkt. Hingegen beurteilt er Wasser mit linkszirkulärer Radialkraft als energetisch kraftlos, degeneriert, zerstört und attestiert einen negativen Einfluß auf verschiedene biologische Systeme. Wasser liegt jedoch immer in einer gemischten Zirkularität vor und relativiert somit die Einzelqualitätsbeurteilung.

In zahlreichen anderen Medizinalsystemen gibt es Entsprechungen für eine Rechts-/Linkspolarität. So berichtet die Tibetische Medizin von der fließenden Energie ›rLung‹, die als rechts-/linkszirkuläre Radialkraft verstanden werden kann. Der tibetische Arzt spricht von der Lebensenergie, die alle bewegenden Komponenten des Organismus steuert. So findet sich ›rLung‹ in den Kapillaren der Lunge ebenso wie als feinstoffliche Energie in der Peristaltik des Verdauungstraktes. Im Prozeß des Sterbens sammelt sich die gespeicherte potentielle ›rLung‹-Energie im Herzchakra, dem Zentrum der kosmischen Lebensenergie, um kurz vor der Verschmelzung mit dem dunklen Zwischenreich den Zyklus der Wiedergeburt aufzuheben.

Die Traditionelle Chinesische Medizin spricht in diesem Zusammenhang von der Yin-Yang-Achse. Rechtszirkuläre Kräfte entsprechen dem Begriff Yang, linkszirkuläre dem Begriff Yin. All diesen Begriffen gemeinsam ist, daß sie feinstoffliche Kräfte als Basis für bioenergetische Signalweiterleitung mit Informationscharakter ansehen.

Biochemiker kennen die Begriffe ›rechts‹- bzw. ›linksdrehend‹ ebenfalls. Die rechtsdrehende Milchsäure, Rechtsmilchsäure genannt, kommt auch in unserem Körper vor. Beim Muskelkater hat sie sich in der Muskulatur eingelagert und muß erst wieder entfernt werden. Der Mangel an rechtsdrehender Milchsäure in der Nahrung führt zu einem Versagen der Zellatmung, zum Zuckerabbau mit Gärung und zur Bildung von Milchsäure im Gewebe.

In Analogie zur Rechts-Links-Zirkularität kann man also ableiten, daß rechtzirkulierendes Wasser die Fähigkeit besitzen sollte, linkszirkulierende Gift- und Schadstoffe zu binden und unschädlich zu machen. Ein wahrhaft heilbringender Vorgang, der den Körper unterstützt, alle Schlacken und Ausscheidungsprodukte, welche die Leber, der Darm und die Niere festhalten, zu entsorgen. Die Fähigkeit, ausschwemmend zu wirken, also nachhaltig Schadstoffe und unerwünschte Stoffwechselprodukte aus dem Organismus abzuleiten, wird auch vom Mineralgehalt des Quellwassers bestimmt. Zeigt das Wasser einen hohen Mineralgehalt, ist die Fähigkeit des osmotischen Ausgleichs – der Beladung mit körpereigenen Mineral-, Schad- und Giftstoffen – gering. Nur mineralarmes Wasser kann als vollwertiges biologisches Trägermedium fungieren.

Auch wenn man den letzten wissenschaftlichen Beweis über die Wirkung von rechtsdrehendem Wasser schuldig bleiben muß, sollte doch der Respekt diesem elementaren, heilenden Phänomenen gegenüber ausreichen, einen Schutz für diese Wasserheiligtümer aufzubauen. Zu rasch wird die gesamte Weltbevölkerung Mangel an heilendem Wasser leiden. Tiefbrunnenbohrungen und die Wasserqualität ermüdende Rohrsysteme können diese heilende Wasserqualität nicht erzeugen, und die Wiederaufbereitung verschmutzen Flußwassers gaukelt die Eigenschaften gesundheitsförderlichen Wassers nur vor.

Ratgeber der Tibetischen Medizin

In der tibetischen Gesellschaft spielt reines Wasser eine beachtliche Rolle. Der Tibeter spricht sogar davon, daß in den Wandlungsphasen des Wassers die allumfassende Lebenskraft wohnt, die alle kosmischen Strukturen beinhaltet und reguliert. Besonders interessant ist der Umstand, daß die einzige heilbringende Darreichungsform für den Menschen abgekochtes, warmes Wasser ist. Nicht das Keimfreimachen steht hier im Vordergrund, sondern eine energetische Potenzierung ist gewünscht. Im warmen Wasser sieht der Tibeter den Rhythmus des Kosmos in vollendeter Resonanz mit dem Menschen. Es wird überliefert, daß heißes Wasser die erste Medizin der Menschen war. Abgekochtes, warmes Wasser verstärkt die Wirkung der Pflanzeninhaltstoffe und kommt rechtszirkulärem Wasser gleich. Wasser in dieser Form transportiert zielgerichtet alle Stoffe zum Wirkort, nimmt Schadstoffe effizienter auf und leitet sie aus, ohne die Niere zu schädigen.

Die Niere – Schwester der Leber

Die Wandlungsphasen des Wassers sind untrennbar mit der »Schwester der Leber«, der Niere, verbunden. Sie ist der elementare Motor für die Bereitstellung und Speicherung des Harns, unterstützt die Milz und hilft, feinste Wasserpartikel in den Alveolenbaum der Lunge zu transportieren. Der feinstoffliche Integrator dieser Nierenfunktion ist der sogenannte Dreifacherwärmer.

Ebenso kontrolliert die Niere die Funktion des Harnleiters und die Harnblase. Das Trinken von rechtsdrehendem Heilwasser, wie Lauretana, unterstützt die Funktion der Niere, schwächt chronisch-entzündliche Prozesse von Harnwegsinfektionen ab und leitet Bakterientoxine und schädliche Stoffwechselprodukte der Mikroorganismen aus.

›A ru‹ – eine tibetische Rezeptur zur Stärkung der Nierenfunktion

Denaturierte Nahrung sowie durch ungeeignete Erhitzungsarten wie Mikrowelle energetisch geschwächte Nahrung schwächen die Niere. Funktionsstörungen und Entzündungsanfälligkeit sind die Folge. ›A ru‹, die Harnwegsformel, wirkt harntreibend und harmonisiert etwaig gestörte Wandlungsphasen des Wassers. Es wirkt jedoch auch keimtötend und desinfiziert Harnleiter und Harnblase auf sanfte, aber nachhaltige Art und Weise. Da die Niere auch den Gehörgang öffnet und Knochen und Haarwuchs kontrolliert, wirkt ›A ru‹ ebenfalls harmonisierend auf Tinnitus-Beschwerden und bremst Haarausfall.

An dieser Stelle möchte ich kurz ein Erlebnis meines Mannes ansprechen, der in seiner Jugend, bedingt durch einen Sportunfall als Fußballtormann, Probleme mit den Frontzähnen hatte, die durch einen Fußtritt arg in Mitleidenschaft gezogen worden waren. Die dabei aufgetretenen Schmerzen in der Wirbelsäule wurden als traumatischer Schlag und Begleiterscheinung des Unfalls gewertet und nicht weiter behandelt. Beinahe vier Jahrzehnte später sind diese Schmerzen wieder aufgetreten. Was war passiert?

Die Vorbereitung einer Überkronung machte einen zahnchirurgischen Eingriff notwendig. Der Zahnarzt schickte meinen Mann mit einem provisorischen Zahnersatz in ein verlängertes Wochenende und meinte, wenn Schmerzen im Oberkiefer auftreten, sei dies in Anbetracht der großen Wunde normal. Innerlich bereits darauf vorbereitet, wartete er das Nachlassen der Betäubung ab und rechnete mit dem Schlimmsten. Nichts geschah, bis am 4. Tag, ohne vorherige Anzeichen, spasmisch wiederkehrende Verspannungsschmerzen im Bereich der Lendenwirbelsäule auftraten, wie sie für einen Bandscheibenvorfall typisch sind. Vorerst waren wir ratlos.

Erst eine energetische Behandlung brachte Klärung. Der Nierenmeridian war durch die chirurgische Zahnbehandlung arg in Mitleidenschaft gezogen worden. Der Mangel an Nieren-Energie zeigte sich durch die enorme Schmerzempfindlichkeit in der Lendenwirbelsäule. Eine kinesiologische Sitzung mit nachfolgender Stärkung des Nierenmeridians brachte Linderung. Kombiniert mit dem Trinken des Heilwassers Lauretana sowie durch die tägliche Einnahme von 4 Tabletten ›A ru‹ war er innerhalb von drei Tagen vollkommen von dieser Befindlichkeitsstörung befreit.

Mentales Heilen, der tibetische Weg

»Gott schläft im Stein« – Verschmelzung des Göttlichen mit dem Irdischen

Die Kunst des mentalen Heilens ist ein Prozeß jenseits der sinnlichen Wahrnehmung und Kausalzusammenhänge wissenschaftlicher Erkenntnisse. Ein tibetisches Sprichwort erweitert diesen Denkansatz noch um die Dimension der alles mit allem vernetzenden Welt.

»Gott schläft im Stein, atmet in der Pflanze, träumt im Tier und erwacht im Menschen«, mit dieser einfachen Weltanschauung gibt der Tibeter ein Zeugnis von seiner Sichtweise der Verschmelzung des Göttlichen mit dem Irdischen, des Makrokosmos mit dem Mikrokosmos.

Heilung durch Hingabe

Nach dem Ursprung der Welt und der Schöpfungsgeschichte zu fragen, war in archaisch-animistischen Gesellschaften immer den Weisen, Medizinmännern, Curanderos, Magiern und Schamanen vorbehalten. Durch Visionen und in Trance traten sie in direkten Kontakt mit der Welt der Dämonen, Wesenheiten und Götter und gewannen dadurch Einblick in die großen, kosmischen Zusammenhänge. Eine Gesellschaft, die ein solch dämonisch-götterverehrendes Weltbild entwickelte, legte traditionellerweise auch die Kunst des Heilens in die Hände außergewöhnlicher Menschen, denen es vorbehalten war, im Kontakt mit den Wesenheiten des Universums den Prozeß der Heilung einzuleiten.

Starke Wurzeln des mentalen Heilens gibt es auch bei uns. Die stärkste Ausprägung findet sich in Großbritannien. Ermöglicht durch die lange Präsenz in Überseekolonien Süd- und Ostasiens sowie in Afrika, haben sich dort bereits vor 200 Jahren mentale Heilverfahren aus China, Myanmar, Tibet, Thailand, Ost- und Zentralafrika etabliert und, mit eigens dazu passenden philosophischen Denkmodellen, ein verdichtetes Bild des mentalen Heilens in der Gesellschaft hinterlassen. Bereits zum Ende des 19. Jahrhunderts entstand dort die Differenzierung in Sensitivität (psychic faculties), Medialität (mediumship) und Spiritual- bzw. Mentalheilung (spiritual healing) und lieferte so den Grundstein für den Prozeß des Heilens durch Demut und Gebet, die heilende Kraft (The Healing Power) westlicher Prägung.

Mentale Selbstheilung fußt auf der Erkenntnis der Ursachen

Buddha Shakyamuni, der Buddha der Medizin, spricht in der Zweiten Edlen Wahrheit davon, daß der Ursprung des Leidens im unvollendeten Verständnis für die Bedingungen und Auslösefaktoren liegt, denen wir als Menschen im lebenslangen Zyklus zwischen Leiden und Glück unterworfen sind. Der Tibetischen Medizin zufolge kann auch die Heilung von Krankheiten erst beginnen, wenn wir die Ursachen der Krankheit vollständig begriffen, also mental erfaßt haben.

Ein kühner Gedanke, der Viren, Bakterien und Pilze als Auslöser zahlreicher Krankheiten in einem anderen Licht erscheinen läßt, sie gleichsam in die Welt der Emotionen herein nimmt. Steht somit vor der Infektion des Körpers mit schädlichen Mikroorganismen die Infektion der Seele durch die Seinsgifte? Machen Gier, Haß und Verblendung erst empfänglich für den Angriff der Mikroben?

Der Pulsschlag wird zu einer feinstofflichen Energieschwingung im Lymphe-, Blut- und Nervensystem des Menschen, der dem kundigen tibetischen Arzt die Möglichkeit gibt, den Gesundheitszustand und die Lebenskraft zu beschreiben sowie die verbleibende Lebensspanne zu beurteilen. Einem der letzten großen Meister dieser Technik bin ich noch zu Lebzeiten in Dharamsala (McLoad Ganj), dem Sitz der tibetischen Exilregierung in Nordindien, begegnet. Dr. Tenzin Choedrak, der Leibarzt S. H. des XIV. Dalai Lama, konnte nach der Machtübernahme in Tibet durch die Rote Armee 1959 nicht sofort ins indische Exil flüchten. Fast zwei Jahrzehnte verbrachte er in einem berüchtigten chinesischen Konzentrationslager. Diesem Menschen, der aktives Mitgefühl, Demut und religiöse Stärke ausstrahlte, durfte ich Jahre später gegenübersitzen. Vorsichtig nahm er mit seiner rechten Hand mein linkes Handgelenk und begann mit dem Abtasten der Pulsqualitäten. In völliger Ruhe, mit geschlossenen Augen, ein Mantra (rosenkranzähnliche Gebetsformel) murmelnd, tastete er mit drei Fingern auf meiner Speichenschlagader meine Pulse und hörte hinein in den Fluß meiner Lebensenergien. Er maß die Pulsfrequenz anhand seines eigenen Atems.

Mittels der Pulsdiagnose tastet der tibetische Arzt mit den Fingern seiner linken Hand die Pulse der inneren Organe am rechten Handgelenk eines Patienten und beurteilt bei dieser Pulsdiagnose mit dem Zeigefinger Lunge und Dickdarm bei einem Mann, Herz und Dickdarm bei einer Frau, mit dem Mittelfinger Leber und Gallenblase, mit dem Ringfinger rechte Niere und Harnblase. Die Organpulse am linken Handgelenk werden bei einem Mann mit der rechten Hand getastet, und zwar mit dem Zeigefinger Herz und Dünndarm bei einem Mann, Lunge und Dünndarm bei einer Frau, mit dem Mittelfinger Milz und Magen, mit dem Ringfinger linke Niere und Hoden bzw. Gebärmutter.

Die Assistentin begann mit der Übersetzung seiner Beurteilung ins Englische: Er sei mit meinem Gesundheitszustand sehr zufrieden, ermahne mich aber, keine kalten Getränke zu mir zu nehmen, Süßspeisen zu meiden und meinen Fettkonsum etwas einzuschränken. Noch nie hatte ein westlicher Arzt ähnliches zu mir gesagt. Etwas unsicher geworden, bat ich die junge Tibeterin, Dr. Choedrak zu fragen, ob ihm die Pulsdiagnose auch meinen bevorstehenden Tod anzeigen könnte. Mit ernster Miene gab er mir zu verstehen, daß eine solche Botschaft gut vorbereitet gehöre und der Patient nicht unumwunden damit konfrontiert werden dürfe. Zu leicht könne ein fehlender Puls falsch interpretiert werden. Lächelnd fügte er hinzu, in meinem Falle gebe es aber keine Notwendigkeit, diese Pulsart zu bestimmen.

Heilung durch Hitze – ›gTummo-Meditation‹

Die ›gTummo-Meditation der Inneren Hitze‹ nennt sich ein paranormales Yogaphänomen, das auch von der modernen Neurobiologie und Biochemie untersucht wurde. Die islamische Mystik spricht vom Brennen im Geist Allahs, die christliche Mythologie vom Feuer der Liebe. Marpa, der Lehrmeister Milarepas, war der erste in einer langen Reihe von ›gTummo‹-Praktikern, die in der tibetischen Geschichte erwähnt werden.

In dieser Yogapraxis versucht der Novize, seine Körpertemperatur um beinahe acht Grad anzuheben, um in diesem Inneren Feuer alle Sünden zu verbrennen und Heilung zu erlangen. Zellphysiologisch und biochemisch betrachtet ist diese Entkopplung des Vegetativums beinahe übernatürlich. Es fällt jedoch auf, daß der Novize eine Yogatechnik erlernt hat, die ihm die Hypothalamus-Hippocampus-Hypophysen-Achse nutzbar macht, ohne Streß- und Depressionssymptome zu zeigen. Interessant ist der Umstand, daß die moderne Hirnforschung erkannt hat, das depressive Menschen im Regelfall überhitzt schlafen und Anti-Depressiva der Überhitzung entgegenwirken. Für den Hirnforscher besonders aufregend ist der Umstand, daß der Meditierende bestimmte Botenstoffe (Zytokine) freisetzt. Die Erhöhung von Stickstoffmonoxyd (NO), einem zellgängigen Molekül, liefert die einfachste Erklärung für die Erhöhung der Körpertemperatur.

Tibetische Trancereisen – Wege zur Vereinigung mit dem Kosmos

Nach Harner und Zumstein ist die Trancereise westlicher Prägung eine Reise in die »Nichtalltägliche Wirklichkeit«. In diesem kosmischen Raum vereinigt sich der Reisende mit seinen Krafttieren und erfährt Hilfe und Anleitung zur Heilung seiner eigenen Krankheit, aber auch für in seiner Obhut stehende Menschen, für die er diese Reise unternommen hat. Der tibetische Trancereisende reist in den Olymp seiner Götter, Wesenheiten und Dämonen. Beiden Systemen gleich ist der klare Zweck der Reise und die reine Absicht. Für Nichteingeweihte mag dieser Vorgang rätselhaft und unglaubwürdig erscheinen.

Die Frage der biochemischen Abläufe bei Trancezuständen gibt uns weitere Rätsel auf. Einfach ist der Zustand der Euphorie des Trancereisenden zu deuten, da es hier zu einer Freisetzung von Endorphinen kommt. Auch die häufige Schmerzfreiheit geht auf die Ausschüttung von Endorphinen zurück, ein Relikt aus der Steinzeit. Eine gelungene Flucht wurde vom Körper mit Freude und Zufriedenheit belohnt. Die Schmerzfreiheit macht den Akt der Flucht erst möglich.

Nahtoderlebnisse – Sterbebegleitung auf tibetisch

Der Glaube an die Wiedergeburt verändert die Sichtweise des Todes. Deshalb stellt der Tibeter bereits als Kind die Frage nach dem Wiedergeburtszyklus Samsara und der Möglichkeit, ihn zu verlassen. Kindlich-naiv ist seine Vorstellung vom Leben im Zwischenreich, im **Bardo Thodol.** Der Bardo kann unterteilt werden in a) den Bardo des Lebens und b) den Bardo des Todes. Dieses Zustandsbild entspricht der Vorstellung einer Türe. Steht man davor, tritt man hindurch. Steht man dahinter, kann man ebenfalls durch eine Kehrtwendung wieder hindurch. Das Leben fließt in den Tod und zurück. Keiner der Zustände ist präferenziell besser oder schlechter zu bewerten. Sie verschmelzen. Es geht um die Wegrichtung und dabei auch um die Denkrichtung. Beides unterliegt dem Prinzip von Ursache und Wirkung.

Wer im Bardo des Lebens seine Heimat findet, der findet auch im Bardo des Todes seine Erfüllung. Tibeter haben nicht diese Endzeitlichkeit gespeichert wie wir. Ich möchte damit nicht interpretieren, daß sie keine Angst vor dem Prozeß des Sterbens haben. Aber die Gesellschaft anerkennt, daß nur der erleuchtete Meister die Möglichkeit hat, den Bardo zu steuern. Es gibt sehr viele Hinweise darauf, daß erleuchtete Tulkus den Tag, ja sogar die Stunde ihres Todes festlegen können. Dazu gibt es ein ganz wichtiges Ritual, um diesen Augenblick zu erkennen: Der Meister hält sich mit beiden Händen die Ohren zu und hört ein inneres Rauschen im Innenohr. Dieses innere Rauschen kann an einem bestimmten Tag ausbleiben. Diesen Tag muß er sich merken – von da an gerechnet verbleiben noch sechs Jahre für sein Leben. Wenn er dieses Ritual wieder und wieder wiederholt, werden die Tage des Aussetzens häufiger sein, und immer wieder muß er eine Zeitspanne von drei Monaten von seiner Lebenszeit wegnehmen. Ein weiteres Ritual benutzt die Länge des Mondschattens eines Menschen zur Eingrenzung der Lebensspanne, ein anderes sehr wichtiges Ritual filtert aus dem Puls an der Radialis oder am Fußrücken die Stunde des Todes.

Wiedergeburt – Heilung der zerstückelten Seele

Seine Heiligkeit, der amtierende XIV. Dalai Lama, Tenzin Gyatso, ist nur einer von vielen Wiedergeborenen, welche die tibetische

Welt kennt. Wie um alle Tulkus ranken sich auch um ihn Legenden, Erzählungen und niedergeschriebene Berichte über seine sichere Auffindung. Besonders gut dokumentiert sind die letzten Lebensstunden eines anderen Tulkus. Seine Heiligkeit Rangjung Rigpe Dorje, besser bekannt als der 16. Karmapa (1924–1981), verstarb 1981 in einer Krebsklinik in Chicago, USA. Notariell beglaubigte Niederschriften geben Auskunft über den Leichnam Stunden und Tage nach dem klinischen Tod. Seine Ärzte haben übereinstimmend berichtet, daß die Herzregion – die Tibeter sprechen vom Herzchakra – vier Tage nach dem Tod immer noch ganz heiß war. Welche Erklärung wäre hier möglich?

Aus tibetischer Sicht ist ein normaler Tod ein Prozeß in vielen Stufen. Allen Stufen gemein ist der Verlust an feinstofflichen Energiequalitäten und ein Auflösen der Elementstrukturen. Die Energiequalität, ›rLung‹, steuert alle bewegenden Lebenselemente, ist Teil der Atmung, der Peristaltik und der Kommunikationssysteme des Körpers. Im Sterbeprozeß kommt es zu einer Auflösung von ›rLung‹.

Das erste Element, das den Sterbenden verläßt, ist das Erdelement. Der Sterbende verliert Muskelkraft, der Körper erschlafft. In der Folge trocknet sein Körper aus, der Sterbende verspürt in den letzten Stunden noch großen Durst, das Wasserelement verläßt ihn. Das nächste Element, welches sich zurückzieht, ist das Feuerelement – der Körper kühlt ab. Nun folgt das Luftelement. Der Atem wird langsam, versinkt – möglicherweise bleibt der Mund geöffnet –, die Augen schließen oder verdrehen sich. Der wichtigste Zeitpunkt ist gekommen. ›rLung‹, die Lebensenergie, die gleichsam in allen feinstofflichen Kanälen sitzt, kehrt in die Körpermitte zurück und konzentriert sich im Herzchakra. Aus religiöser Sicht ist dies der Augenblick, in dem der Erleuchtete die Möglichkeit hat, im ›od gsal‹, Ösel (Regenbogenkörper), im Gewahrwerden des klaren Lichtes, das reine Bewußtsein zu erreichen. Dies ist der Zeitpunkt, aus dem Zyklus der Wiedergeburt auszutreten. Die Weltseele ist mit der reinen, unversehrten Seele des Menschen im Kosmos vereint. Dem Nichterleuchteten bleibt dieser Weg versperrt. Er wird zurückgeworfen in den Zyklus der Wiedergeburt und tritt eine neue Reise an, in der Hoffnung, durch gute Taten gestärkt, im Augenblick des Gewahrwerdens des klaren Lichtes im reinen Bewußtsein seine Seelenteile mit der Weltseele zu vereinen. Das Tibetische Totenbuch des Lebens und des Sterbens gibt die Anleitung für diese Reise.

Luzides Träumen

Das Bardo des Lebens hat noch andere Hilfestellungen zu bieten. Luzides Träumen ist eine völlig normale Erfahrung im Leben des Tibeters. Er schafft hier eine weitere Ebene, mit den verlorenen Teilen seiner Seele zu kommunizieren. Er geht, sich an einer Perlenschnur der Erfahrungen und unbewußten Ereignissen orientierend, den Weg in eine – wie Harner und Zumstein definieren – »Nichtalltägliche Wirklichkeit«, in das klare, reine Seelenbewußtsein zurück und kommuniziert dort mit der Weltseele. Seine Seelenteile spiegeln sich im Ozean der Weisheit und Vollkommenheit, und nur im Zustand höchster Erleuchtung gelingt die vollkommene Verschmelzung.

Biologische Vernunft – Verknüpfung zwischen mentaler und physischer Welt

Der Mensch des tibetischen Kulturkreises empfindet sich als Einheit des Mikrokosmos mit dem Makrokosmos. Liegen Störungen der Harmonie vor, ist der Mensch krank. Beschreibt der tibetische Arzt das Tibetische Medizinsystem, so wird er als Startpunkt seiner Analyse den Menschen als eine untrennbare Einheit von Körper, Geist und Psyche nennen. Diese drei Seinszustände stehen in einem ständigen Austausch mit ihrer Umgebung, mit den kosmischen Kräften, den Wesenheiten des Universums und den feinstofflichen Energieströmen, die mit den organischen Sinnen des Tastens, des Hörens und Riechens nicht wahrnehmbar sind. Eine Disharmonie innerhalb der drei Seinszustände, bedingt durch die drei Seinsgifte Verblendung, Haß und Gier, führt gemäß der Tibetischen Medizinlehre zur Krankheit. Das Wissen um die biochemischen Abläufe im Körper spielt vordergründig in der Tibetischen Medizin keine Rolle, sehr wohl aber die biologische Vernunft, die den Naturstoffen innewohnt. Das bedeutet, daß Mehrstoffgemische unter dem Aspekt erzeugt werden, daß bestehende Nebeneffekte im Gemisch sich abschwächen, jedoch die Hauptwirkungen potenzieren.

Seine Heiligkeit der amtierende XIV. Dalai Lama gibt seiner Meinung klar Ausdruck: Das Tibetische Ganzheitsmedizinsystem, ein über Jahrtausende gewachsenes, komplexes Gefüge der Vernetzung aller Aspekte des Kosmos, bedarf im 21. Jahrhundert einer naturwissenschaftlichen und psychosozialen Analyse. Vielleicht kann auch die moderne Seelenforschung eintauchen in den großen Schatz der mentalen Heilung tibetischer Prägung und in Korrespondenz treten mit allen Kräften des Universums zum Wohle der Menschen.

Anhang

Über mich und meine Arbeit

Obwohl ich in Jugendjahren eine schulmedizinische Ausbildung zur Diplomkrankenschwester begonnen hatte, standen mir Heilwesen von Naturvölkern immer schon sehr nahe. Mit der Tibetischen Medizin – dem Wissen vom Heilen vom Dach der Welt – durfte ich während einer Asienreise Bekanntschaft machen.

Ich betreute auf einer Tibetreise eine kleine Reisegruppe, in der ein älterer Herr erkrankte. Auf dem Landweg von Nepal kommend, war für ihn die Zeit der Höhenanpassung offensichtlich zu gering, und er klagte über starkes Brustziehen, Atemnot und allgemeine Schwäche. Auf den ersten Blick sah alles nach einer beginnenden Höhenkrankheit aus. Ich beruhigte den Mann und bot ihm an, ihn auf schnellstem Weg nach Lhasa in ein chinesisches Spital zu bringen. Er war einverstanden, die Reiseroute abzukürzen, lehnte aber ab, in eine chinesische Klinik eingeliefert zu werden. Er wollte einen tibetischen Arzt aufsuchen. Nach langem Suchen wurden wir am Fuße des Potala-Palastes fündig. Der Souvenirhändler entpuppte sich als tibetischer Arzt und bot seine Hilfe an. Die durchgeführte Pulsdiagnose brachte das ganze Ausmaß der Erkrankung zutage: Es lag nicht nur eine hochgradige Höhenkrankheit mit einem beginnenden Lungenödem vor, sondern der Arzt konfrontierte uns mit dem Hinweis, daß der Patient bereits vor Jahren eine große Operation am linken Lungenflügel hatte über sich ergehen lassen müssen, was stimmte. Wie konnte der tibetische Arzt dies anhand der Pulsdiagnose erkennen? Wir waren alle sprachlos. Zu unserem Erstaunen konnte der Arzt nicht nur eine gezielte Diagnose stellen, sondern war auch mit Hilfe seiner Kräuterpillen in der Lage, unseren Reisegefährten wieder auf die Beine zu bringen. Dieses Erlebnis war mehr als einprägend für mich und weckte eine Sehnsucht in mir, mehr über dieses Medizinwissen zu erfahren. Es sollten aber noch viele Jahre vergehen, bis es soweit war.

Es bedurfte eines schweren Sturzes in der Küche, um wieder in den Bannkreis der Tibetischen Medizin gezogen zu werden. Nach diesem Sturz wurde ich zunächst konventionell medizinisch versorgt. Eine klare Diagnose, was zu meinem Schwindelanfall geführt hatte, wurde nicht gestellt; eine Lumbalpunktion sollte den Nachweis einer Gehirnhautentzündung erbringen. Meine eigene Erklärung für meine wiederkehrenden Schwindelanfälle wurde nicht angehört. Schlimme Kopfschmerzen und Schmerzen an allen Gliedmaßen waren in den nächsten Monaten meine ständigen Wegbegleiter.

Glückliche Umstände brachten mich ein halbes Jahr später in die Obhut eines tibetischen Arztes. Dieser war auf der Durchreise in Tirol und machte Halt in Innsbruck. Durch die Hilfe eines guten Freundes bekam ich einen Termin für eine Konsultation.

Dem tibetischen Arzt gelang es, meine feinstofflichen Energien wieder zu harmonisieren und mich zu heilen. Dies verstärkte meine Sehnsucht, tiefer in die Geheimnisse der Tibetischen Medizin einzudringen. Es folgten Jahre des Lernens in Indien und bei tibetischen Ärzten, die uns in unserem Informationszentrum (www. tibetischemedizin.org) in Telfs in Tirol besuchten. Heute betreibe ich in Tirol eine Praxis für ganzheitliche Therapie und erstelle, nach den Kriterien der tibetischen Konstitutionstypenlehre, Ernährungsanleitungen und heile durch die Kraft der Energie. Verstärkt wird die Wirkung der richtigen Ernährung durch asiatische Atemtechniken und Entspannungsübungen. Die Universitätsausbildung als Psychologin und emotionale Streßmanagerin hilft mir, die Ebene der Emotionen und psychischen Befindlichkeitsstörungen zu erfassen und somit meinen Klienten eine umfassende, ganzheitliche Therapie für Körper, Geist und Seele anbieten zu können. Im Zentrum der Diagnose steht aber das Erkennen des Energie- oder Konstitutionstyps. Dies ist der Schlüssel zum gemeinsamen Erfolg. Erst wenn die Klienten sich selbst wissentlich mit ihrem Konstitutionstyp auseinandersetzen, kann die gemeinsame Arbeit beginnen. Die Prävention wird hier verstärkt angesprochen, die Heilung ist die Folge. Der Klient muß seine Selbstheilungskräfte wecken und seine Erkrankung auch seelisch wahrnehmen lernen.

Weitere Details zur Tibetischen Gesundheitslehre und zum Verständnis der tibetischen Energielehre finden Sie in meinem Buch *Spiritualität des Heilens* (siehe Literaturangaben).

Tibetische Rezepturen

Der Schweizer Firma Padma in Schwerzenbach bei Zürich ist es gelungen, gemeinsam mit tibetischen Ärzten das alte Wissen Tibets unter strengen pharmazeutischen Verarbeitungsauflagen für den Westen zugänglich zu machen. Sie stellt Kräutermittel auf der Grundlage tibetischer Rezepturen her und beteiligt sich auch an der Erforschung der Tibetischen Medizin mit modernen wissenschaftlichen Methoden.

Einige der in diesem Buch beschriebenen tibetischen Rezepturen sind in Deutschland, Österreich und der Schweiz sowie in weiteren Ländern Europas und in den USA und Kanada erhältlich. Je nach Vorschriften der einzelnen Länder gibt es für tibetische Kräuterrezepturen jeweils unterschiedliche Bezeichnungen und Bezugsregelungen. Im folgenden einige Tips zu den Bezugsmöglichkeiten:

In **Österreich** erhalten Sie einige der beschriebenen Rezepturen in Ihrer Apotheke oder Fachdrogerie (u. a. Padma Basic und Padma Digestin). In **Deutschland** kann Ihre Apotheke alle erwähnten tibetischen Rezepturen bestellen. In der **Schweiz** erhalten Sie sämtliche Rezepturen ohne Rezept in der Apotheke oder Drogerie, zum Teil auf Bestellung, z. B. bei

Drogerie Bohl
Poststraße 16, CH-9410 Heiden
Tel. +41-71-891 17 63, Fax +41-71-891 48 43
E-mail: heiden@drogerie-bohl.ch

Padma 28 / Padma Basic

Die tibetische Kräutermischung hat eine sehr interessante Geschichte. Sie basiert nämlich auf dem 28. Rezept einer überlieferten tibetischen Rezeptursammlung, die der Lama-Arzt Sultim Badma Mitte des 19. Jahrhunderts aus Burjatien nach St. Petersburg brachte. Später gelangte diese Sammlung nach Polen und schließlich in die Schweiz.

Die Kräutertablette enthält eine Vielzahl verschiedener getrockneter und gemahlener, ansonsten aber unveränderter Pflanzenteile sowie natürlichen Kampfer (ein Destillat des Kampferbaums) und den Mineralstoff Kalziumsulfat. Die Zusammensetzung basiert auf einer der tibetischen Gabur-Rezepturen (Gabur = Kampfer), die im allgemeinen kühlend (also antientzündlich und immunsystem-harmonisierend) sowie ›rlung‹-stärkend sind. Dadurch wird das bewegende Element im Körper (hier vor allem der Blutfluß) angeregt.

Die Wirksamkeit von Padma 28 ist wissenschaftlich nachgewiesen. Verschiedene klinische Studien mit Patienten mit chronischen entzündlichen Krankheiten (vor allem Durchblutungsstörungen und Arteriosklerose) zeigen, wie effektiv Padma 28 hilft. Die Rezeptur stellt insbesondere bei der sogenannten Schaufensterkrankheit (im Fachausdruck Claudicatio intermittens oder Periphere Arterielle Verschlußkrankheit) mit Verengung der Gefäße im Bein eine wirksame Therapiemethode dar. Die Schmerzen in den Beinen werden verringert und das Gehvermögen deutlich verbessert. Im Extremfall kann es sogar Patienten mit der Diagnose Raucherbein vor einer Amputation bewahren. Dies wird auch sehr eindrücklich im Film *Das Wissen vom Heilen,* den ich zusammen mit dem gleichnamigen Buch jedem ans Herz legen möchte, der sich für Tibetische Medizin interessiert, dargestellt.

Auch Durchblutungsstörungen in Herz und Hirn werden mit dem Präparat erfolgreich behandelt. Wissenschaftliche Versuche auf Ebene der Zelle beweisen sogar eine antientzündliche und antioxidative Wirkung. Zudem kann man nachlesen, daß die Formel das Immunsystem stützt. Ich persönlich empfehle deshalb die tibetische Rezeptur auch zur Prävention.

Padma 28 wird seit rund 30 Jahren in der Schweiz hergestellt, und zwar gemäß international gültigen pharmazeutischen Qualitätsrichtlinien. Es ist das bekannteste der nach westlichen Standards hergestellten tibetischen Kräuterpräparate und das am besten erforschte tibetische Präparat überhaupt.

Dosierung

Bei Beschwerden: anfänglich 3 x 2 Tabletten täglich mit genügend Flüssigkeit ½ bis 1 Stunde vor den Mahlzeiten einnehmen. Sobald eine deutliche Besserung eingetreten ist, kann die Dosierung auf 1 bis 2 Tabletten täglich reduziert werden.

Zur Prävention: 1 bis 2 Tabletten täglich vor den Mahlzeiten. Es ist auch als Dauermedikament geeignet.

Bei Schluckbeschwerden die Tabletten in lauwarmem Wasser auflösen. Die Tabletten sind in der Regel sehr gut verträglich. Bei empfindlichen Personen können leichte Beschwerden im Magen-Darm-Bereich auftreten, z. B. Magenbrennen. In diesem Fall die Tabletten zu den Mahlzeiten mit viel Flüssigkeit (am besten lauwarmes, abgekochtes Wasser) einnehmen; evtl. Dosis reduzieren.

›Se 'bru 5‹ – Padma Verdauungs-Tonikum / Padma Digestin

›Se 'bru 5‹ (gesprochen »Sedu ngaba«) gehört zu den klassischen tibetischen Rezepturen. Der Name ›Se 'bru‹ bedeutet Granatapfel (Punica granatum), ein Bestandteil des Präparats.

Nach tibetischer Lehre fördert die Rezeptur die Verdauungshitze, die von großer Bedeutung für eine gute Gesundheit auf lange Sicht ist, da sie die Verdauungsvorgänge steuert. Ihr Geschmack ist sauer und scharf, sie wirkt wärmend. Auch kalte Hände und Füße können nach tibetischer Lehre von ungenügender ›Verdauungshitze‹ herrühren.

Die Gewürzmischung stärkt die gesamte Verdauung und wird bei Neigung zu Verdauungsschwäche, die sich z. B. durch Blähungen und Völlegefühl zeigt, eingesetzt. ›Se 'bru 5‹ verbessert auch die Funktion von Leber und Niere und reguliert die Darmflora. Zudem regt es den Appetit an und kann bei Schlafproblemen helfen. Nach tibetischer Lehre soll es auch in den Extremitäten gestautes Wasser abführen. Die Tabletten können sowohl vorbeugend als auch bei akuten Beschwerden angewendet werden.

Dosierung

Bei akuten Beschwerden: 1 bis 2 Tabletten, maximal 6 pro Tag. Zur Stärkung der Verdauung: Morgens vor dem Essen 1 bis 2 Tabletten. Bei niedriger Dosis von 1 bis 2 Tabletten über längere Zeit einnehmen (3 Monate), am besten mit heißem Wasser 1 Stunde vor dem Frühstück und 1 Stunde nach dem Abendessen.

›Se 'bru 5‹ sollte weder bei Fieber noch bei starken Kopfschmerzen (Migräne) oder Bluthochdruck eingenommen werden.

Weitere Anwendungsmöglichkeiten

Anorexie (Magersucht): Die Rezeptur wirkt unterstützend bei Wiederaufnahme der Ernährung durch die Reduktion der Schmerzen im Verdauungstrakt. Dosis: 2 x 2 Tabletten täglich.

Burn-out, chronische Müdigkeit: Wenn diese von Verdauungsproblemen herrühren, zeigt ›Se 'bru 5‹ gute Wirkung.

Nach einer Chemotherapie: Hier lindert ›Se ‘bru 5‹ die Nebenwirkungen der Chemotherapie im Verdauungstrakt.

Gegen Hautallergien, v. a. bei Kindern: rasche Besserung bei kleinen Kindern, da Allergien oft durch Verdauungsprobleme bedingt sind.

Padma Lax

Padma Lax ist ebenfalls eine tibetische Kräutertablette und wurde 1970 in der Schweiz als erstes tibetisches Arzneimittel überhaupt zugelassen. Es basiert auf einer erweiterten sogenannten ›Zhi byed‹-Rezeptur aus der Tibetischen Medizin und hat verstärkte abführende und darmreinigende Eigenschaften.

Die offensichtlichste Verwendung von Padma Lax ist die kurzfristige Anwendung bei akuter Verstopfung und bei Erkrankungen, die einen leichten Stuhlgang erfordern. Das Präparat zeigt jedoch auch sehr gute Resultate beim Reizdarmsyndrom vom Verstopfungstyp, was in einer plazebo-kontrollierten Doppelblindstudie nachgewiesen werden konnte.

Dosierung

Erwachsene: 1 bis 2 Tabletten; Kinder ab 6 Jahren: 1 Tablette.

Die Tabletten sind einmal täglich, vorzugsweise am Abend, mit genügend Flüssigkeit einzunehmen. Die Wirkung tritt verzögert, nach ca. 8 Stunden, ein.

›‘Bras bu 3 thang‹ – Padma Leber-Regulans

›‘Bras bu 3 thang‹ hat gemäß tibetischer Charakterisierung leicht kühlende Eigenschaften und harmonisiert die drei Energien ›rLung‹, ›mKhrispa‹ und ›Badkan‹. Es fördert den Fluß der Galle-Energie und die Körperwärme. Die Darmtätigkeit wird mild angeregt.

Das Leber-Regulans wird angewendet bei einer geschwächten Leberfunktion, besonders nach einer durchlittenen Leberentzündung, sowie bei Beschwerden nach einer Gallenblasenentzündung. Eine eingeschränkte Leberfunktion kann sich durch viele unterschiedliche Beschwerden äußern. Rasche Ermüdbarkeit, Appetitlosigkeit, Kopfschmerzen, Blähungen und Verstimmungszustände können Anzeichen einer Leberfunktionsstörung sein.

Eine regelmäßige Anwendung über 2 bis 3 Monate ist empfehlenswert. Gleichzeitig empfiehlt sich eine möglichst leberschonende Diät.

Dosierung
4 Tabletten jeweils vor dem Frühstück und 1 Stunde nach dem Abendessen. Es ist auch möglich, die gesamte Dosis einmal pro Tag einzunehmen.

Padma Sarsaparilla-Kurformel

Die Sarsaparilla-Kurformel entstammt der Gruppe der tibetischen ›Tufuling‹-Rezepturen, die besonders im ostasiatischen Raum Verwendung finden. Sie ist nach einem ihrer Bestandteile, der Sarsaparilla-Wurzel, benannt und hat gemäß tibetischer Charakterisierung entgiftende Eigenschaften. In der Tibetischen Medizin wird der Begriff ›Gift‹ sehr weit gefaßt und allgemein verstanden als ›körperfremde Substanz, die dem Individuum schadet‹. Im ostasiatischen Raum wird die Sarsaparilla-Kurformel vor allem bei Allergien, Hauterkrankungen und zur Blutreinigung etwa nach Vergiftungen oder Chemotherapien benutzt.

Sie hat in ihrer Wirkung besonderen Bezug zu Haut, Schleimhaut und Blut, weshalb sie bei Heuschnupfen oder anderen Allergien angezeigt ist, bei Hautausschlägen wie Akne und Neurodermitis und unterstützend bei schlecht heilenden Wunden wirkt. Außerdem wird das Präparat zur Entgiftung (verdorbene Nahrung, Alkohol, Medikamente etc.) eingesetzt.

Anwendung
Bei Heuschnupfen: Machen Sie eine Sarsaparilla-Kur, jedoch vor der Pollensaison, nicht erst, wenn Sie die ersten Symptome haben.

Bei Akne: Die Kur kann jederzeit durchgeführt werden. In hartnäckigen Fällen kann eine zweite oder dritte Kur in Folge nötig sein. Eine Besserung sollte aber schon nach den ersten 3 Wochen sichtbar sein. Die Behandlung kann nach Unterbruch bei Bedarf wiederholt werden.

Dosierung
Während 21 Tagen einmal täglich eine lauwarme Abkochung vor dem Schlafengehen zu sich nehmen.

Das Präparat soll während höchstens 3 aufeinanderfolgenden Kuren angewendet werden. Idealerweise wird zwischen jeder Kur eine Woche Pause eingeschaltet.

Die Sarsaparilla-Kurformel wird als Abkochung (Decoctum) angewendet.

Zubereitung
Das Pulver wird in ein Kochgeschirr zu etwa 2 Tassen kaltem Wasser gegeben. Aufkochen lassen (Vorsicht, kann etwas schäumen) und anschließend auf kleinem Feuer auf ⅓ der Flüssigkeitsmenge einkochen (Dauer: ca. 15 Minuten). Während des Abkochens kann sich am Topfrand durch die aufschwimmenden Kräuter ein Schaum bilden, der regelmäßig wieder in die Teeflüssigkeit zurückgegeben werden sollte. Danach durch ein Teesieb abgießen (der Kräuterschaum kann mitgetrunken werden). Lauwarm trinken. Die Abkochung schmeckt süß und eher angenehm und ist deshalb besonders für asthmatische Kinder geeignet.

›Srog 'zin 10‹ – Padma Nerven-Tonikum / Nerven-Formel
Die klassische Rezeptur hat gemäß tibetischer Charakterisierung einen adstringierenden (zusammenziehenden) Geschmack, wärmende Eigenschaften und wird bei der Behandlung von ›rLung‹-Energiestörungen angewendet. Sie wirkt nervenstärkend und beruhigend, besonders bei Nervosität, Reizbarkeit, innerer Unruhe und nervöser Anspannung. Außerdem hilft die Nerven-Formel bei Ein- und Durchschlafstörungen.

Dosierung
Morgens und abends je 2 Tabletten mit genügend Flüssigkeit. Den besten Effekt erzielt man mit der gleichzeitigen Einnahme von heißer Fleischbrühe oder warmer Milch.

›Nor bu 7 thang‹ – Padma Erkältungs-Formel
›Nor bu 7 thang‹ (gesprochen »Norbu dün thang«) ist gemäß tibetischer Auffassung ›neutraler‹ Natur und wirkt harmonisierend auf die drei Körperenergien. Sie stärkt das Immunsystem, wirkt entzündungshemmend, fiebersenkend und krampflösend. Dadurch hilft sie bei Erkältungskrankheiten und Grippe, mit Symptomen wie Schnupfen (auch Stirnhöhlenentzündung), Halsschmerzen, Muskelschmerzen, Fieber.

Daneben wird die Erkältungs-Formel auch begleitend gegen das sogenannte Burn-out-Syndrom, die streßbedingte Erschöpfung, angewendet.

Die Erkältungs-Formel wird als Abkochung (Decoctum) eingenommen und lauwarm getrunken; je nach Vorliebe kann etwas Honig beigefügt werden.

Zubereitung
Den Inhalt eines Beutels (Sachet) in eine kleine Chromstahl- oder Emailpfanne mit einer großen Tasse kaltem Wasser geben, zum Sieden bringen und 10 Minuten auf kleiner Flamme kochen lassen. Die Pfanne vom Feuer nehmen und durch ein Teesieb abgießen. Lauwarm trinken.

Dosierung
Ein- bis zweimal täglich eine lauwarme Abkochung.

›rGun 'brum 7‹ – Padma Husten-Formel / Atemwegs-Formel

Die Husten-Formel hat eine im tibetischen Sinne mild wärmende Wirkung auf die Atemwege. Sie wird bei Atemwegserkrankungen wie Husten mit oder ohne Bildung von zähem Schleim und Entzündungen der Atemwege (Bronchitis) angewendet.

Es empfiehlt sich auch, viel Flüssigkeit über den Tag verteilt zu trinken (idealerweise Wasser oder Kräutertee) und im Winter auf genügende Luftbefeuchtung in den Arbeits- und Wohnräumen zu achten.

Dosierung
Morgens und abends je 2 bis 3 Tabletten (Kinder unter 10 Jahren: 1 bis 2 Tabletten). Am besten ½ Stunde vor dem Frühstück und ½ Stunde nach dem Abendessen mit abgekochtem, lauwarmem Wasser einnehmen.

›Cong zhi 6‹ – Padma Magen(brennen)-Formel

Die Magen-Formel ist eine der klassischen ›Cong zhi 6‹- Rezepturen (gesprochen »Tschong schi dugba«) aus der Tibetischen Medizin. Sie ist nach tibetischer Charakterisierung scharf im Geschmack und wärmend.

›Cong zhi 6‹ hilft bei Magenbrennen und saurem Aufstoßen sowie bei Reflux (Rückfluß von saurem Mageninhalt in die Speiseröhre). Der tibetische Arzt verwendet es, vermischt mit weiteren Kräutern, auch zur Prävention und Behandlung von Osteoporose und bei Magengeschwüren.

Dosierung
Nehmen Sie, falls vom Arzt nicht anders verordnet, 1 bis 2 Tabletten nach jedem Essen und vor dem Schlafengehen (bei Reflux) mit Wasser ein oder sofort bei Auftreten von Beschwerden. Nehmen Sie nicht mehr als 6 Tabletten täglich.

›sLe tre 5‹ – Padma Rheuma-Akutformel

›sLe tre 5‹ (gesprochen »Letre ngaba«) ist eine klassische tibetische Rezeptur, hat kühlende Eigenschaften und hilft, die ›mKhrispa‹-Energie und die ›Hitze‹ im Körper wieder ins Gleichgewicht zu bringen. Sie wirkt entzündungshemmend und wird bei akuten rheumatischen Beschwerden wie Rötungen, Schwellungen und Schmerzen in Gelenken und Muskeln angewendet. Die Anwendung bei akuten Gicht- und Arthritisbeschwerden ist ebenfalls möglich.

›sLe tre 5‹ bezeichnet wie oft in der tibetischen Arzneimittelkunde den Hauptinhaltsstoff ›Le Tre‹ *(Tinospora cardifolia,* Tinosporastengel) und die Anzahl Inhaltsstoffe der Formel (5). Alle Bestandteile haben kühlende Eigenschaften. Das Präparat wird von tibetischen Ärzten bei verschiedenen Arten von Rheumatismus und Gicht angewandt. Zudem verschreiben sie es bei Fieberpatienten mit einer Windstörung (psychosomatischen Störung), bei Infektionen und Entzündungen, bei Erkältungen und Grippe sowie bei roten, geschwollenen Gelenken (jedoch nicht bei Knochenverletzungen). Speziell gut soll die Formel bei Gicht in den Fersen, Füßen und Daumen wirken.

Das Präparat wird traditionellerweise auch oft in Kombination mit weiteren Arzneien angewendet, u.a. bei der Behandlung von Krampfadern, Störungen im Blut- und Lymphsystem, bei Hautentzündungen, infektiösem Fieber und Altersdiabetes.

Rheuma wird als chronisches, verstecktes Fieber angesehen, das z.B. von einer nicht ausgeheilten Infektion stammt. Die Behandlung wird am besten mit einer zum jeweiligen Leiden passenden Diät kombiniert, was die Heilung beschleunigt. Bei akuten Rheumaphasen sollen demzufolge Nahrungsmittel und Getränke vermieden werden, die im Körper Hitze produzieren, wie Alkohol, scharfe Gewürze, wärmendes rotes Fleisch (Lamm, Pferd, Kaninchen, Salami, Trockenfleisch), Butter, Öl, Eier, Milch, Schokolade, Kaffee, kohlensäurehaltige Getränke, Essig, Sojasauce, Orangensaft, unreife oder getrocknete Früchte, Apfelwein oder Zitronensaft. Auch soll der Patient sein Verhalten optimieren: Streß vermeiden, lokaler Aderlaß an roten, entzündeten Gelenken, weder mit kaltem noch mit warmem Wasser waschen, Feuchtigkeit vermeiden. Zur Vorbeugung gegen Rheuma gibt der tibetische Arzt unterschiedlichen Konstitutionstypen unterschiedliche Ernährungsempfehlungen. In bestimmten Fällen empfiehlt er ›sLe tre 5‹ zur Prävention.

Dosierung
Morgens und abends je 2 Tabletten mit warmem Wasser einnehmen, am besten 1 Stunde vor dem Frühstück bzw. nach dem Abendessen.

Das Arzneimittel ist für die akuten Phasen der Erkrankung bestimmt und soll nicht länger als 2 Monate ununterbrochen eingenommen werden. Bei roten und entzündeten Gelenken sollte die Wirkung innerhalb weniger Tage eintreten, bei Schmerzen nach einer Woche.

›Zlatsen ‘khrugs sel‹ – Padma Zyklus-Formel
Die tibetische Zyklus-Formel ›Zlatsen ‘khrugs sel‹ (gesprochen »Dhatsen trugsel«) harmonisiert den hormonellen Wechsel während des weiblichen Zyklus. Sie hat eine wärmende Wirkung auf den Unterleib und wirkt Spannungen und Krämpfen entgegen. So wird sie bei Zyklusbeschwerden wie einer schmerzhaften Monatsblutung und dem prämenstruellen Syndrom (PMS) eingesetzt sowie bei Spannen der Brüste, Reizbarkeit, Verstimmungszuständen, Gefühlen der Erschöpfung und Zerschlagenheit. Sie kann bei akuten Schmerzen oder auch vorbeugend eingenommen werden.

Genügend Schlaf, Ruhe und Wärme in den Tagen vor und zu Beginn der Menstruation können unangenehme oder schmerzhafte Störungen lindern.

Dosierung
Bei akuten, krampfartigen Schmerzen: Zwei- bis höchstens dreimal täglich 2 Tabletten, am besten auf nüchternen Magen und mit abgekochtem, lauwarmem Wasser.

Vorbeugend bei regelmäßig auftretenden prämenstruellen Störungen oder schmerzhaften Monatsblutungen: zweimal täglich 2 Tabletten (morgens und abends). Beginn 10 Tage vor dem Einsetzen der Menstruation.

Die Zyklus-Formel sollte nicht ununterbrochen, sondern in Intervallen eingenommen und nach Abklingen der Menstruationsbeschwerden wieder abgesetzt werden.

›Garnag‹ – Padma Leber-Galle-Tonikum / Gallenwegs-Formel
Diese tibetische Rezeptur entstammt der Gruppe der ›Garnag‹-Rezepturen und wird bei einer geschwächten Leber-Galle-Funktion angewen-

det, die konstitutionell bedingt sein oder von einem Leberschaden, z. B. einer durchlittenen Leberentzündung, herrühren kann. Eine eingeschränkte Leberfunktion kann sich durch viele unterschiedliche Beschwerden äußern. Rasche Ermüdbarkeit, Appetitlosigkeit, Migräne, Blähungen, Übelkeit und Verstimmungszustände können Anzeichen einer Leber-Galle-Funktionsstörung sein.

Dosierung
Morgens 1 bis 2 Tabletten einnehmen. Die Tabletten werden am besten 15 bis 30 Minuten vor dem Essen mit genügend möglichst heißer Flüssigkeit, z. B. mit abgekochtem Wasser, eingenommen.

›A ru‹ – Padma Niere-Blasen-Formel / Harnwegs-Formel

Die Harnwegs-Formel entstammt der Gruppe der ›A ru‹-Rezepturen. Sie wirkt harntreibend und -desinfizierend und wird bei Reizungen und Schmerzen der Blase und der Harnröhre mit Brennen beim Wasserlassen, bei akuten, unkomplizierten Harnwegsinfekten sowie zur Vorbeugung von Blasenentzündungen angewendet.

Achten Sie besonders während der Behandlung darauf, über den Tag verteilt viel zu trinken (mindestens 1½ l Flüssigkeit). Bei bekannter Überempfindlichkeit auf einen der Wirkstoffe darf die Nieren-Blasen-Formel nicht angewendet werden.

Dosierung
Bei beginnendem Harnwegsinfekt/Blasenreizung: Nehmen Sie, falls vom Arzt nicht anders verordnet, sofort bei Auftreten der Beschwerden dreimal täglich 2 Tabletten mit genügend Flüssigkeit ein. Sobald eine deutliche Besserung eingetreten ist, kann die Dosierung auf 2 Tabletten ein- bis zweimal täglich reduziert werden bis zum völligen Abklingen der Symptome. Die Tabletten werden am besten 15 bis 30 Minuten vor dem Essen mit lauwarmem, abgekochtem Wasser eingenommen.

Bei Fieber sowie bei mehrere Tage anhaltenden Beschwerden ist ein Arzt zu konsultieren. Harnwegsinfekte können ernsthafte Folgen haben.

Vorbeugend: Sollten Sie anfällig für Harnwegsinfekte oder Blasenreizungen sein, können Sie in Situationen, die bekannterweise eine solche Reizung auslösen (z. B. Unterkühlung, Geschlechtsverkehr etc.), vorbeugend bis zu 4 Tabletten täglich während 1 bis 3 Tagen einnehmen.

Padma Venen-Tonikum

Das Venen-Tonikum, ein weiteres Kräuterpräparat aus der Tibetischen Medizin, stärkt nach tibetischer Auffassung die Gefäßwände der Venen und tonisiert sie. Es regt die Wasserausscheidung an und wird angewendet bei Beschwerden wie geschwollenen oder schmerzenden Beinen, Schweregefühl in den Beinen, Krampfadern oder Hämorrhoiden.

Bei Venenbeschwerden sollte man darauf achten, regelmäßig spazieren zu gehen und dabei kräftig auszuschreiten. Nachts sollte man die Beine etwas hochlagern. Damit wird der Rückfluß des Blutes zum Herzen erleichtert. Langes Sitzen oder Stehen an Ort sollte nach Möglichkeit vermieden werden. Wenn nötig Kompressionsstrümpfe tragen.

Dosierung

1 bis 2 Tabletten morgens einnehmen, am besten 15 bis 30 Minuten vor dem Essen mit abgekochtem, lauwarmem Wasser.

Bei akuten Beschwerden morgens und mittags je 1 bis 2 Tabletten.

›Kyung nga‹ – Padma Grippe-Formel

Dieses Präparat wurde basierend auf der klassischen tibetischen Formelgruppe ›Kyung nga‹ entwickelt. Es gleicht das bei der Erkrankung typische Ungleichgewicht der Körperenergien aus und unterstützt so das Immunsystem bei der Bekämpfung von Krankheitserregern.

Die Formel wird bei Grippe und grippalen Infekten angewendet und lindert deren Symptome wie Glieder- und Muskelschmerzen sowie Fieber. Zudem unterstützt sie den Heilungsprozeß während der Rekonvaleszenzphase nach schwereren Infekten.

Bei Grippe und grippeartigen Infekten ist es wichtig, viel zu trinken, am besten Kräutertee oder Wasser. Zudem sollte man seinem Körper regelmäßig Ruhe und Entspannung gönnen.

Dosierung

Bei akuter Grippe oder grippalem Infekt je nach Stärke der Symptome 1 bis 2 Tabletten bis höchstens dreimal pro Tag.

Zur Nachbehandlung von schwereren Infekten während 21 Tagen morgens und abends 1 Tablette.

Die Tabletten werden am besten 15 bis 30 Minuten vor dem Essen mit abgekochtem, lauwarmem Wasser eingenommen.

Andere nützliche Produkte zur Gesunderhaltung

Lauretana

Dieses stille Mineralwasser aus Italien gilt momentan als Geheimtip unter den gesundheitsbewußten Wassertrinkern. Es gilt als das leichteste Wasser Europas und hat Vorzüge, die es als echtes »Lebens«mittel auszeichnen. Es ist bestens geeignet für Soletrinkkuren sowie bei Kuren und Diäten, die der Entgiftung und der Entschlackung dienen. Weitere Informationen finden Sie unter www.lauretana.com.

In Österreich ist Lauretana in verschiedenen Lebensmittelgeschäften und direkt bei folgender Adresse erhältlich:

Lauretana
Importgesellschaft
Ziegeleistraße 34
A-5020 Salzburg
Tel. +43-662-870180-28, Fax +43-662-870180-28

In Deutschland kann man das Wasser in vielen Naturkostgeschäften und Reformhäusern kaufen. Eine detaillierte Liste, auch für die Schweiz, findet man auf oben erwähnter Website.

Derivatio H.

Dieses homöopathische Präparat von Pflüger ist in allen Apotheken ohne Rezept zu erhalten. Es ist bei Therapeuten seit langem bekannt und genießt einen ausgezeichneten Ruf. Es ist risiko- und nebenwirkungsarm, Medikationseinschränkungen gibt es kaum, die Therapiekosten sind günstig und die Erfolge nachweisbar gut.

E-Smog Biotransmitter von MUMU 25

Diese Firma entwickelt spezielle Biotransmitter zur Entstörung und Lösung biologisch ungünstiger elektromagnetischer Störfelder. In unterschiedlich großen Messingrohren befindet sich hochwertiges Gesteinsmehl, Geomin (Zeolithe) und Quarzsand, die in Jahrmillionen der Evolution durch die Natur selbst strahlenresistent gemacht wurden; diese liefern die Grundlage für die Biotransformation.

Die Biotransmitter schützen gegen breite, biologisch aktive elektromagnetische Felder. Zahlreiche Feldversuche in großen Industriebetrieben und Einzelunternehmen haben eine deutliche Minderung der schädlichen Frequenzmuster gezeigt. Darüber hinaus wurden auch Hologramm-Plättchen-ähnliche Aufkleber zur Entstörung von Mobiltelefonen und handelsüblichen Elektrogeräten entwickelt. Informationen bei

Hans Altmann
Bioenergetische Produkte, Entstörung und Elektrosmog
Willersdorfer Straße 11
A-8061 St. Radegründ
Tel. +43-3132-44 79

Schüßlersalze
Dr. Schüßler geht bei seiner »Biochemie nach Schüßler« davon aus, daß die meisten Krankheiten auf eine Störung des Mineralhaushaltes zurückzuführen sind. Der Mangel eines Minerals beeinträchtigt den gesamten Stoffwechsel. Ziel der Schüßler-Salze ist aber nicht, die fehlenden Salze zuzuführen. Vielmehr sollen sie einen Reiz für den Organismus darstellen, das fehlende Mineral besser aus der Nahrung aufzunehmen.

Die 12 Schüßler-Salze:

1. Calcium fluoratum (Flußspat)
2. Calcium phosphoricum (Kalziumphosphat)
3. Ferrum phosphoricum (Eisenphosphat)
4. Kalium chloratum (Kaliumchlorid)
5. Kalium phosphoricum (Kaliumphosphat)
6. Kalium sulfuricum (Kaliumsulfat)
7. Magnesium phosphoricum (Magnesiumphosphat)
8. Natrium chloratum (Kochsalz)
9. Natrium phosphoricum (Natriumphosphat)
10. Natrium sulfuricum (Glaubersalz)
11. Silicea (Kieselsäure)
12. Calcium sulfuricum (Kalziumsulfat)

Schüßler-Salze sind erhältlich in Apotheken und Drogerien.

Weiterführende Literatur

Asshauer, Egbert: *Tibets sanfte Medizin.* Oesch, Zürich, 4. Aufl. 2003.
Asshauer, Egbert: *Die großen Meister Tibets.* Aquamarin, Grafing 2003.
Badmajeff, Wladimir: *Lung Tripa Bäkan – Grundzüge der tibetischen Medizin.* Fabri, Ulm 1994.
Dunkenberger, Thomas: *Das tibetische Heilbuch. Eine umfassende und grundlegende Einführung.* Windpferd, Aitrang, 1999.
Feyerer, Gabriele: *Padma 28 und andere tibetische Kräutermittel.* Windpferd, Aitrang 2002.
Hay, Louise L.: *Heile Deinen Körper.* Lüchow, Stuttgart 2003.
Hildebrandt, Gunthe / Moser, Maximilian / Lehofer, Michael: *Chronobiologie und Chronomedizin.* Hippokrates, Stuttgart 1998.
Hirneise, Lothar: *Chemotherapie heilt Krebs und die Erde ist eine Scheibe.* Sensei, Kernen 2002.
Jarisch, Reinhart: *Histamin-Intoleranz.* Thieme, Stuttgart 1999.
Pfarrer Kneipps Hausapotheke. Kräuter, Tees, Tinkturen, Öle und Pulver aus des Herrgotts Garten. Neuausgabe Jopp/Oesch, Zürich 2005.
Krämer, Claus: *Lexikon der Tibetischen Medizin.* Erd Verlag, München 2004.
Leibold, Gerhard: *Schüßler-Salze. Wie sie wirken – was sie bringen.* Jopp/Oesch, Zürich, 2. Aufl. 2004.
Parfionovitsch, Yuri / Gyurme Dorje / Meyer, Fernand (Hrsg.): *Klassische Tibetische Medizin. Illustrationen zur Abhandlung Blauer Beryll von Sangye Gyamtso.* Haupt, Bern 1996.
Pasang Yonten Arya: *Handbuch aller Heilmittel der Traditionellen Tibetischen Medizin.* OW Barth, Bern 2001.
Qusar, Namgyal / Sergent, Jean-Claude: *Tibetische Medizin und Ernährung.* Knaur, München 1997.
Reichle, Franz (Hrsg.): *Das Wissen vom Heilen.* Neuausgabe Oesch, Zürich, 6. Aufl. 2003.
Samel, Gerti: *Die sieben Tibeterinnen. Das Geheimnis der Lebenslust.* Rowohlt, Hamburg 2001.
Schleicher, Peter / Saleh, Mohamed: *Natürlich heilen mit Schwarzkümmel.* Südwest, München 1996.
Schwarz, Aljoscha / Schweppe, Ronald: *Praxisbuch Tibetische Medizin. Ganzheitlich behandeln durch Ernährung, Massagen, Meditation und tibetische Arzneimittel.* Ludwig, München 1998.

Sogyal Rinpoche: *Das tibetische Buch vom Leben und vom Sterben. Ein Schlüssel zum tieferen Verständnis von Leben und Tod.* Fischer, Frankfurt 2004.
Tenzin Choedrak: *Ganzheitlich leben und heilen.* Herder, Freiburg 1994.
Thurmann, Robert (Hrsg.): *Das Tibetische Totenbuch.* Fischer, Frankfurt 2000.
Überall, Andrea: *Spiritualität des Heilens.* Ibera, Wien 2001.
Yeshi Donden: *Tibetisches Heilwissen. Gesundheit durch Harmonie.* Herder, Freiburg 1999.

Am Schluß eine Danksagung an die Pioniere der Fettforschung und die Titel ihrer wichtigsten Bücher:

Budwig, Johanna: *Das Fettsyndrom.* Hyperion, Freiburg 1972.
Budwig, Johanna: *Krebs – Das Problem und die Lösung.* Sensei, Kernen 2002.
Erasmus, Udo: *Fats that heal, fats that kill.* Alive Books, Burnaby BC Canada 1993.

Filme

Das Wissen vom Heilen.
90 Minuten. Produktion T&C Film AG, Zürich
Ein spannender Dokumentarfilm von Franz Reichle über die Tibetische Medizin. Der Film präsentiert an verschiedenen Schauplätzen der Welt Wissenschaftler, Ärzte und Patienten, welche die Tibetische Medizin erforschen und anwenden. Er ist als Kinoversion, Video oder DVD erhältlich.

Video (VHS, PAL format):
im Handel oder bei
Columbus Film
Steinstraße 21
CH-8036 Zürich
Tel. +41-44-462 73 66
Fax +41-44-462 01 12
E-mail: info@columbusfilm.ch
www.columbusfilm.ch

DVD:
Warner Home Video 2003. Im Handel oder unter www.amazon.de erhältlich. Mit zusätzlichen Szenen und Informationsmaterial.

Puls und Pflanzen. Tibetische Medizin in Ladakh
Ein Film von Andy Maleta über die Arbeit von tibetischen Ärzten im westlichen Himalaya. (Englische Version: *Himalyan Doctors. Tibetan Medicine at the Grassroots.)* Weitere Informationen im Internet unter www.ampublish.com

Nützliche Adressen

PubMed

Die größte medizinische Datenbank, allerdings Fachartikel nur auf englisch. Hier ist einiges Expertenwissen notwendig, um die Artikel zu verstehen. Diese Datenbank ist jedoch die moderne Informationsgrundlage für jeden, der an der medizinischen Forschung interessiert ist.

www.pubmed.org

Informationszentrum für Tibetische Medizin

Das Zentrum bietet eine umfangreiche Informationssammlung über Tibetische Medizin. Es erteilt in erster Linie Auskunft über Versand und Handel von tibetischen Heilmitteln, Lehr- und Lernunterlagen, Videos, Ausbildungszentren, Medizinprojekte u.v.m.

Informationszentrum für Tibetische Medizin
Franz-Stockmayerstraße 30a
A-6410 Telfs
Tel: +43-5262-61111
E-mail: info@tibetischemedizin.org
www.tibetischemedizin.org, www.tibetischemedizin.at

Padma AG – tibetische Rezepturen

Die Padma AG ist in der westlichen Welt die einzige Herstellerin tibetischer Heilmittel nach internationalen pharmazeutischen Standards. Das Unternehmen nutzt seine jahrzehntelange Erfahrung, um Brücken zu bauen zwischen dem tibetischen Medizinwissen und der westlichen Wissenschaft. Um das Verständnis für die Vielstoffgemische der Tibetischen Medizin zu fördern, unterstützt Padma auch das weltweit umfangreichste wissenschaftliche Forschungsprogramm zur Tibetischen Medizin. Auf der Website www.padma.ch finden sich viele Informationen zur Tibetischen Medizin und zu tibetischen Präparaten, zudem aktuelle News aus dem Gebiet der Tibetischen Medizin.

PADMA AG
Wiesenstraße 5
CH-8603 Schwerzenbach
Tel. +41-43-343 44 44
Fax +41-43-343 44 43
E-mail: mail@padma.ch
www.padma.ch

NSTG Niederländische Stiftung für Tibetische Medizin
Die Stiftung arbeitet eng mit dem Men-Tsee-Khang, dem 1961 vom Dalai Lama gegründeten Medizinzentrum in Dharamsala (Indien), zusammen sowie dem Chagpori Tibetan Medical Institute in Darjeeling (ebenfalls in Indien). Die NSTG führt in Amsterdam eine Klinik, in welcher qualifizierte tibetische Ärzte Patienten behandeln. Auf der Website finden sich viele Informationen zum Thema.

NSTG Dutch Foundation for Tibetan Medicine
Prinsengracht 200
NL-1016 HD Amsterdam
www.tibetaansegeneeskunde.nl (auch auf deutsch)

Institut für Ost-West-Medizin
Das Institut für Ost-West-Medizin in Bad Homburg, Nähe Frankfurt am Main, führt Kurse in Tibetischer Medizin für westliche Ärzte durch. Es steht in enger Zusammenarbeit mit Prof. Pasang Yonten Arya vom New Yuthok Institut in Mailand. Die Kurse werden unter dem Dach der DÄGfA, der Deutschen Ärztegesellschaft für Akupunktur, durchgeführt. Informationen zu den Kursen finden Sie unter www.daegfa.de.

Institut für Ost-West-Medizin
Louisenstraße 15–17/Löwengasse 1
D-61348 Bad Homburg v.d.H.
E-mail: info@ostwestmedizin.de
www.ostwestmedizin.de (im Aufbau)

The New Yuthok Institute for Tibetan Medicine

Das New Yuthok Institute unter der Leitung von Prof. Pasang Yonten Arya veranstaltet Kurse und Seminare zu Tibetischer Medizin und Naturheilkunde, Kultur, Yoga, Meditationen, buddhistischer Psychologie, tibetischer Astrologie und Ernährungslehre. Die Website bietet auch Informationen in Englisch.

The New Yuthok Institute for Tibetan Medicine
Viale Spagna, 77
IT-20099 Sesto San Giovanni, Milano
Tel./Fax +39-02-2536266
E-mail: newyuthok@newyuthok.com
www.newyuthok.it

InteressensGemeinschaft Tibetische Medizin

Der Verein wurde 1995 gegründet und hat sich zum Ziel gesetzt, Wissen aus der Tibetischen Medizin zu vermitteln und zu fördern. Ein besonderes Anliegen ist der Austausch von Wissen östlicher und westlicher Heilsysteme. Die in der Schweiz angebotenen Kurse umfassen tibetische Therapien wie Massage und Moxa sowie Kurse in tibetischer Sterbebegleitung und weiteres mehr.

InteressensGemeinschaft Tibetische Medizin
Am Luchsgraben 53
CH-8051 Zürich
Tel./Fax +41-44-321 52 31
E-mail: info@ig-tibetische-medizin.ch
www.ig-tibetische-medizin.ch